国家973 计划项目
"中医临床各科诊疗理论框架结构研究"成果

金元四大家医书校注丛书

石岩 总主编

丹溪心法

（元）朱震亨 著

张华 傅海燕
季顺欣 王蕊芳 校注

科学出版社
北京

内 容 简 介

《丹溪心法》，共五卷，元·朱震亨著述，明·程充校订，刊于1481年。此书非朱氏自撰，由他的门人弟子赵以得、刘叔渊、戴元礼根据其学术经验和平素所述纂辑而成，后经程氏删订校正，流传至今。卷首载"十二经见证""不治已病治未病"等六篇医论；卷一至卷五分列内、外、妇、儿各科病证一百篇，论述先引朱氏原论，次记朱氏门人戴元礼有关辨证的论述，后介绍治疗方剂。病证附录部分，详细阐释了病名、病因、证候、治疗等方面的内容。末附宋濂"故丹溪先生朱公石表辞"和戴良"丹溪翁传"两篇文章。

本书适用于中医医史文献研究者、中医临床工作者阅读，也可供中医爱好者参考。

图书在版编目（CIP）数据

丹溪心法/（元）朱震亨著；张华等校注. —北京：科学出版社，2022.1
（金元四大家医书校注丛书/石岩总主编）
ISBN 978-7-03-069858-2

Ⅰ. ①丹… Ⅱ. ①朱… ②张… Ⅲ. ①《丹溪心法》 Ⅳ. ①R2-52

中国版本图书馆 CIP 数据核字（2021）第 188802 号

责任编辑：刘　亚 / 责任校对：蒋　萍
责任印制：徐晓晨 / 封面设计：黄华斌

科学出版社 出版
北京东黄城根北街 16 号
邮政编码：100717
http://www.sciencep.com

北京中科印刷有限公司　印刷
科学出版社发行　各地新华书店经销

*

2022 年 1 月第 一 版　　开本：720×1000 1/16
2022 年 1 月第一次印刷　　印张：24 1/4
字数：422 000
定价：128.00 元
（如有印装质量问题，我社负责调换）

丛书编委会

总 主 编 石 岩

副总主编 刘庚祥　傅海燕　杨宇峰

编　　委（以姓氏笔画为序）

马　丹　王　雪　王宏利　王蕊芳

艾　华　曲妮妮　吕　凌　闫海军

杨宇峰　谷　松　谷建军　张　华

陈　雷　邰东梅　尚　冰　季顺欣

赵鸿君　战佳阳　曹　瑛

总前言

中医药学是一个伟大的宝库，其学术源远流长，其理论博大精深，其学说百家争鸣。若要真正掌握其思想精髓，灵活应用以治病救人，非熟读、领悟历代医学经典别无他路。国家中医药管理局因此提出"读经典，做临床"的口号，以倡导中医界的同事、学子，认真研读历代有代表性的中医典籍，以提高中医理论与临床水平。

金元时期是中医药学迅速发展的时期。受宋明理学的影响，中医药学针对宋以前的诊疗模式、临症方法展开了学术争鸣，全面探究病因病机理论，形成了新的外感内伤病机学说，即金元四大家的学术争鸣。他们对宋以前那种"方证相应""以方名证"，临证辨识"方证"的诊疗模式提出了挑战，开始大量使用《内经》阴阳五行、脏腑气血学说探讨病因病机，推导和辨析临症证候及症状发生和变化的机理。

金元四大家以刘完素为首。刘完素，字守真，自号通玄处士。河间人（今河北省河间县），故尊称刘河间。他在精研《素问》《伤寒论》的基础上，以"火热论"阐发六气病机，提出了"六气皆从火化"的著名论点，力主寒凉治病，创立了寒凉学派。主要著作有《素问玄机原病式》《黄帝素问宣明论方》和《素问病机气宜保命集》。

张从正，字子和，自号戴人。睢州考城人（今河南睢县、兰考一带）。私淑刘河间，治病宗河间寒凉之法，又发展河间寒凉学派为以寒凉攻邪为特点的攻邪学派。他认为疾病"或自外而入，或由内而生，皆邪气也"，邪留则正伤，邪去则正安，故治疗上以汗、吐、下三法攻除疾病。其代表作为《儒门事亲》。

李杲，字明之，真定人（今河北正定），居于东垣地区，晚号东垣老人。师事张元素，依据《内经》以胃气为本的理论，提出了"内伤脾胃，百病由生"的观点，治疗上强调调理脾胃，升提中气，创立了补土学派。其代表作为《脾胃论》

《内外伤辨惑论》和《兰室秘藏》。

朱震亨,字彦修,婺州义乌人(今浙江义乌市),其乡有小河名丹溪,故尊之为丹溪翁。丹溪师事罗知悌,又受到刘完素、张从正、李杲三家学说的影响及程、朱理学的影响,倡导"阳常有余,阴常不足"和"相火"易于妄动耗伤精血的观点,治疗上主张滋阴降火,善用滋阴降火药,后世称其学术流派为养阴派。丹溪的著作,以《局方发挥》《格致余论》和《金匮钩玄》为代表,而《丹溪心法》等则为其门人弟子整理其学术经验而成书。

金元四大家及其传承弟子经过不断的研究、探讨与实践,构建了当时中医学临症诊疗模式及临症的基本理论框架,即"时方派"的特色学术。时方派的理论、实践及诊疗模式是在宋代医学着重方剂的收集、整理、汇总的基础上,又在临症理论、诊疗模式方面进行了一次更深入的研讨、辨析与提高,把古代有着各自发展轨迹的"医经理论"与"经方实践"在方法上进行了相融的构建,形成了金元时期用医经理论推导、辨析、诠释"方"与"证"之间关系的辨(病机)证施治的基本模型。这种初始的模型经过后世的不断发展、完善,逐渐丰富它的理论框架,形成了后世中医学临症的主流模式,亦是我们现代中医临症官方的主流模式。因此,认真研读金元四大家的著作,探讨金元时期学术争鸣的起因与内涵,辨析当时临症模式转换的背景及辨(病机)证施治的形成与发展,对于我们研究现代中医临症的诊疗模式,临症理论的框架结构具有不可或缺的意义。

作为国家重点研究课题973项目的一部分,我们汇集了金元四大家有影响的代表作11部及从诸书中汇总的《朱丹溪医案拾遗》1部,编辑成"金元四大家医书校注丛书"。通过筛选好的底本,配合校勘讹误,注释疑难,诠释含义等方式,深入准确地理解原著内容,以期方便读者学习了解金元四大家医书的内容。同时从学说的源流、背景、学术特色及对后世的影响等方面,对各书进行了系统研究。

不过限于水平,错误与疏漏之处在所难免,切望广大专家、读者批评指正。

编 者
2020 年 10 月

校注说明

《丹溪心法》，共五卷，元·朱震亨著述，明·程充校订。朱震亨，字彦修，号丹溪，元代著名医学家，金元四大家之一，倡"阳有余阴不足论""相火论"，治疗上主张滋阴降火，后世称其学术流派为滋阴派。丹溪手书多为理论著作，其丰富的临床经验则由其门人弟子汇集成《丹溪心法》，本书经明代程充补充修订，流传至今。本书现存版本有明刊本、清刻本、民国间刻本，1957年以后出版了影印本及铅印本。

本次整理以《古今医统正脉全书》本为底本，以清二酉堂刻本为主校本，以1957年上海科学技术出版社本为参校本，并参考丹溪的其他著作校注而成。校注体例如下：

一、底本竖排格式改为横排，底本表示文字位置的"右""左"，一律改为"上""下"，不出校记。

二、凡底本文字不误者，一律不改动原文；凡底本因刻致误的明显错别字，径改不注。校本有异文，有参考价值的，出校记说明之。

三、底本中不规范的药名，一律径改为规范字，不再出校记说明。

四、原文中的异体字、古今字、俗写字，凡常见者一律径改为通行的简化字，不出校记。对于原文中的冷僻字、不常见的通假字、异体字等，酌情予以注释。

五、为便于读者阅读，本次整理对文中字词进行了详细注释，并以按语形式对原文加以说明。

六、本书由上海中医药大学附属曙光医院张华、辽宁中医药大学傅海燕、王蕊芳和黑龙江中医药大学佳木斯学院季顺欣共同完成。因校注者水平所限，疏漏在所难免，望广大读者指正。

校注者
2020年12月

目录

总前言
校注说明

序一 ································ 1　　序二 ································ 6

医论

十二经见证 ···················· 12
　足太阳膀胱经见证 ········ 12
　足阳明胃经见证 ············ 12
　足少阳胆经见证 ············ 13
　手太阳小肠经见证 ········ 13
　手阳明大肠经见证 ········ 13
　足太阴脾经见证 ············ 14
　足少阴肾经见证 ············ 14
　足厥阴肝经见证 ············ 14
　手太阴肺经见证 ············ 15
　手少阴心经见证 ············ 15
　手厥阴别脉经见证　心主 ······ 15
　手足阴阳经合生见证 ···· 16
不治已病治未病 ·············· 18
亢则害承乃制 ·················· 20
审察病机无失气宜 ·········· 22
能合色脉可以万全 ·········· 24
治病必求于本 ·················· 26

卷一

中风一 ···························· 30　　中湿四 ···························· 45
中寒二　附伤寒、伤风 ······ 40　　瘟疫五　附大头天行病 ······ 47
中暑三　附暑风、注夏 ······ 42　　火六 ································ 49

卷二

斑疹七 ···························· 54　　疟八 ································ 56

痢九 …… 61	咳血十九 …… 101
泄泻十 …… 68	呕血二十 …… 102
燥结十一 …… 73	咯血二十一　附痰涎血 …… 103
霍乱十二 …… 75	衄血二十二 …… 105
痰十三 …… 77	溺血二十三 …… 107
哮喘十四 …… 84	下血二十四 …… 109
喘十五 …… 85	肠风脏毒二十五 …… 112
咳嗽十六　附肺痿、肺痈 …… 88	痔疮二十六 …… 115
劳瘵十七 …… 93	漏疮二十七 …… 118
吐血十八 …… 98	

卷三

脱肛二十八 …… 122	淋四十三 …… 150
呕吐二十九 …… 123	赤白浊四十四 …… 155
恶心三十 …… 125	梦遗四十五　附精滑 …… 158
咳逆三十一 …… 126	消渴四十六 …… 160
翻胃三十二 …… 128	发热四十七　附胸中烦热、虚热、虚烦
吞酸三十三　附嗳气 …… 130	不眠 …… 163
痞三十四 …… 132	恶寒四十八　附面热、面寒 …… 165
嘈杂三十五 …… 134	自汗四十九 …… 166
伤食三十六 …… 135	盗汗五十 …… 168
疸三十七 …… 137	补损五十一 …… 170
水肿三十八 …… 140	六郁五十二 …… 179
鼓胀三十九 …… 143	内伤五十三 …… 180
小便不通四十 …… 146	积聚痞块五十四 …… 182
小便不禁四十一 …… 148	脚气五十五　附足跟痛 …… 187
关格四十二 …… 149	

卷四

痿五十六 …… 192	痫五十九 …… 197
厥五十七　附手足十指麻木 …… 194	癫狂六十 …… 199
痉五十八 …… 196	惊悸怔忡六十一 …… 200

健忘六十二 ⋯⋯⋯⋯⋯⋯⋯⋯⋯ 202	疝痛七十四　附木肾、肾囊湿疮 ⋯⋯ 234
痛风六十三　附肢节痛 ⋯⋯⋯ 203	耳聋七十五 ⋯⋯⋯⋯⋯⋯⋯⋯⋯ 238
疠风六十四　附身上虚痒 ⋯⋯ 207	鼻病七十六 ⋯⋯⋯⋯⋯⋯⋯⋯⋯ 241
缠喉风喉痹六十五　附咽痛、咽疮 ⋯ 210	眼目七十七 ⋯⋯⋯⋯⋯⋯⋯⋯⋯ 243
头风六十六 ⋯⋯⋯⋯⋯⋯⋯⋯⋯ 212	口齿七十八 ⋯⋯⋯⋯⋯⋯⋯⋯⋯ 245
头眩六十七 ⋯⋯⋯⋯⋯⋯⋯⋯⋯ 215	破滞气七十九　附气刺痛、诸气 ⋯ 247
头痛六十八 ⋯⋯⋯⋯⋯⋯⋯⋯⋯ 218	脾胃八十　附胃风 ⋯⋯⋯⋯⋯ 253
眉眶痛六十九 ⋯⋯⋯⋯⋯⋯⋯ 221	瘿气八十一　附结核 ⋯⋯⋯⋯ 255
心脾痛七十 ⋯⋯⋯⋯⋯⋯⋯⋯⋯ 223	跌扑损伤八十二 ⋯⋯⋯⋯⋯⋯ 256
胁痛七十一 ⋯⋯⋯⋯⋯⋯⋯⋯⋯ 227	破伤风八十三 ⋯⋯⋯⋯⋯⋯⋯ 257
腹痛七十二　附腹中窄狭、绞肠痧 ⋯ 229	诸疮痛八十四　附天泡疮、冻疮 ⋯ 258
腰痛七十三　附肾著 ⋯⋯⋯⋯ 231	

卷五

痈疽八十五 ⋯⋯⋯⋯⋯⋯⋯⋯⋯ 262	痘疮九十五 ⋯⋯⋯⋯⋯⋯⋯⋯⋯ 297
疔疮八十六 ⋯⋯⋯⋯⋯⋯⋯⋯⋯ 267	论倒仓法九十六 ⋯⋯⋯⋯⋯⋯ 304
金汤疽癣诸疮八十七 ⋯⋯⋯⋯ 270	论吐法九十七 ⋯⋯⋯⋯⋯⋯⋯ 306
妇人八十八 ⋯⋯⋯⋯⋯⋯⋯⋯⋯ 273	救急诸方九十八 ⋯⋯⋯⋯⋯⋯ 307
崩漏八十九 ⋯⋯⋯⋯⋯⋯⋯⋯⋯ 276	拾遗杂论九十九 ⋯⋯⋯⋯⋯⋯ 308
带下九十 ⋯⋯⋯⋯⋯⋯⋯⋯⋯⋯ 278	秘方一百 ⋯⋯⋯⋯⋯⋯⋯⋯⋯⋯ 310
产前九十一 ⋯⋯⋯⋯⋯⋯⋯⋯⋯ 281	原书附录 ⋯⋯⋯⋯⋯⋯⋯⋯⋯⋯ 313
产后九十二 ⋯⋯⋯⋯⋯⋯⋯⋯⋯ 285	故丹溪先生朱公石表辞 ⋯⋯⋯ 313
子嗣九十三　附断子法 ⋯⋯⋯ 288	丹溪翁传 ⋯⋯⋯⋯⋯⋯⋯⋯⋯ 334
小儿九十四 ⋯⋯⋯⋯⋯⋯⋯⋯⋯ 289	

附录 ⋯⋯⋯⋯⋯⋯⋯⋯⋯⋯⋯⋯⋯⋯⋯⋯⋯⋯⋯⋯⋯⋯⋯⋯⋯⋯⋯⋯⋯⋯⋯⋯⋯⋯ 349
　一、原书目录 ⋯⋯⋯⋯⋯⋯⋯⋯⋯⋯⋯⋯⋯⋯⋯⋯⋯⋯⋯⋯⋯⋯⋯⋯⋯⋯⋯ 349
　二、朱丹溪及其《丹溪心法》理论特色研究 ⋯⋯⋯⋯⋯⋯⋯⋯⋯⋯⋯⋯⋯ 365

序 一

医之先,谓出于神农、黄帝。儒者多不以为然①。予尝②考医之与卜,并见于《周礼》,曰医师隶冢宰③,筮人隶宗伯④。并称⑤于孔子,曰,人而无恒⑥,不可以作巫、医。巫、筮字,盖古通也。然卜之先,实出于羲、文、周、孔⑦;则医之先,谓出于神农、黄帝,亦必有所从来⑧。大约羲、文、周、孔之书存,故卜之道尊;神农、黄帝之书亡,故医之道卑。然其书虽亡,而绪余⑨之出于先秦者,殆⑩亦有之。若今《本草》《素问》《难经》《脉经》,此四书者,其察草木鸟兽金石之性⑪,论阴阳风寒暑湿之宜,标其穴以施针焫⑫,胗⑬其脉以究表里,测诸秋毫之末⑭,而活之危亡之余类⑮。非神人异士,不足以启其机缄⑯,而发其肯綮⑰。则此四书者,诚有至理⑱,不可谓非出于圣笔而遂少⑲之也。然则医之与卜,皆圣人之一事,必儒者乃能知之,其不以为然者,不能通其说者也。

『注释』

①不以为然:不认为是这样。然,代词,这样。

②尝:曾经。

③医师隶冢宰:医官隶属于冢宰管辖。医师,西周时医官。冢宰,周官名,为六卿之首,亦称太宰。

④筮人:古官名。掌卜筮的人,司占卜的人。宗伯:官名,周代六卿之一,掌宗庙祭祀等事。

⑤称:称颂,称赞。

⑥人而无恒:人如果没有恒心。而,假设连词,如果。

⑦羲、文、周、孔:指伏羲、周文王、周公旦和孔子。

⑧所从来:由来,来源。

⑨绪余:抽丝后留在蚕茧上的残丝。借指事物之残余。此指残缺不全的医学书籍。

⑩殆:副词,大概。

⑪草木鸟兽金石之性:泛指各类中草药。金石,指矿物药。

⑫标其穴以施针焫(ruò 弱):标定穴位而施行针灸。针焫,中医指用火烧针

（或艾绒）以刺激体表穴位的一种疗法。

⑬胗：同"诊"，诊察。

⑭测诸秋毫之末：在病情初起的时候诊察疾病。诸，兼词，之于。秋毫，秋天动物长出的细小绒毛，比喻疾病处于萌芽状态。

⑮活之危亡之余类：意为在我们处于濒临死亡的时候使人活命。活，使动用法。

⑯机缄（jiān尖）：机关开闭。指事物变化的要紧之处，关键。

⑰肯綮（qìng庆）：筋骨结合的地方。比喻要害或关键。

⑱诚：确实。至理：最精深的道理。

⑲少：轻视。

『按语』

本段考释医学起源于神农、黄帝，早期的四部经典著作《神农本草经》《素问》《难经》《脉经》内容丰富，意义重大，"非神人异士"不能精通。而那些"不以为然"的人，是"不能通其说"的。

『原文』

医之方书，皆祖汉张仲景。仲景之言，实与前四书相出入，亦百世不能易①者。自汉而后，代不乏贤。中古以来，予所取五人：曰孙思邈②氏，其言尝见录于程子③；曰张元素④氏，曰刘守真⑤氏，曰李杲⑥氏，皆见称⑦于鲁斋许文正公；曰朱震亨⑧氏，实白云许文懿公高第弟子⑨。斯五人，皆儒者也。而朱氏实渊源于张、刘、李三君子⑩，尤号集其大成。朱氏每病⑪世之医者，专读宋之《局方》，执一定之法，以应无穷之疾，譬之儒者，专诵时文⑫，以幸一第⑬，而于圣经贤传⑭，反不究心⑮，乃作《局方发挥》《格致余论》等书，深有补于医道。而方书所传，则有《丹溪心法》若干卷，推脉以求病，因病而治药，皆已试之方也。朱氏没而其传泯⑯焉。

『注释』

①易：改变。

②孙思邈：唐代著名医药学家。其精通儒释道三家学说，长期行医于民间，著书立说，并系统总结了唐以前我国医学发展的丰富经验，结合个人八十年临床经验，写成两部医学著作《备急千金要方》与《千金翼方》，对我国医学的发展做

出了重大贡献。

③其言尝见录于程子：他的言论曾经被程子收录。尝，曾经。见，助动词，被。程子，是对宋代理学家程颢、程颐的尊称，具体为谁收录不详。

④张元素：字洁古，又称"易水先生"，金代著名医学家。其提出"运气不齐，古今异轨，古方新病，不相能也"的见解，善化裁古方，创制新方，对于中药气味升降、药物归经等理论亦多有阐发，被李时珍称赞为《素问》《灵枢》后的第一人。著有《医学启源》《洁古珍珠囊》《脏腑标本寒热虚实用药式》等书。

⑤刘守真：字守真，自号通玄处士，人尊称刘河间，金元四大家之一，寒凉派代表人物。在运气学说研究与火热病机阐发方面卓有贡献。著有《素问玄机原病式》《黄帝素问宣明论方》及《素问病机气宜保命集》等书。

⑥李杲：字明之，晚号东垣（老人），金元四大家之一，补土派代表人物。提出"内伤脾胃，百病由生"，治疗重在调理脾胃，补中益气，以滋化源。著有《脾胃论》《内外伤辨惑论》《兰室秘藏》等书。

⑦见称：被称赞。

⑧朱震亨：元代著名医学家，字彦修，人称丹溪先生，金元四大家之一，滋阴派代表人物。倡"阳有余阴不足论"，主张节饮食，戒色欲，使阴平阳秘，治疗善用滋阴降火法。著有《格致余论》《局方发挥》和《金匮钩玄》等。由其门人和后人整理而成的医著有《丹溪心法》《丹溪心法附余》和《丹溪手镜》等。

⑨白云许文懿公：名谦，字益之，自号白云山人，卒谥文懿，元代理学家。著有《读书丛说》《白云集》等。高第弟子：得意门生。

⑩张、刘、李三君子：指张从正、刘完素、李杲三位医家。

⑪病：担忧。

⑫时文：时下流行的文体。旧时对科举应试文体的总称。

⑬以幸一第：来希望考取功名。幸，希望。第，科第。科举时代考试合格列入的等第，也指取得的功名。

⑭圣经：旧指儒家经典。贤传：能正确阐述儒家经义的文字。

⑮究心：用心研究。

⑯没（mò 末）：通"殁"，去世。泯：泯灭。

『按语』

仲景的《伤寒论》"百世不能易"，五位著名医家亦被称颂。丹溪的《丹溪心法》"推脉以求病，因病而治药，皆已试之方"，亦有重要的作用，但是遗憾"其传泯焉",作用不能发挥。

『原文』

近世儒者始知好之,稍稍①行世。然业医者乐检方之易,而惮②读书之难,于《素》《难》诸书,盖皆不能以句;而于五人者之著述,则亦视为迂阔③之论。其茫然不知所用力,无足怪者。其以药试人之疾,间④一获效,则亦如村甿牧竖⑤,望正鹄⑥而射之,偶尔中焉。或从其旁问之射法,瞠目相视,不知所对。彼老成⑦者,日从事乎内志外体之间,虽或小有所失,而矢之所向,终无大远,此观射之法也。审医之能,何以异此!

『注释』

① 稍稍:逐渐。
② 惮:畏惧。
③ 迂阔:不切合实际。
④ 间:间或。
⑤ 村甿(méng 蒙)牧竖:农人牧童。泛指普通百姓。
⑥ 鹄:箭靶的中心。泛指靶子。
⑦ 老成:精明练达。

『按语』

本段对世间医生不重视经典,对五位著名医家的医论又持偏见,而致出现以人试药的现象表示不满。

『原文』

予宗人用光①,世业儒而好医,其读《素》《难》之书甚稔②,最喜朱氏之说。尝以《丹溪心法》有川、陕二本,妄为世医所增附,深惧上有累于朱氏,乃为之彪分胪列③,厘④其误而去其复,以还其旧。凡朱氏之方有别见者,则以类入之。书成,将刻梓⑤以传,请予序。予故以多病好医而未能也,辄以医卜并言于编首,使业医者知其道本出于圣人,其书本足以比《易》,而非可以自卑,则日勉焉以致力乎《本草》《素》《难》《脉经》之书,以及五君子之说,而尤以朱氏为入道之门,则庶几⁶乎上可以辅圣主拯世之心，下可以见儒者仁民之效，而医不失职矣。用光名充，休宁汊口人，与予同出梁将军忠壮公后。

成化十八年岁次壬寅春二月既望⁷，赐进士及第奉训大夫左春坊左谕德同修国史经筵官兼太子讲读官休宁程敏政序。

『注释』

①宗人：同族的人。用光：即程充，字用光，号后庵居士，明医家。
②稔（rěn 忍）：知，熟悉。
③彪分胪（lú 炉）列：文采鲜明地罗列。彪，文采鲜明。胪列，陈列。
④厘：改正。
⑤梓：雕刻印书的木板。后指刻印。
⑥庶几：几乎，差不多。
⑦成化十八年：公元1483年。成化，明宪宗年号。既望：阴历十六。

『按语』

本段记述了程充因《丹溪心法》有川（王季瓛）、陕（杨楚玉）两种，且又为后世医家增附，而致内容重复混杂，于是广收丹溪门人著作，按类编排，厘定错误，删去繁杂，再行刻印的过程。称赞本书可以起到"上可以辅圣主拯世之心，下可以见儒者仁民之效，而医不失职矣"的作用。

序 二

夫驱邪扶正，保命全真，拯夭阏①于长年，济疲癃于仁寿②者，非资③于医则不能致之矣。医之道肇④自轩、岐，论《难》《灵》《素》出焉；降而和、缓、扁、仓⑤，咸神其术；至汉张仲景作《伤寒卒病论》，始制方剂，大济烝民⑥；晋王叔和撰次⑦其书，复集《脉经》，全生之术，于斯备矣。他如华氏剖腹，王氏针妖，与夫奇才异士，间有一节一法取衒⑧于时者亦多，非百代可行之活法也。嗟夫！去古愈远，正道湮微⑨，寥寥⑩千载之下，孰能继往开来而垂法于无穷者？

『注释』

①夭阏（è扼）：亦作"夭遏"，夭亡，夭折。
②疲癃：曲腰而高背之疾。泛指年老多病之人。仁寿："仁者寿"的略语，泛指长寿。
③资：凭借。
④肇：初始，开始。
⑤和、缓、扁、仓：指医和、医缓、扁鹊和仓公。
⑥济：救治。烝民：泛指百姓。烝，众多。
⑦撰次：编撰整理。
⑧衒（xuàn眩）：炫耀。
⑨湮（yān烟）微：没落衰微。
⑩寥寥：空旷遥远。

『按语』

本段首先强调了医学的重要作用，其次简述了医学的起源，以及先秦至汉晋的著名医家及其主要贡献。

『原文』

宋金间，上谷张元素、河间刘守真，俱以颖特之资①，深达阃奥②，高出前古。

元素之学，东垣李杲深得之，明内伤之旨，大鸣于时。王海藏、罗谦甫③又受业于东垣，罗太无亦私淑诸贤者也④。明哲迭兴，肩摩踵接，著为方论，究极精微，犹水火谷粟之在天下，不可一日无。遵而用之，困苏废起，斯民何其幸欤！

『注释』

①俱以颖特之资：都凭借才智过人的天资。
②阃（kǔn捆）奥：深邃的内室。比喻学问的精深微妙之处。
③王海藏：即王好古，字进之，号海藏，金元时期著名医药学家。汲取张元素、李杲二家之长，并多有发挥。著述有《医垒元戎》《阴证略例》《此事难知》和《汤液本草》等多种。罗谦甫：即罗天益，字谦甫，元代医学家。从李杲学医数年，刻苦钻研，尽得其传。著述有《卫生宝鉴》等书。
④罗太无：即罗知悌，字子敬，号太无，宋末元初医学家。其为刘完素的再传弟子，广泛精通张从正、李杲二家学说，辨证施治，治病多效。私淑：私自敬仰而未得到直接的传授。

『按语』

金元时期，名医蜂起，著书立说，百姓何其幸欤！

『原文』

泰定①中，丹溪朱先生起江东②。先生，许文懿公高第，讳震亨，字彦修，婺之乌伤人，为元钜儒③。因母病脾，刻志于医曰：医者，儒家格物致知④一事，养亲不可缺。遂遍游江湖，寻师无所遇，还杭，拜罗太无，乃得刘、张、李之学以归。穷研《素问》之旨，洞参运气之机，辟⑤《局方》之非宜，悟戴人之攻击，别阴阳于疑似，辨标本于隐微，审察血气实虚，探究真邪强弱，一⑥循活法，无泥专方。诚医道之宗工，性命之主宰，而集先贤之大成者也。其徒赵以德、刘叔渊、戴元礼氏，咸能翼⑦其道，遗书传播有年。

『注释』

①泰定：元泰定帝年号，公元1324—1328年。
②江东：又称江左，指长江下游以东地区。
③钜儒：大儒。钜，同"巨"。

④格物致知：理学的主要思想之一，探求事物原理以获取知识。
⑤辟：驳斥。
⑥一：完全。
⑦翼：补充。

『按语』

本段介绍了丹溪先生学医的缘由、经过及其学术渊源、学术思想，盛赞其取诸家之长而成为"集先贤之大成者"。同时介绍了丹溪的弟子传其学的情况。

『原文』

景泰①中，杨楚玉集其《心法》，刊于陕右。成化初，王季瓛附方重梓于西蜀，志欲广布海内，使家传人诵，不罹②夭枉，其用心仁矣！而杨之集，篇目或有重出，而亦有遗，附以他论，使玉石不分。王因之附添诸方，多失本旨。

『注释』

①景泰：明代宗年号，公元1450—1457年。
②罹：遭受。

『按语』

本段介绍了《丹溪心法》的两个不同版本，肯定了他们仁爱百姓的用心，同时指出了两个版本各自的弊病。

『原文』

充，江左一愚，夙①志于此，每阅是书，实窃病②焉。辄不自揆妄意③，窃取《平治会萃》经验等方，及《玉机微义》《卫生宝鉴》《济生拔萃》、东垣、河间诸书校之，究尾会首④，因证求方。积日既久，复得今中书乌伤王允达先生以丹溪曾孙朱贤家藏的本寄示，合而参考，其或文理乖讹⑤，意不相贯者，详求原论，以正其误；篇目错综，前后重叠者，芟去繁冗⑥，以存其要；此有遗而彼有载者，采之以广其法；论既详而方未备者，增之以便检阅。一言去取，无敢妄有损益。庶几⑦丹溪之书，犹泾渭合流⑧，清浊自别；乌鹭同栖，皂白⑨攸分。学者免惑于他岐，疾疢⑩

得归于正治，未知其然否乎？极知僭逾⑪，无所逃罪，同志⑫之士，倘矜其愚⑬，正其讹舛⑭而赐教之，则充之至愿⑮也，于是乎书。

成化十七年岁次辛丑仲冬⑯休宁后学复春居士程充谨识。

『注释』

①夙：平素。

②病：担忧，忧虑。

③辄：副词，就。揆：估量。

④究尾会首：探究清楚全部内容。

⑤乖讹：违背，不合。

⑥芟（shān 删）：削去，除去。繁冗（rǒng）：烦琐庞杂。冗，繁杂。

⑦庶几：希望。

⑧泾渭合流：古人认为泾浊渭清（实际上泾清渭浊），二水汇而不混。

⑨皂白：黑白。皂，黑色。

⑩疾疢（chèn 趁）：疾病。疢，疾病。

⑪僭（jiàn 见）逾：僭越。僭，超越本分。

⑫同志：志向相同的人。

⑬倘：倘若。矜（jīn 今）：怜悯，同情。

⑭讹舛（chuǎn 喘）：错误。

⑮至愿：最大的愿望。

⑯仲冬：冬季第二个月，即农历二月。

『按语』

本段自叙编撰《丹溪心法》的原因、过程、具体编排整理的方法，以及要达到的目的。

医 论

十二经见证

足太阳膀胱经见证

头苦痛，目似脱，头两边痛，泪出，脐反出，下肿，便脓血，肌肉痿，项似拔。小腹胀痛，按之，欲小便不得。

足阳明胃经见证

恶与火①，闻木声则惊狂，上登而歌，弃衣而走，颜黑，不能言，唇肿，呕，呵欠，消谷善饮。颈肿、膺、乳、冲股、伏兔、䯒外廉、足跗皆痛②，胸傍过乳痛，口㖞③，腹大水肿，奔响腹胀，跗内廉胕痛，髀④不可转，腘⑤似结，腨⑥似裂。膝膑⑦肿痛，遗溺失气⑧，善伸数欠，癫疾，湿浸，心欲动，则闭户独处，惊，身前热，身后寒栗。

『注释』

①恶与火：《灵枢·经脉》篇作"恶人与火"，当从。
②膺：胸。冲股：指气冲（即气街）穴所在的股部。䯒（héng 横）外廉：胫部外侧。䯒，小腿上端接近膝的部位。外廉，外侧。足跗：脚面。
③㖞（wāi 歪）：嘴歪斜的病证。
④髀（bì 必）：股部，大腿。
⑤腘（guó 国）：膝后弯曲处，俗称腿弯。
⑥腨（shuàn 涮）：胫肉，俗曰腿肚子。
⑦膝膑：膝盖骨。
⑧溺（niào 尿）：同"尿"。失气：亦作"矢气"，指气体从肛门排出，俗

足少阳胆经见证

口苦,马刀挟瘿①,胸中、胁肋、髀、膝外至胻、绝骨②外踝前诸节痛,足外热,寝寒憎风,体无膏泽,善太息。

『注释』

①马刀挟瘿:病名,指瘰疬成串,质坚,其形长如马刀,挟颈所生,状如璎珞。
②绝骨:人体部位名,在外踝直上三寸许的腓骨凹陷处。

手太阳小肠经见证

面白,耳前热,苦寒,頞①颔肿不可转。腰似折,肩、臑②、肘、臂外后廉肿痛,臑臂内前廉痛。

『注释』

①頞(è厄):鼻梁。
②臑:肱部,在肩下肘上。

手阳明大肠经见证

手大指、次指难用,耳聋焞焞焞焞①,耳鸣嘈嘈,耳后、肩臑肘臂外背痛。气满,皮肤壳壳然②,坚而不痛。

『注释』

①焞焞焞焞(tūn吞):声音模糊不清貌。本句,《灵枢·经脉》在"三焦手少阳之脉"中:"是动则病,耳聋浑浑焞焞"。本篇缺失"三焦手少阳之脉"部分。
②壳壳然:中空貌。

足太阴脾经见证

五泄注下五色,大小便不通,面黄。舌本强痛,口疮,食即吐,食不下咽。怠惰嗜卧抢心,善饥善味,不嗜食,不化食,尻、阴股、膝臑、脐、足背痛,烦闷,心下急痛。有动痛,按之若牢,痛当脐,心下若痞。腹胀肠鸣,飧泄①不化,足不收,行善瘈,脚下痛,九窍不通,溏泄,水下后,出余气则快然。饮发中满,食减,善噫,形醉,皮肤润而短气,肉痛,身体不能动摇,足胫肿若水。

『注释』

①飧(sūn 孙)泄:病证名,以泻下完谷不化为特征。

足少阴肾经见证

面如漆,眇中清①,面黑如炭,咳唾多血,渴,脐左、胁下背肩髀间痛。胸中满,大小腹痛,大便难,饥不欲食,心悬如饥,腹大,颈肿喘嗽,脊臀股后痛。脊中痛,脊股内后廉痛,腰冷如冰及肿。足痿厥,脐下气逆,小腹急痛,泄,下肿,足胫寒而逆,肠澼,阴下湿,四指正黑。手指清厥,足下热,嗜卧,坐而欲起,冻疮,下痢,善思,善恐,四肢不收,四肢不举。

『注释』

①眇(miǎo 秒):一只眼小。此处泛指眼睛。清:清澈。

足厥阴肝经见证

头痛,脱色善洁,耳无闻,颊肿。肝逆颊肿,面青,目赤肿痛。两胁下痛引小腹,胸痛,背下则两胁肿痛,妇人小腹肿,腰痛不可俯仰,四肢满闷,挺长热。呕逆,血,肿睾疝,暴痒。足逆寒,脐善瘈①,节时肿,遗沥,淋溲,便难,癃,狐疝,洞泄,大人癫疝②,眩冒③,转筋阴缩,两筋挛,善恐,胸中喘,骂詈④。血在胁下,喘。

『注释』

①腨善瘛：指小腿抽搐。
②癞疝：病证名，指阴囊肿大下垂。
③眩冒：病证名。眩，眼前发黑；冒，头昏不清，甚至昏厥。
④詈（lì 立）：骂人。

手太阴肺经见证

善嚏，缺盆中痛，脐上，肩痛，肩背痛，脐右，小腹胀引腹痛，小便数，溏泄，皮肤痛及麻木，喘，少气，颊上气见。交两手而瞀①，悲愁欲哭，洒淅②寒热。

『注释』

①瞀（mào 冒）：满闷。
②洒淅：寒战貌。

手少阴心经见证

消渴，两肾内痛，后廉，腰背痛，浸淫①，善笑，善恐，善忘，上咳吐，下气泄，眩仆，身热而腹痛，悲。

『注释』

①浸淫：流溢或蔓延。

手厥阴别脉经见证　　心主

笑不休，手心热，心中大热，面黄目赤，心中动。

手足阴阳经合生见证

头项痛，足太阳、手少阴。黄疸，足太阴、少阴。
面赤，手少阴、厥阴、手足阳明。
目黄，手阳明、少阴、太阳、厥阴、足太阳。
耳聋，手太阳、阳明、少阳、太阴、足少阴。
喉痹，手足阳明、手少阳。
鼻鼽衄，手足阳明、太阳。
目䀮䀮①无所见，足少阴、厥阴。
目瞳人②痛，足厥阴。面尘，足厥阴、少阳。
咽肿，足少阴、厥阴。
嗌干，手太阴、足少阴、厥阴、手少阴、太阳。
哕，手少阳、足太阴。
膈咽不通不食，足阳明、太阴。
胸满，手太阴、足厥阴、手厥阴。
胸支满，手厥阴、少阴。腋肿，手厥阴、足少阳。
胁痛，手少阴、足少阳。胸中痛，手少阴、足少阳。
善呕苦汁，足少阳、足阳明。
逆，少气，咳嗽，喘渴，上气，手太阴、足少阴。
喘，手阳明、足少阴、手太阴。
臂外痛，手太阳、少阳。
掌中热，手太阳、阳明、厥阴。
肘挛急，手厥阴、太阴。肠满胀，足阳明、太阴。
心痛，手少阴、厥阴、足少阴。
痔，足太阳、手足太阴热。
凄然振寒，足阳明、少阳。
如人将捕，足少阴、厥阴。
疟，足太阴、足三阳。
汗出，手太阳、少阴，足阳明、少阳。
身体重，手太阴、少阴。

『注释』

①目䀮䀮（huāng 慌）：眼目不明、视物不清的样子。
②瞳人：即"瞳仁"。"人"通"仁"。

不治已病治未病

与其救疗于有疾之后，不若摄养于无疾之先。盖疾成而后药者，徒劳而已。是故已病而不治，所以为医家之法；未病而先治，所以明摄生之理。夫如是则思患而预防之者，何患之有哉？此圣人不治已病治未病之意也。

尝谓备土以防水也，苟①不以闭塞其涓涓之流，则滔天之势不能遏；备水以防火也，若不以扑灭其荧荧之光，则燎原之焰不能止。其水火既盛，尚不能止遏，况病之已成，岂能治欤？

故宜夜卧早起于发陈②之春，早起夜卧于蕃秀③之夏，以缓之形无怒而遂④其志，以之食凉食寒而养其阳，圣人春夏治未病者如此。与鸡俱兴于容平⑤之秋，必待日光于闭藏之冬，以之敛神匿志而私其意⑥，以之食温食热而养其阴，圣人秋冬治未病者如此。

或曰：见肝之病，先实⑦其脾脏之虚，则木邪不能传；见右颊之赤，先泻其肺经之热，则金邪不能盛，此乃治未病之法。今以顺四时，调养神志，而为治未病者，是何意邪？盖保身长全者，所以为圣人之道；治病十全⑧者，所以为上工⑨术。不治已病治未病之说，著于《四气调神大论》，厥⑩有旨哉！昔黄帝与天师难⑪疑答问之书，未尝⑫不以摄养为先，始论乎《天真》，次论乎《调神》。既以法于阴阳，而继之以调于四气；既曰食饮有节，而又继之以起居有常。谆谆然以养生为急务者，意欲治未然之病，无使至于已病难图也。厥⑬后秦缓达乎此，见晋侯病在膏肓，语之曰不可为也；扁鹊明乎此，视齐侯病至骨髓，断之曰不可救也。噫！惜齐晋之侯，不知治未病之理。

『 注释 』

①苟：假设连词，如果。
②发陈：发散敷陈。形容春天万物生发的气象。
③蕃秀：草木茂盛秀美。
④遂：实现，满足。
⑤兴：起，起床。容平：万物成熟平定的气象。
⑥匿：隐藏。私：隐匿。

⑦实：使……充实。
⑧十全：比喻医术高明，全部治愈。全，病愈。后来写作"痊"。
⑨上工：高明医生。
⑩厥：句首语气词。
⑪难：询问。
⑫未尝：不曾。尝，曾经。
⑬厥：代词，那。

『按语』

朱丹溪禀承《素问·四气调神大论》"不治已病治未病"预防为主的思想，具体提出顺应自然四时气候的变化，注意食饮有节，起居有常，就可以预防疾病的发生，保持身体健康。

亢则害承乃制

　　气之来也，既以极①而成灾；则气之乘②也，必以复而得平。物极则反，理之自然也。大抵寒暑燥湿风火之气，木火土金水之形，亢极则所以害其物，承乘则所以制其极。然则极而成灾，复而得平，气运之妙，灼然③而明矣。此亢则害承乃制之意。

　　原④夫天地阴阳之机，寒极生热，热极生寒，鬼神不测，有以斡旋宰制⑤于其间也。故木极而似金，火极而似水，土极而似木，金极而似火，水极而似土。盖气之亢极，所以承之者反胜于已也。夫惟⑥承其亢而制其害者，造化⑦之功可得而成也。今夫相火之下，水气承而火无其变；水位之下，土气承而水气无其灾；土位之下，木承而土顺；风位之下，金乘而风平。火热承其燥金，自然金家之疾；阴精承其君火，自然火家之候。所谓亢而为害承而乃制者，如斯而已。

　　且尝考之《六元正纪大论》云：少阳所至为火生，终为蒸溽⑧，火化以生，则火生也，阳在上，故终为蒸溽。是水化以承相火之意；太阳所至为寒雪、冰雹、白埃⑨，是土化以承寒水之意也。霜雪冰雹水也，白埃下承土也。以至太阴所至为雷霆骤注、烈风；雷霆骤注，土也；烈风，下承之木气也。厥阴所至为风生，终为肃；风化以生，则风生也，肃，静也。阳明所至为散落、温；散落，金也；温，若乘之火气也。少阴所至为热生，中为寒。热化以生，则热生也，阴精承上，故中为火⑩也。岂非亢为害，则承乃制者欤？

　　昔者黄帝与岐伯，上穷天纪⑪，下极地理，远取诸⑫物，近取诸身，更相问难，以作《内经》。至于《六微旨大论》，有极于六气相承之言，以为制则生化，外别盛衰，害则败乱，生化大病，诸以所胜之气来于下者，皆折其标盛也。不然，曷⑬以水发而雹雪，土发而骤飘，木发而毁折，金发而清明，火发而曛昧⑭？此皆郁极乃发，以承所亢之意也。呜呼！通天地人曰儒，医家者流，岂止治疾而已！当思其不明天地之理，不足以为医工之语。

『 注释 』

①极：达到极点。
②乘：上奉，承袭并制御。张志聪注："承谓承奉其上而制之也。"
③灼然：明显貌。

④原：探究根源。
⑤有以：凝固格式，能够。斡旋：运转。宰制：主宰。
⑥惟：只是。
⑦造化：指自然界创造化育。
⑧蒸溽（rù 入）：指湿热之气。蒸，热气。溽，湿。
⑨白埃：白色云雾。
⑩火：《素问》王冰注作"寒"。
⑪上穷天纪：向上穷尽天文知识。纪，纲纪。
⑫诸：兼词，之于。
⑬曷（hé 何）：疑问代词，为什么。
⑭曛（xūn 熏）昧：昏暗。

『按语』

本段以天地自然之理，阐释了《素问·六微旨大论》提出的"亢则害，承乃制，制则生化"之意是"亢极则所以害其物，承乘则所以制其极，然则极而成灾，复而得平"，即自然界五行相生相克，假如一气偏亢为害，则所承乘者起而制之，承制的关系起自然调节作用。与经文原旨相符。

审察病机无失气宜

邪气各有所属也，当穷其要于前；治法各有所归也，当防其差于后。盖治病之要，以穷其所属为先，苟不知法之所归，未免于无差尔。是故疾病之生，不胜其众，要[1]其所属，不出乎五运六气而已。诚[2]能于此审察而得其机要，然后为之治，又必使之各应于运气之宜，而不至有一毫差误之失。若然，则治病求属之道，庶[3]乎其无愧矣。《至真要大论》曰：审察病机，无失气宜[4]。意蕴诸此。

尝谓医道有一言而可以尽其要者，运气是也。天为阳，地为阴，阴阳二气，各分三品，谓之三阴三阳。然天非纯阳，而亦有三阴；地非纯阴，而亦有三阳。故天地上下，各有风热火湿燥寒之六气，其斡旋运动乎两间者，而又有木火土金水之五运，人生其中，脏腑气穴，亦与天地相为流通，是知众疾之作，而所属之机无出乎是也。然而医之为治，当如何哉？惟当察乎此，使无失其宜而后可。

若夫诸风掉眩[5]，皆属肝木；诸痛痒疮，皆属心火；诸湿肿满，皆属脾土；诸气膹郁[6]，皆属肺金；诸寒收引[7]，皆属肾水。此病属于五运者也。诸暴强直[8]，皆属于风；诸呕吐酸，皆属于热；诸躁扰狂越[9]，皆属于火；诸痉[10]强直，皆属于湿；诸涩枯涸，皆属于燥；诸病水液，澄彻[11]清冷，皆属于寒。此病机属于六气者也。夫惟病机之察[12]，虽曰既审，而治病之施，亦不可不详。故必别阴阳于疑似之间，辨标本于隐微之际。有无之殊者，求其有无之所以殊；虚实之异者，责其虚实之所以异。为汗吐下投其所当投，寒热温凉，用其所当用，或逆之以制其微，或从之以导其甚，上焉以远司气之犯，中焉以辨岁运之化，下焉以审南北之宜，使小大适中，先后合度，以是为治，又岂有差殊乖乱之失邪[13]？

又考之《内经》曰：治病必求其本。《本草》曰：欲疗病者，先察病机，此审病机之意也。《六元正纪大论》曰：无失天信，无逆气宜。《五常大论》曰：必先岁气，无伐天和。此皆无失气宜之意也。故《素问》《灵枢》之经，未尝不以气运为言。既曰先立其年，以明其气；复有以戒之曰：治病者必明天道、地理，阴阳更胜；既曰不知年之所加，气之盛衰，虚实之所起，不可以为工矣。谆谆然若有不能自已者，是岂圣人私忧过计哉！以医道之要，悉在乎此也！观乎《原病式》一书，比类物象，深明乎气运造化之妙。其于病机气宜之理，不可以有加[14]矣。

『注释』

①要（yào）：总之，总归。
②诚：假设连词，如果。
③庶：大概。
④气宜：气候（六气）的正常变化。
⑤掉眩：晃动眩晕。掉，摇动。
⑥膹（fèn 奋）郁：满闷。膹，通"愤"，满闷。
⑦收引：拘急，收缩。
⑧暴：突然。强直：强硬使其柔和。
⑨狂越：举动狂乱不宁。
⑩痓：当作"痉"，项背四肢强直。
⑪澄彻：水清净。
⑫惟病机之察：即"惟察病机"，宾语前置。之，宾语前置的标志。
⑬乖乱：错乱。乖，差错。邪：句末语气词，相当于"耶"。
⑭加：超过。

『按语』

丹溪以《内经》为本，继承了刘完素"医学之要，在于五运六气"的学术观点，指出审察病机"不出乎五运六气而已"，同时治疗上也应"使之各应于运气之宜"，强调"以医道之要，悉在乎此也"。

能合色脉可以万全

欲知其内者，当以观乎外；诊于外者，斯以知其内。盖有诸内者形诸外，苟不以相参而断其病邪之逆顺，不可得也。为工者深烛厥①理，故望其五色，以青黄赤白黑，以合于五脏之脉，穷其应与不应；切其五脉，急大缓涩沉，以合其五脏之色，顺与不顺。诚能察其精微之色，诊其微妙之脉，内外相参而治之，则万举万全之功，可坐②而致矣。《素问》曰：能合色脉，可以万全。其意如此。

原夫道之一气，判③而为阴阳，散而为五行，而人之所禀皆备焉。夫五脉者，天之真，行血气，通阴阳，以荣于身；五色者，气之华，应五行，合四时，以彰④于面。惟其察色按脉而不偏废，然后察病之机，断之以寒热，归之以脏腑，随证而疗之，而获全济⑤之效者，本于能合色脉而已。假令肝色如翠羽之青，其脉微弦而急，所以为生；若浮涩而短，色见如草滋⑥者，岂能生乎？心色如鸡冠之赤，其脉当浮大而散，所以为顺；若沉濡而滑，色见如衃血⑦者，岂能顺乎？脾色如蟹腹之黄，其脉当中缓而大，所以为从；若微弦而急，色见如枳实者，岂能从乎？肺色如豕膏⑧之白，其脉当浮涩而短，所以为吉；若浮大而散，色见如枯骨者，岂能吉乎？以至肾色见如乌羽之黑，其脉沉濡而滑，所以为生；或脉来缓而大，色见如炲⑨者，死。死生之理，夫惟诊视相参。既以如此，则药证相对，厥疾弗瘳⑩者，未之有也。

抑尝论之，容色所见，左右上下，各有其部；脉息所动，寸关尺中，皆有其位。左颊者，肝之部，以合左手关位，肝胆之分，应于风木，为初之气；颜为心之部，以合于左手寸口，心与小肠之分，应于君火，为二之气；鼻为脾之部，合于右手关脉，脾胃之分，应于湿土，为四之气；右颊，肺之部，合于右手寸口，肺与大肠之分，应于燥金，为五之气；颐⑪为肾之部，以合于左手尺中，肾与膀胱之分，应于寒水，为终之气。至于相火为三之气，应于右手，命门、三焦之分也。若夫阴阳五行，相生相胜之理，当以合之于色脉而推之也。是故《脉要精微论》曰：色合五行，脉合阴阳。《十三难》曰：色之与脉，当参相应。然而治病万全之功，苟非合于色脉者，莫之能也。

《五脏生成篇》云：心之合脉也，其荣色也。夫脉之大小滑涩沉浮，可以指别，五色微诊，可以目察，继之以能合色脉，可以万全。谓夫赤脉之至也，喘而坚；

白脉之至也，喘而浮；青脉之至也，长而左右弹；黄脉之至也，大而虚；黑脉之至也，上坚而大。此先言五色，次言五脉，欲后之学者，望而切之以相合也。厥后扁鹊明乎此，述之曰：望而知之谓之神，切脉而知之谓之巧。深得《内经》之理也。下迨[12]后世，有立方者，目之曰神巧万全，厥有旨哉！

『注释』

①烛：明确。名词动用。厥：代词，其。
②坐：自然。
③判：分。
④彰：显现。
⑤济：救治。
⑥草滋：草席。指死草之色。滋，《内经》原文作"兹"。
⑦衃（pēi 胚）血：赤黑色瘀血。
⑧豕膏：猪脂肪。
⑨炲（tái 台）：烟灰。喻皮肤晦暗色黑。
⑩瘳（chōu 抽）：病愈。
⑪颐（yí 移）：面颊，腮。
⑫迨（dài 代）：到。

『按语』

本段通过对五色、五脉及其内应五脏所主顺逆、吉凶、生死的详细阐述，论证了《内经》"能合色脉，可以万全"之理。

治病必求于本

　　将以施其疗疾之法，当以穷其受病之源。盖疾疢①之原，不离于阴阳之二邪也，穷此而疗之，厥疾弗瘳者鲜②矣。良工知其然，谓夫风、热、火之病，所以属乎阳邪之所客，病既本于阳，苟不求其本而治之，则阳邪滋蔓③而难制；湿、燥、寒之病，所以属乎阴邪之所客，病既本于阴，苟不求其本而治之，则阴邪滋蔓而难图。诚能穷原疗疾，各得其法，万举万全之功，可坐而致也。治病必求于本，见于《素问·阴阳应象大论》者如此。

　　夫邪气之基，久而传化，其变证不胜其众也。譬如水之有本，故能游至汪洋浩瀚，泒④而趋下以渐大；草之有本，故能荐生茎叶实秀，而在上以渐蕃。若病之有本，变化无穷，苟非必求其本而治之，欲去深感之患，不可得也。

　　今夫厥阴为标，风木为本，其风邪伤于人也，掉摇而眩转，晌动而瘈疭⑤，卒暴强直之病生矣。少阴为标，君火为本，其热邪伤于人也，疮疡而痛痒，暴注而下迫，水液浑混之病生矣。少阳为标，相火为本，其热邪伤于人也，为热而瞀⑥瘈，躁扰而狂越，如丧神守之病生矣。善为治者，风淫所胜，平以辛凉；热淫所胜，平以咸寒；火淫所胜，平以咸冷。以其病本于阳，必求于阳而疗之。病之不愈者，未之有也。太阴为标，湿土为本，其湿邪伤于人也，腹满而身肿，按之而没指，诸痉强直之病生矣。阳明为标，燥金为本，其燥邪伤于人也，气滞而膹郁，皮肤以皴揭⑦，诸涩枯涸之病生矣。太阳为标，寒水为本，其寒邪伤于人也，吐利而腥秽，水液以清冷，诸寒收引之病生矣。善为治者，湿淫所胜，平以辛热。以其病本于阴，必求其阴而治之。病之不愈者，未之有也。岂非将以疗疾之法，当以穷其受病之源者哉？

　　抑尝论之，邪气为病，各有其候；治之之法，各有其要，亦岂止于一端而已。其在皮者，汗而发之；其入里者，下而夺之；其在高者，因而越之，谓可吐也；慓悍⑧者，按而收之，谓按摩也；脏寒虚夺者，治以灸焫⑨；脉病挛痹者，治以针刺；血实蓄结肿热者，治以砭石；气滞、痿厥、寒热者，治以导引；经络不通，病生于不仁者，治以醪醴⑩；血气凝泣⑪，病生于筋脉者，治以熨药。始焉求其受病之本，终焉蠲⑫其为病之邪者，无出于此也。

　　噫！昔黄帝处于法宫之中，坐于明堂之上，受业于岐伯，传道于雷公，曰：

阴阳者，天地之道也，纲纪万物，变化生杀之妙。盖有不测之神，斡旋宰制于其间也。人或受邪生病，不离于阴阳也。病既本于此，为工者岂可他求⑬哉？必求于阴阳可也。《至真要大论》曰：有者求之，无者求之。此求其病机之说，与夫求于本，其理一也。

『注释』

① 疢疾（chèn 衬）：疾病。疢，病。
② 鲜（xiǎn 显）：少。
③ 滋蔓：滋生蔓延。
④ 泒（gū 姑）：古水名。此喻水流。
⑤ 瞤（shùn 顺）动：挈动，颤抖。瘛疭（chì zòng 赤纵）：痉挛，抽搐。
⑥ 瞀（mào 貌）：昏闷。
⑦ 皴（cūn 村）揭：皮肤粗糙，像麸皮一样脱落。
⑧ 慓（piāo 飘）悍：迅疾勇猛善动。
⑨ 灸焫（ruò 若）：艾灸火烧的治病办法。焫，用火灸。
⑩ 醪醴（láo lǐ 劳里）：泛指酒类。醪，浊酒。醴，甜酒。
⑪ 凝泣：凝滞，不通利。泣，通"涩"。
⑫ 蠲（juān 捐）：消除。
⑬ 他求：即"求他"，宾语前置。

『按语』

承上段，本段继续通过对风、热、火等阳邪及湿、燥、寒等阴邪致病的标本之理，以及治法阐释，强调了《内经》"治病必求于本"，即"必求于阴阳"的重要意义。

卷 一

中 风 一

中风大率①主血虚有痰，治痰为先，次养血行血。或属虚，挟火一作痰与湿，又须分气虚血虚。半身不遂，大率多痰，在左属死血、瘀一作少血，在右属痰、有热，并气虚。左以四物汤加桃仁、红花、竹沥、姜汁，右以二陈汤、四君子等汤加竹沥、姜汁。痰壅盛者、口眼㖞斜者、不能言者，皆当用吐法，一吐不已，再吐。轻者用瓜蒂一钱，或稀涎散，或虾汁。以虾半斤，入酱、葱、姜等料物水煮，先吃虾，次饮汁，后以鹅翎②探引吐痰。用虾者，盖引其风出耳。重者用藜芦半钱，或三分，加麝香少许，齑汁③调，吐。若口噤昏迷者，灌入鼻内吐之。虚者不可吐。气虚卒倒者，用参芪补之。有痰，浓煎参汤加竹沥、姜汁。血虚用四物汤，俱用姜汁炒，恐泥痰故也。有痰，再加竹沥、姜汁入，内服。能食者，去竹沥，加荆沥。肥白人多湿，少用乌头、附子行经，凡用乌、附，必用童便煮过，以杀其毒。初昏倒，急掐人中至醒，然后用痰药，以二陈汤、四君子汤、四物汤加减用之。瘦人阴虚火热，用四物汤加牛膝、竹沥、黄芩、黄柏，有痰者加痰药。治痰气实而能食，用荆沥；气虚少食，用竹沥。此二味开经络、行血气故也。入四物汤，必用姜汁助之。遗尿属气，以参芪补之。筋枯者，举动则痛，是无血，不能滋养其筋，不治也。《脉诀》内言诸不治证口开手撒，眼合遗尿，吐沫直视，喉如鼾睡，肉脱筋痛，发直摇头上窜，面赤如妆，或头面青黑，汗缀④如珠，皆不可治。

案《内经》已⑤下，皆谓外中风邪，然地有南北之殊，不可一途而论。惟刘守真作将息⑥失宜，水不能制火，极是。由今言之，西北二方，亦有真为风所中者，但极少尔。东南之人，多是湿土生痰，痰生热，热生风也。邪之所凑，其气必虚。风之伤人，在肺脏为多。许学士⑦谓：气中者，亦有此七情所伤，脉微而数，或浮而紧，缓而迟必也。脉迟浮可治，大数而极者死。若果外中者，则东垣所谓中中脏之理。其于四肢不举，亦有与痿相类者，当细分之。《局方》风痿《发挥》⑧甚详。子和用三法⑨，如的系邪气卒中，痰盛实热者可用，否则

『注释』

①大率：大多。
②鹅翎：鹅翅与尾上的长羽。

③齑（jī击）汁：用盐、酱腌制的姜、葱、蒜末。
④缀：连接。
⑤案：通"按"，查考。已：同"以"，表示时间的界限。
⑥刘守真：即刘完素，金代著名医家，字守真，又称刘河间。将息：养息，休息。
⑦许学士：宋代医家许叔微。因曾任集贤院学士，故后人称其为许学士。
⑧《发挥》：指朱丹溪所著《局方发挥》。
⑨子和用三法：指金代著名医家张从正的汗下吐三法。

『按语』

"中风"乃中医内科四大难证之首，古有外风、内风之争。唐宋前主要从"外风"立论，至金元后主要从"内风"立论。丹溪继承并发展了刘河间、张子和、李东垣三家之说，重"内风"之说，提出《内经》以下，皆谓外中风邪，然地有南北之殊，不可一途而论。创立湿痰生热的中风病因学说，开篇即提出，中风大率主血虚有痰，并提倡细分左右辨治及因人施治。治当虚实兼顾，轻重制宜。如半身不遂，大率多痰，在左属血瘀，在右属痰、热、气虚；肥白人多湿，瘦弱人阴虚火热，并分别针对痰、热、虚（气虚、血虚）、瘀之病机详列临床表现及治法方药，尤善用吐法，兼顾活血、益气、养血，并提出"虚者不可吐"。现代医家根据丹溪之说提出了饮食不节，脾胃受损，运化失职，痰浊内生，郁而化热，痰热互结，壅滞经络，蒙蔽清窍而发为中风之病因病机。丹溪还提出了"治痰为先，次养血行血"的中风治疗大法，同时对河间、东垣、子和之理、法予以评说与总结，强调细分风痿，反对《局方发挥》的风痿同治。

『原文』

入方
肥人中风，口㖞，手足麻木，左右俱作痰治。
贝母　瓜蒌　南星　荆芥　防风　羌活　黄柏　黄芩　黄连　白术　陈皮　半夏　薄桂　甘草　威灵仙　天花粉
多食湿面，加附子、竹沥、姜汁、酒一匙，行经。
一妇手足左瘫，口不能语，健啖①。
防风　荆芥　羌活　南星　没药　乳香　木通　茯苓　厚朴　桔梗　麻黄　甘草　全蝎

上为末，汤酒调下，不效。时春脉伏，渐以淡盐汤啖①汁每早一碗，吐五日。仍以白术、陈皮、茯苓、甘草、厚朴、菖蒲，日二帖。后以川芎、山栀、豆豉、瓜蒂、绿豆粉、啖汁、盐汤吐之，吐甚快，不食。后以四君子汤服之，以当归、酒芩、红花、木通、粘子、苍术、姜南星、牛膝、茯苓为末，酒糊丸。服十日后，夜间微汗，手足动而能言。

一人瘫左。

酒连　酒芩　酒柏　防风　羌活　川芎　当归半两　南星　苍术　人参一两　麻黄　甘草三钱　附子三片

上丸如弹子，酒化下。

一人体肥中风，先吐，后以药：

苍术　南星　酒芩　酒柏　木通　茯苓　牛膝　红花　升麻　厚朴　甘草

『注释』

①啖（dàn 但）：吃。

『按语』

本部分通过3个案例列举了"痰热生风"立论下治疗中风的常用方剂。强调肥人中风俱作痰治，先吐法祛除痰涎，再施以祛痰化瘀之方药，体现了丹溪"湿土生痰，痰生热，热生风也"的中风病因认识。

『原文』

〔附录〕风者，百病之始，善行而数变。行者，动也。风本为热，热胜则风动，宜以静胜其燥，养血是也。治须少汗，亦宜少下，多汗则虚其卫，多下则损其荣。

治其在经，虽有汗下之戒，而有中脏、中腑之分。中腑者宜汗之，中脏者宜下之。此虽合汗下，亦不可太过，汗多则亡阳，下多则亡阴，亡阳则损其气，亡阴则损其形。初谓表里不和，须汗下之；表里已和，是宜治之在经。其中腑者，面显五色，有表证而脉浮，恶风恶寒，拘急不仁，或中身之后、身之前、身之侧，皆曰中腑也。其治多易。中脏者，唇吻不收，舌不转而失音，鼻不闻香臭，耳聋而眼瞀，大小便秘结，或眼合直视，摇头口开，手撒遗溺，痰如拽①锯，鼻鼾，皆曰中脏也。中脏者，多不治也。六腑不和，留结为痈；五脏不和，九窍不通。无此乃在经也。

初症既定，当以大药养之，当顺时令而调阴阳，安脏腑而和营卫，少有不愈者也。风中腑者，先以加减续命汤，随证发其表。如兼中脏，则大便多秘涩，宜以三化汤通其滞。初证已定，别无他变，以大药和治之。大抵中腑者多著四肢，中脏者多滞九窍。中腑者多兼中脏之证，至于舌强失音，久服大药，能自愈也。

又因气中，其证与中风相似，但风中多痰涎，气中口中无涎。治之之法，调气为先，经言治风者以理气，气顺则痰消，徐理其风，庶可收效。又有中风，言不变，志不乱，病在分腠之间者，只宜温卧，取小汗为可复也。

凡中风，脉多沉伏，大法浮迟者吉，沉实者凶。先用麻油调苏合香丸，或用姜汁，或用白汤调。如口噤，抉②开灌之，稍苏则服八味顺气散。若痰盛者，只以省风导痰汤服之。若卧则昏沉不省人事，口噤，急以生半夏末吹入鼻中，或用细辛、皂角为末吹之，喷嚏③则苏，无嚏者不治。肥人中者，以其气盛于外而歉于内也，肺为气出入之道，肥者气必急，气急必肺邪盛，肺金克木，胆为肝之腑，故痰涎壅盛。所以治之必先理气为急，中后气未顺，痰未除，调理之剂，惟当以藿香正气散和星香散煎服。此药非特④可治中风之证，治中气中恶，尤宜，寻常止呕多痰者，亦可用之。若前症多怒，宜小续命汤加羚羊角；热而渴者，汤中去附子，加秦艽半钱；恍惚错语，加茯神、远志各半钱；不得睡，加酸枣仁半钱；不能言，加竹沥一蚬壳许⑤；人虚无力者，去麻黄，加人参如其数。若人自苏，能言能食，惟身体不遂，急则挛蜷⑥，缓则弹曳⑦，经年不愈，以加减地仙丹常服。若饮食坐卧如常，但失音不语，只以小续命去附子，加石菖蒲一钱。

治风之法，初得之，即当顺气，及日久即当活血，此万古不易之理，惟可以四物汤吞活络丹愈者，正是此义。若先不顺气化痰，遽⑧用乌、附，又不活血，徒用防风、天麻、羌活辈，吾未见能治也。

又见风中于肤腠，辄⑨用脑、麝治之者，是引风入骨髓也，尤为难治，深可戒哉！如口㖞⑩斜未正者，以蓖麻去壳烂捣，右㖞涂左，左㖞涂右，或鳝鱼血入麝香少许，涂之即正。嚏嚏，初卒⑪倒僵仆，不知人事，急以皂角末或不卧散于鼻内吹之，就提头顶发，立苏。若有嚏者可治，无嚏者不治。经曰：风从汗泄，似可微汗。正如解表，表实无汗者，散之劫之；表虚自汗者，温之解之。若气滞者难治，宜吐之余症见前。可下者，此因内有便溺之阻隔，故里实。若三五日不大便者，可与机要三化汤，或子和搜风丸，老人只以润肠丸。理气者，气滞气郁，肩髆麻痛之类，此七情也，宜乌药顺气、八味顺气之类；理血者，无表里之急，血弱举发不时者，用大秦艽汤，或羌活愈风汤，兼用化痰丸子。灸，可灸风池、百会、曲池、合谷、风市、绝骨、环跳、肩髃、三里等穴，皆灸之以凿窍疏风。

『注释』

① 拽（yè 夜）：拉。
② 抉（jué 决）：撬。
③ 嚏："嚏"的俗字。
④ 特：副词，只是。
⑤ 蚬（xiǎn 显）：蚬子，生活在淡水里的一种有壳软体动物。许：左右。
⑥ 挛蜷：蜷曲。
⑦ 軃曳（duǒ yè 躲夜）：软弱无力。
⑧ 遽（jù）：立即。
⑨ 辄：副词，就。
⑩ 喎（wāi 歪）：嘴歪。
⑪ 卒：通"猝"，突然。

『按语』

现代将中风按病位深浅、病情轻重分为中经络与中脏腑。前半部分提出中风有中脏、中腑之分，指出"中腑者，多著四肢；中脏者，多滞九窍"。其所描述的中腑与现代的中经络相近，"其治多易"；中脏则与现代的中脏腑类似，"多不治也"。难能可贵的是，在当时已经认识到中脏腑有闭证和脱证之分，如闭证之"唇吻不收，舌不转而失音，鼻不闻香臭，耳聋而眼瞀，大小便秘结"，脱证之"或眼合直视，摇头口开，手撒遗溺"。

后半部分对中风病的治疗作了详细描述，分别列出了各种兼见症的治疗方药（详见附方），提出治疗原则为"当顺时令而调阴阳，安脏腑而和营卫"，其所提出的"治风之法，初得之，即当顺气，及日久即当活血"对现代临床仍有重要的指导意义。

『原文』

〔附方〕

二陈汤　半夏泡　陈皮二两半　白茯苓一两半　甘草炙，七钱半

上咬咀①。每服四钱，水一盏，生姜七片，乌梅一个，煎。

四君子汤　见脾胃类。

四物汤　见妇人类。

稀涎散　治中风，忽然若醉，形体昏闷，四肢不收，涎潮搐搦。

猪牙皂角四条，去黑皮　白矾一两

上为末，每服三字，温水灌下，但吐出涎便醒。虚人不可大吐。

通顶散　治中风中气，昏愦不知人事，急用吹鼻即苏。

藜芦　生甘草　川芎　细辛　人参各一钱　石膏五钱

上为末，吹入鼻中一字，就提头顶中发，立苏。有嚏者可治。

八味顺气散

白术　白茯苓　青皮　白芷　陈皮去白　台乌　人参各一两　甘草五钱

每服五钱，水一钟②半，煎七分，温服。仍以酒化苏合香丸间服。

乌药顺气散

麻黄　陈皮　台乌各二两　白僵蚕炒　川芎　枳壳炒　甘草炙　白芷　桔梗各一两　干姜炮，半两

上为末，每服三钱，水二盏，生姜三片，枣一枚，煎服。

星香汤

南星八钱　木香一钱

分二服，水一钟，姜十片，煎服。

省风汤

南星生，八两　防风四两　独活　附子生，去皮脐　全蝎炒　甘草生，各二两

每服四钱，水一盏半，生姜十片，煎服。

小省风汤　与导痰汤相合，煎服。导痰汤见痰类。

防风　南星生，各四两　半夏米泔浸　黄芩　甘草生，各二两

每服四钱，姜十片。

小续命汤

麻黄去节　人参　黄芩　芍药　川芎　甘草炙　杏仁炒，去皮尖　防己　桂各一两　防风一两半　附子炮，去皮脐，半两

每服五钱，水一盏半，姜五片，枣一枚，煎，温服，取微汗。随人虚实与所中轻重，加减于后：若热者，去附子，入白附子亦可；筋急拘挛，语迟脉弦，加薏苡仁；若筋急，加人参，去黄芩、芍药，以避中寒，服后稍轻，再加当归；烦躁不大便，去附、桂，倍加芍药、竹沥；如大便三五日不去，胸中不快，加枳壳、大黄；如言语蹇涩③，手足颤掉④，加菖蒲、竹沥；若发渴，加麦门冬、葛根、瓜蒌根；身体痛，加羌活；搐者亦加之；烦躁多惊，加犀角、羚羊角；汗多者，去麻黄。

家宝丹　治一切风疾瘫痪，痿痹不仁，口眼㖞僻者。邪入骨髓可服。

川乌　轻粉各一两　五灵脂姜汁制，另研　草乌各六两　南星　全蝎　没药　辰砂各二两　白附子　乳香　僵蚕炒，三两　片脑五钱　羌活　麝香二钱半　地龙四两　雄黄　天麻三两

上为末，作散。调三分，不觉，半钱。或蜜丸如弹子大，含化，茶酒皆可。

如神救苦散　治瘫痪，风湿痹走注，疼痛不止。此劫剂也，非痛不可服，痛止则已。

米壳一两，去顶膜，蜜炒　陈皮五钱　虎骨酥炙　乳香研　没药研　甘草各二钱半

上为末，每服三钱，水一盏煎，连渣服，病在上，食后；在下，食前。煎时须顺搅之。

大秦艽汤　治中风，外无六经之形证，内无便溺之阻隔，知血弱不能养筋，故手足不能运动，舌强不能言语，宜养血而筋自荣。

秦艽　石膏各二两　甘草　川芎　当归　白芍　羌活　防风　黄芩　白芷　白术　生芐　熟芐⑤　茯苓　独活各一两　细辛半两　春夏加知母一两

上㕮咀。每服一两，水煎服，无时。如遇天阴，加生姜七片；心下痞，加枳实一钱。

三化汤　外有六经之形证，先以加减续命汤治之。若内有便溺之阻隔，以此汤主之。

厚朴　大黄　枳实　羌活等分

每服三两，水煎服，以利为度。

『注释』

①㕮咀：药物炮制方法，指将药物切细，捣碎，锉末，如经咀嚼。
②钟：量词。
③蹇涩：语言不流畅，口吃。蹇，通"謇"。
④掉：摇动。
⑤生芐（hù户）：即生地黄。熟芐：即熟地黄。

『原文』

〔附录〕法曰：四肢不举，俗曰瘫痪。故经所谓太过则令人四肢不举，又曰土太过则敦阜。阜，高也；敦，厚也。既厚而又高，则令除去，此真所谓膏粱之疾，非肾肝经虚，何以明之？经所谓三阳三阴发病，偏枯痿易①，四肢不举。三阴不足，则发偏枯；三阳有余，则为痿易，易为变易，常用而痿弱无力也。其治则泻，

令气弱阳衰，土平而愈，故以三化汤下之。若脾虚则不用也，经所谓土不及则卑陷。卑，下也；陷，坑也。故脾病四肢不用，四肢皆禀气于胃，而不能至经，必因脾方可得禀受也。今脾不能与胃行其津液，四肢不得禀水谷，气日以[2]衰，脉道不利，筋骨肌肉，皆无气以生，故不用焉。其治可大补十全散、加减四物汤，去邪留正。

『注释』

①偏枯：指半身不遂。痿易：病名。肢体委迤懈惰，软弱无力。易通"佁"。
②日：名词活用作状语，一天天地。以：连词，连接状语与谓语，表示修饰。

『按语』

此附录阐明偏枯与痿易的区别：痿易为膏粱之疾，为多食肥甘厚味，壅塞脾土所致，即所谓"土太过则敦阜""膏粱之疾"，为三阳有余，属实证，其治疗当采用下法，以三化汤祛除壅塞之痰食；偏枯则为脾虚四肢失养所致，即脾虚则不用，为三阴不足，属虚证，与痿易病机截然不同。治疗当以补脾为要，以大补十全散、加减四物汤，去邪留正。

『原文』

愈风汤 中风症，内邪已除，外邪已尽，当服此药，以行导诸经。久服大风悉[1]去，纵[2]有微邪，只从此药加减治之。然治病之法，不可失于通塞，或一气之微汗，或一旬[3]之通利，如此乃常治之法也。久则清浊自分，荣卫自和。如初觉风动，服此不至倒仆。

羌活 甘草炙 防风 防己 黄芪 蔓荆子 川芎 独活 细辛 枳壳 麻黄去根 地骨皮 人参 知母 甘菊 薄荷去梗 白芷 枸杞子 当归 杜仲炒 秦艽 柴胡 半夏 厚朴姜制 前胡 熟苄各二两 白茯苓 黄芩三两 生苄 苍术 石膏 芍药各四两 桂一两

上锉。每服一两，水二钟，生姜三片，煎，空心一服，临卧煎渣，空心一服，吞下二丹丸，为之重剂。临卧一服，吞下四白丹，为之轻剂。立其法，是动以安神，静以清肺。

假令一气之微汗，用愈风汤三两，加麻黄一两，匀作四服，加生姜空心服，以粥投之，得微汗则佳。如一旬之通利，用愈风汤三两，加大黄一两，亦匀作四服，如前服，临卧服，得利为度。此药常服之，不可失四时之辅。如望春大寒之后，本方中加半夏、人参、柴胡各二两，通前四两，谓迎而夺少阳之气也；如望夏谷雨之后，本方中加石膏、黄芩、知母各二两，谓迎而夺阳明之气也；季夏之月，本方中加防己、白术、茯苓各二两，谓胜脾土之湿也。初秋大暑之后，本方中加厚朴一两，藿香一两，桂一两，谓迎而夺太阴之气也。望冬霜降之后，本方中加附子、官桂各一两，当归二两，谓胜少阴之气也。如得春气候，减冬所加，四时类此。此虽立四时加减，更宜临病之际，审察虚实寒热，土地之宜，邪气多少，此药具七情六欲四气，无使五脏偏胜，及不动于荣卫，如风秘服之，永不结燥。此药与天麻丸相为表里，治未病之圣药也。若已病者，更宜常服，无问男女老幼，惊痫搐搦、急慢惊风、四时伤寒等病，服之神效。

四白丹 能清肺气，养魄。谓中风者，多昏冒④，气不清利也。

白术　砂仁　白茯苓　香附　防风　川芎　甘草　人参各半两　白芷一两　羌活　独活　薄荷各二钱半　藿香　白檀香各一钱半　知母　细辛各二钱　甜竹叶二两　麝香一钱，另研　龙脑另研　牛黄各半钱，另研

上为末，炼蜜丸，每两作十丸，临卧嚼一丸，分五七次细嚼之，煎愈风汤嚥⑤下。能上清肺气，下强骨髓。

二丹丸 治健忘。养神定志和血，内以安神，外华腠理。

丹参　天门冬　熟苄各一两半　甘草　麦门冬　白茯苓各一两　人参　远志去心　朱砂各半两。研为末　菖蒲半两

上为末，炼蜜丸，如梧桐子大。每服五十丸至百丸，空心食前，煎愈风汤送下。

泻青丸 治中风，自汗昏冒，发热不恶寒，不能安卧，此是风热烦燥之故也。

当归　川芎　栀子　羌活　大黄　防风　龙胆草等分

上末，蜜丸弹子大。每服一丸，竹叶汤化下。

天麻丸 治风因热而生，热胜则动，宜以静胜其躁，是养血也。

天麻　牛膝二味用酒同浸三日，焙干　萆薢另研　玄参各六两　杜仲炒，去丝，七两　附子炮，一两　羌活十四两　川归十两　生苄一斤

一方有独活五两，去肾间风。

上为末，蜜丸如梧桐子大。每服五七十丸，空心，温酒、白汤皆可下。

藿香正气散

大腹皮　茯苓　白芷　紫苏各一两　陈皮　苦梗　白术　厚朴　半夏曲　甘草各二两　藿香三两

上为末，每服二钱，姜三片，枣一枚，煎服。

地仙丹

牛膝　苁蓉　附子　川椒各四两　地龙　木鳖子各二两　覆盆子　白附子　菟丝子　赤豆　南星　骨碎补　羌活　何首乌　狗脊　萆薢　防风　乌药各二两　白术　甘草　白茯苓　川乌各一两　人参　黄芪各一两半

上为末，酒糊丸。每服三四十丸，空心酒下。

活络丹

南星炮　川乌　草乌并炮，去皮尖　地龙去土，各六两　乳香研　没药研，各二两二钱

上为末，酒糊丸桐子大。每服二十丸，空心，日午冷酒下，荆芥茶亦得。

不卧散子和方

川芎两半　石膏七钱半　藜芦五钱　甘草生，二钱半

上为细末。口噙⑥水，搐⑦之。

子和搜风丸

人参　茯苓　南星　薄荷各半两　干姜　寒水石　生白矾　蛤粉　黄芩　大黄各一两　滑石　牵牛各四两　藿香一分　半夏一两

上为末，水丸如小豆大。生姜汤下，日三服。

润肠丸

麻子仁另研　大黄酒煨。各一两半　桃仁泥　归尾　枳实麸炒　白芍　升麻半两　人参　生甘草　陈皮各三钱　木香　槟榔各二钱

上除麻仁、桃仁外，为末，却入二仁泥，蜜丸梧子大。每服七八十丸，温水食前下。

『注释』

①悉：副词，全，全都。
②纵：即使。
③一旬：十天。
④昏冒：神志不清。
⑤噍：吞食。
⑥噙（qín 勤）：含。
⑦搐（chù 畜）：抽动。

中寒二 附伤寒、伤风

主乎温散，有卒中天地之寒气者，有口得寒物者，从补中益气汤中加发散药。属内伤者十居八九，其法，邪之所凑，其气必虚，只用前汤中，从所见之证，出入加减。必先用参芪托住正气，气虚甚者，少加附子，以行参芪之剂；如果气虚者，方可用此法。胃气大虚，必当温散，理中汤相宜，甚者加附子。仓卒感受大寒之气，其病即发，非若伤寒之邪，循经以渐而深也。已上治法，宜用于南，不宜北。

戴云：此伤寒，谓身受肃杀之气，口伤生冷物之类。因胃气大虚，肤腠疏豁，病者脉必沉细，手足厥冷，息微身倦，虽身热亦不渴，倦言动者是也。宜急温之，迟则不救矣。与热证若相似而实不同，凡脉数者，或饮水者，烦躁动摇者，皆热病。寒热二证，若水火然，不可得而同治，误即杀人。

〔附录〕凡证与伤寒相类者极多，皆杂证也，其详出《内经·热论》，自长沙以下，诸家推明甚至，千世之下，能得其粹者，东垣也。其曰：内伤极多，外伤间而有之。此发前人之所未发，后人徇①俗，不能真切，雷同指为外伤，极谬。其或可者，盖亦因其不敢放肆，而多用和解及平和之药散之尔，若粗率者，则必杀人。初有感冒等轻证，不可便认作伤寒妄治，西北二方极寒，肃杀之地，故外感其多；东南二方，温和之地，外伤极少，杂病亦有六经所见之证，故世俗混而难别。

正治温散，宜桂枝汤、四逆汤辈，甚者三建汤、霹雳散。从治用热药，加凉剂引之，或热药须俟②冷饮最妙。经曰从而逆之，此之谓也。反攻用煎乌头之类。

伤风属肺者多，宜辛温或辛凉之剂散之。

戴云：新咳嗽，鼻塞声重者是也。

『注释』

①徇（xùn 讯）：遵从。
②俟（sì 四）：等待。

『按语』

丹溪对于正虚兼有外感风寒的治疗，强调温阳益气、扶正托邪之法，即"胃气大虚，必当温散"。此中寒乃中虚受寒，非表伤寒也，不应使用发表温散之法。强调凡证伤寒相关者极多，并指出要根据南北地域之异分而治之。

『原文』

〔附方〕

补中益气汤 见内伤类。

理中汤

人参　甘草　干姜　白术等分

上锉。每服五钱，水煎温服。

桂枝汤

桂枝　赤芍各二两半　甘草一两　生姜一两半　大枣

上锉。每服五钱，水煎温服。

四逆汤

甘草炙，二两　干姜一两半　附子半两

上锉。每服五钱，水煎温服。

三建汤

大川乌　附子　天雄并炮。等分

上锉。每四钱，水二盏，姜十五片，煎服。

霹雳散

附子一枚，及半两者，炮熟取出，用冷灰焙之，细研，入真腊茶一大钱同和。分二服，每服水一盏，煎六分，临熟入蜜半匙，放温服之。

姜附汤　治中寒身体强直，口噤不语，逆冷。

干姜一两　附子生，去皮脐，一斤

上锉。每服三钱，水煎服。挟气攻刺，加木香半钱；挟气不仁，加防风一钱；挟湿者，加白术；筋脉牵急，加木瓜；肢节痛，加桂二钱。

消风百解散　治伤风头疼发热，咳嗽鼻塞声重。

荆芥　白芷　陈皮　麻黄　苍术　甘草等分

上锉。用姜三片，葱白三根，水煎服。

神术散　治伤风头痛，鼻塞声重。方见痢类。

中暑三 附暑风、注夏

暑证，用黄连香薷饮。挟痰，加半夏、南星；虚，加人参、黄芪。暑病内伤者，用清暑益气汤。著暑气是痰，用吐。注夏①属阴虚，元气不足，夏初春末，头疼脚软，食少体热者是，宜补中益气汤去柴胡、升麻，加炒柏、白芍药。挟痰者，加南星、半夏、陈皮，煎服。又或用生脉汤。暑风挟痰、挟火实者，可用吐法。

暑乃夏月炎暑也，盛热之气者，火也。有冒、有伤、有中，三者有轻重之分，虚实之辨。或腹痛水泻者，胃与大肠受之；恶心者，胃口有痰饮也。此二者冒暑也，可用黄连香薷饮、清暑益气汤。盖黄连退暑热，香薷消畜②水。或身热头疼，躁乱不宁者，或身如针刺者，此为热伤在分肉也，当以解毒汤、白虎汤加柴胡，气如虚者，加人参。或咳嗽，发寒热，盗汗出不止，脉数者，热在肺经，用清肺汤、柴胡天水散之类，急治则可，迟则不救，成火乘金也，此为中暑。凡治病，须要明白辨别，慎勿混同施治。春秋间亦或有之，切莫执一，随病处方为妙。

戴云：暑风者，夏月卒倒，不省人事者是也。有因火者，有因痰者。火，君相二火也；暑，天地二火也，内外合而炎烁，所以卒倒。痰者，人身之痰饮也，因暑气入而鼓激痰饮，塞碍心之窍道，则手足不知动蹑③而卒倒也。此二者皆可吐。《内经》曰：火郁则发之。吐即发散也。量其虚实而吐之，吐醒后，可用清剂调治之。

〔入方〕

暑渴

生芐　麦门冬　牛膝　炒柏　知母　葛根　甘草

上锉。水煎服。

〔附录〕中暍④是阳证，中暑是阴证。脉沉弱者，切不可用寒凉药。清热宜天水、五苓、白虎汤皆可。热闷恍惚，辰砂五苓散。脉弦实，黄连香薷汤。热甚，自汗而渴，便涩者，五苓分利之，或桂苓甘露饮。吐泻，脉沉微甚者，可用附子大顺散。伏热伤冷，缩脾饮、冷香饮子皆可，浸冷服之。或剥蒜肉入鼻中，或研蒜水解灌之。盖蒜气臭烈，能通诸窍故也。

『注释』

①注夏：病证名，又作疰夏，因其发病于夏令，故名。
②畜："蓄"的古字，积聚。
③蹑（niè 聂）：踩，踏。

④中暍：古病名，出自《金匮要略·痉湿暍病脉证》，指中热、中暑。

『按语』

中暑可分冒暑、伤暑、中暑，三者有轻重之分、虚实之辨，治疗上不尽相同。丹溪告诫中暑"春秋间亦或有之，切莫执一，随病处方为妙"，颇有张仲景"知犯何逆，随症治之"的风范。注夏则多由元气不足而致，食少体热者属阴虚。

此外，戴元礼指出暑风常见夏月卒倒，不省人事，多因痰、火引发，属实证，并宗丹溪之法，认为二证皆可吐。

『原文』

〔附方〕

生脉汤

人参　麦门冬　五味子

上锉。水煎服。

黄龙丸　治一切暑毒。

赤亮雄黄五钱　硫黄　硝石各一两　滑石　明矾各半两　好面四两

上为末，水丸梧子大。每服五七十丸，白汤下。

却暑散　治冒暑伏热，头目眩晕，呕吐泄痢，烦渴背寒，面垢。

赤茯苓　生甘草各四两　寒食面　生姜各一斤

上为末，每服二钱，白汤调下。

香薷饮　治伤暑，脏腑不调，霍乱吐利，烦渴引饮。

白扁豆炒　厚朴姜制，八两　香薷一斤

上水煎，入酒少许，沉冷服。

黄连香薷饮

香薷一斤　厚朴制，半斤　黄连四两

上㕮咀。每二三钱，水煎服。

大顺散

甘草断寸长，三两　干姜　杏仁　桂四两

上将甘草用白沙炒黄，次入干姜同炒，令姜裂，次入杏仁同炒，不作声为度。筛去沙，入桂为末，每服二三钱，水煎，温服，如烦躁，井花水调服，以沸汤点服亦得。

十味香薷饮

香薷一两　人参　陈皮　白术　茯苓　黄芪　木瓜　厚朴姜炒　扁豆炒　甘草

炙。各半两

上为末，每二钱，热汤或冷水调服，㕮咀煎亦得。

清暑益气汤 治长夏湿热蒸人，人感之四肢困倦，精神少，懒于动作，胸满气促，支节疼，或气高而喘，身热而烦，心下膨闷，小便黄而数，大便溏而频，或痢或渴，不思饮食，自汗体虚。

黄芪　苍术锉　升麻各一钱　人参　白术　神曲　陈皮各半钱　甘草炙　酒柏　麦门冬　当归各三分　葛根二分　五味子九个　泽泻五分　青皮二分半

上㕮咀。作一服，水二大盏，煎至一盏，去渣，大温服，食远。

补中益气汤　见内伤类。

天水散

滑石六两　甘草炙，一两

上为极细末。水调服。

五苓散

白术　猪苓　茯苓各一两半　桂一两　泽泻二两半　加辰砂，名辰砂五苓散。

人参白虎汤　治暑热发渴，脉虚。

人参一钱半　知母二钱　石膏半两　甘草一钱

上㕮咀。入粳米一合，水煎服。

桂苓甘露饮《宣明方》

茯苓　泽泻各一两　石膏　寒水石各二两　滑石四两　白术　桂　猪苓各半两

上为末，每服三钱，白汤调下。

缩脾饮　解伏热，除烦渴，消暑毒，止吐泻霍乱。

砂仁　草果　乌梅肉　甘草炙。各四两　扁豆炒　葛根各一两

上㕮咀。每服四钱，水煎冷服。

冷香饮子　治伤暑渴，霍乱腹痛烦躁，脉沉微，或伏。

草果仁三两　附子　陈皮各一两　甘草半两

上㕮咀。每服一两，入姜煎，水旋①冷服。

黄连解毒汤

黄连　黄柏　黄芩　栀子等分

上㕮咀。水煎。

『注释』

①旋：很快。

中 湿 四

《本草》云：苍术治湿，上下部皆可用。二陈汤中加酒芩、羌活、苍术，散风行湿。脾胃受湿，沉困无力，怠惰好卧。去痰须用白术。上部湿，苍术功烈；下部湿，宜升麻提之。外湿宜表散，内湿宜淡渗。若燥湿，以羌活胜湿汤、平胃散之类；若风湿相搏，一身尽痛，以黄芪防己汤；若湿胜气实者，以神佑丸、舟车丸服之；气虚者，桑皮、茯苓、人参、葶苈、木香之类。凡肥人沉困怠惰，是湿热，宜苍术、茯苓、滑石；凡肥白之人，沉困怠惰，是气虚，宜二术、人参、半夏、草果、厚朴、芍药；凡黑瘦而沉困怠惰者，是热，宜白术、黄芩。凡饮食不节，脾胃受伤，不能递送，宜枳术丸。去上焦湿及热，须用黄芩，泻肺火故也。又如肺有湿，亦宜黄芩；如肺有虚热，宜天门冬、麦门冬、知母，用黄芩多则损脾。去中焦湿与痛热，用黄连，泻心火故也。如中焦有实热，亦宜黄连。若脾胃虚弱，不能运转而郁闷，宜黄芩、白术、干葛；若中焦湿热积久而痛，乃热势甚盛，宜黄连用姜汁炒。去下焦湿肿及痛，并膀胱有火邪者，必须酒洗防己、黄柏、知母、草龙胆。又云：凡下焦有湿，草龙胆、防己为君，甘草、黄柏为佐。如下焦肿及痛者，是湿热，宜酒防己、草龙胆、黄芩、苍术。若肥人、气虚之人肿痛，宜二术、南星、滑石、茯苓；黑瘦之人，下焦肿痛，宜当归、桃仁、红花、牛膝、槟榔、黄柏。

戴云：湿有自外入者，有自内出者，必审其方土之致病源。东南地下，多阴雨地湿，凡受必从外入，多自下起，以重腿脚者多，治当汗散，久者宜疏通渗泄；西北地高，人多食生冷、湿面、潼酪[1]，或饮酒后寒气怫郁[2]，湿不能越，以致腹皮胀痛，其则水鼓胀满，或通身浮肿，按之如泥不起，此皆自内而出也。辨其元气多少，而通利其二便，责其根在内也。此方土内外，亦互相有之，但多少不同，须对证施治，不可执一。

『注释』

①潼（dòng 动）酪：潼，疑为"湩（dòng）"之误。湩酪，奶酪。
②怫（fú 扶）郁：忧郁，心情不舒畅。

『按语』

此处丹溪根据中湿之病"湿"在人体上、中、下之不同部位，以及因肥人、肥白之人、气虚之人、黑瘦之人体质之不同，分别给出了相应的治疗方法和具体用药，临床应用至今。此外，除因人制宜施治外，戴元礼亦指出，患湿病者，有内外之分，且治当因地制宜，对证施治，即因其所居住地域之不同，其相应的理法方药也应有所不同。

『原文』

〔附方〕

二陈汤 见中风类。

羌活胜湿汤

羌活 独活各一钱 藁本 防风 甘草炙 川芎各五分 蔓荆子三分

上㕮咀。作一服，水二盏，煎至一盏。去渣，大温服，空心。如身重，腰沉沉然，加酒洗防己五分，轻者附子五分，重者川乌五分。

平胃散 见厥类。

防己黄芪汤 治风湿脉浮，身重汗出，恶风或痛。

防己一两 甘草炙，半两 白术七钱半 黄芪一两一钱

上㕮咀。每服一两，入姜枣煎。喘者，加麻黄；胃气不利，加芍药；气上冲，加桂枝；下有寒，加细辛。

三花神佑丸 治一切水湿肿病，大腹实胀，喘满。

轻粉一钱 大黄一两，为末 牵牛二两 芫花醋拌炒 甘遂 大戟各半两

上为末，滴水丸，小豆大。初服五丸，每服加五丸，温水下，无时，日三。

舟车丸

大黄二两 甘遂 大戟 芫花 青皮 陈皮各一两 牵牛头末，四两 木香半两

上为末，水丸如梧子大。每服六七十丸，白汤下。随证加减。

枳术丸 见内伤类。

升阳除湿汤 见泄泻类。

瘟疫五　附大头天行病

瘟疫，众人一般病者是，又谓之天行时疫。治有三法，宜补、宜散、宜降。热甚者，加童便三酒盅。

入方
大黄　黄连　黄芩　人参　桔梗　防风　苍术　滑石　香附　人中黄
上为末，神曲糊丸。每服六七十丸，分气血与痰，作汤使。气虚者，四君子汤；血虚者，四物汤；痰多者，二陈汤送下；热甚者，童便下。

又方　温病，亦治食积痰热，降阴火。
人中黄
饭为丸，绿豆大。下十五丸。

又方　时病。
半夏　川芎　茯苓　陈皮　山楂　白术　苍术君　甘草
如头痛，加酒芩；口渴，加干葛；身痛，加羌活、薄桂、防风、芍药。

大头天行病，此为湿气在高颠①之上，切勿用降药，东垣有方。
羌活　酒黄芩　酒蒸大黄
〔附方〕治大头病，兼治喉痹歌：人间治疫有仙方，一两僵蚕二大黄，姜汁为丸如弹子，井花调蜜便清凉。

冬温为病，非其时而有其气也。冬时严寒，当君子闭藏，而反发泄于外，专用补药而带表药，如补中益气汤之类。

作人中黄法：以竹筒两头留节，中作一窍，纳甘草于中，仍以竹木钉闭窍，于大粪缸中浸一月，取出晒干，大治疫毒。左手脉大于右手，浮缓而盛，按之无力。

大病虚脱，本是阴虚，用艾灸丹田者，所以补阳，阳生阴长故也。不可用附子，止可多服人参。

『注释』

①颠：头顶。

『按语』

丹溪提出了天行时疫的治法：宜补、宜散、宜降。热甚者，加童便。丹溪主张应用人中黄，并在附方中专门记述了人中黄的制法。大头天行病即大头瘟，丹溪认为此为"湿气在高颠之上"，治当因势利导，故切勿用降药，并称李东垣有方，当指李东垣的普济消毒饮。

『原文』

〔附方〕

漏芦汤 治脏腑积热，发为肿毒，时疫疙瘩，头面洪肿，咽嗌填塞，水药不下，一切危恶疫疔。

漏芦　升麻　大黄　黄芩　蓝叶　玄参等分

上㕮咀。每服二钱，水煎服。肿热甚，加芒硝二钱。

消毒丸 治时疫疙瘩恶证。

大黄　牡蛎　僵蚕炒。等分

上为末，炼蜜丸，如弹子大。新水化一丸，内加桔梗、大力子汤尤妙。

洁古雄黄丸 辟时疾，可与病人同床，傅着衣服，亦不相染。

雄黄一两，研　赤小豆炒　丹参　鬼箭羽各二两

上为细末，蜜丸。每服五丸，空心温水下。

火 六

火，阴虚火动难治。火郁当发，看何经，轻者可降，重者则从其性而升之。实火可泻，黄连解毒之类；虚火可补，小便降火极速。凡气有余便是火，不足者是气虚。火急甚重者，必缓之，以生甘草，兼泻兼缓，参术亦可。人壮气实火盛颠狂者，可用正治，或硝黄冰水之类；人虚火盛狂者，以生姜汤与之，若投冰水正治，立死。有补阴即火自降，炒黄柏、生地黄之类。凡火盛者，不可骤用凉药，必兼温散。可发有二：风寒外来者可发，郁者可发。气从左边起者，乃肝火也；气从脐下起者，乃阴火也；气从脚起，入腹如火者，乃虚之极也。盖火起于九泉之下，多死。一法用附子末，津调，塞涌泉穴，以四物汤加降火药服之，妙。

阴虚证本难治，用四物汤加炒黄柏，降火补阴。龟板补阴，乃阴中之至阴也。四物加白马胫骨，降阴中火，可代黄连、黄芩。黄连、黄芩、栀子、大黄、黄柏降火，非阴中之火不可用。生甘草缓火邪，木通下行，泻小肠火。人中白泻肝火，须风露中二三年者。人中黄大凉，治疫病须多年者佳。中气不足者，味用甘寒，山栀子仁大能降火，从小便泄去，其性能屈曲下降，人所不知，亦治痞块中火邪。

入方

左金丸 治肝火。一名回令丸。

黄连六两，一本作芩　吴茱萸一两或半两

上为末，水丸或蒸饼丸。白汤下五十丸。

〔附录〕诸热瞀瘛，暴喑冒昧[①]，躁扰狂越，骂詈[②]惊骇，胕肿[③]疼酸，气逆冲上，禁慄如丧神守[④]，嚏呕疮疡，喉痹，耳鸣及聋，呕涌溢食不下，目昧不明，暴注，瞤瘛[⑤]，暴疠，暴死，五志七情过极，皆属火也。

火者有二：曰君火，人火也；曰相火，天火也。火内阴而外阳，主乎动者也。故凡动，皆属火。以名而言，形质相生，配于五行，故谓之君；以位而言，生于虚无，守位禀命，因动而见，故谓之相。肾肝之阴，悉具相火。东垣曰：相火，元气之贼火，与元气不相两立，一胜则一负。然则如之何则可使之无胜负乎？周子曰：神发知矣。五性感动而万事出，有知之后，五者之性，为物所感，不能不动。谓之动者，即《内经》五火也。相火易起，五性厥阳之火相扇，则妄动矣。火起于妄，变化莫测，无时不有，煎熬真阴，阴虚则病，阴绝则死。君火之气，经以暑与热言之。相火之气，经以火言之，盖表其暴悍酷烈，有甚于君火者也。故曰相火元气之贼。

周子又曰：圣人定之以中正仁义而主静。朱子亦曰：必使道心常为一身之主，而人心每听命焉。此善处乎火者。人心听命于道心，而又能主之以静，彼五火将寂然不作，而相火者惟有裨⑥造化，而为生生不息之运用尔，何贼之有⑦？

『注释』

①暴喑（yīn 音）：突然音哑。喑，声哑。冒昧：神志恍惚不清。
②詈（lì 力）：骂。
③胕肿：指火热邪气所伤，局部焮红肿胀的症状。胕，通"浮"。
④禁：通"噤"，口噤不开。慄：战栗。
⑤瞤（rún）：掣动，颤抖。瘛（chì 翅）：痉挛，抽搐。
⑥裨（bì 必）补：增加补益。
⑦何贼之有：即"有何贼"，宾语前置。贼，伤害。

『按语』

火乃热之极，风寒暑湿燥入里皆可化火；脏腑功能失调，七情内郁，也能化火。火之为病，有内外之分。属外感者，多是直接感受温热邪气所致；属内生者，则常由脏腑阴阳失调而成。内火多由情志抑郁、劳欲过度，导致脏腑阴阳失调，内热炽盛而成。此段丹溪详论火之生成及分类证治，他所提出的"火郁当发，实火可泻，虚火可补"的治法、"气有余便是火"的理论，以及给出的诸如治疗肝火犯胃吞酸嘈杂的左金丸等临床效验方对后世影响深远。此外，他所提及的火盛狂者，壮者正治、虚者从治之法，亦当引起重视。

『原文』

〔附方〕

东垣泻阴火升阳汤 治肌热烦热，面赤食少，喘咳痰盛。

羌活 甘草炙 黄芪 苍术各一两 升麻八钱 柴胡两半 人参 黄芩各七钱 黄连酒炒，半两 石膏半两，秋深不用

上㕮咀。每服一两或半两，水煎。此药发脾胃火邪，又心胆肝肺膀胱药也，泻阴火，升发阳气，荣养气血者也。

升阳散火汤　治男子妇人四肢发热，肌热，筋痹热，骨髓中热，发困，热如燎，扪之烙手。此病多因血虚而得之，或胃虚过食冷物，抑遏阳气于脾土，火郁则发之。

升麻　葛根　独活　羌活各半两　防风二钱半　柴胡八钱　甘草炙，三钱　人参　白芍各半两　甘草生，二钱

上㕮咀。每服半两或一两，水煎，稍热服。

地骨皮散　治浑身壮热，脉长而滑，阳毒火炽，发渴。

地骨皮　茯苓各半两　柴胡　黄芩　生节　知母各一两　石膏二两　羌活　麻黄各七钱半，有汗并去之

上㕮咀。每服一两，入姜煎。

黄连解毒汤　见暑类。

斑疹七

  斑属风热挟痰而作，自里而发于外，通圣散中消息①，当以微汗散之，切不可下。内伤斑者，胃气极虚，一身火游行②于外所致，宜补以降，于《阴证略例》中求之。发斑似伤寒者，痰热之病发于外，微汗以散之，若下之非理。疹属热与痰，在肺，清肺火降痰，或解散出汗，亦有可下者。疹即瘄疹，汗之即愈，通圣散中消息之。瘾疹多属脾，隐隐然在皮肤之间，故言隐疹也。发则多痒或不仁者，是兼风兼湿之殊，色红者兼火化也。黄瓜水调伏龙肝去红点斑。

  戴云：斑，有色点而无头粒者是也；疹，浮小有头粒者，随出即收，收则又出是也，非若斑之无头粒者，当明辨之。

  〔附录〕斑疹之病，其为证各异。疮发焮肿③于外者，属少阳三焦相火也，谓之斑；小红靥④行皮肤之中不出者，属少阴君火也，谓之疹。又伤寒阳证发斑有四，惟温毒发斑至重，红赤者为胃热也，紫黑者为胃烂也，一则下早，一则下之晚，乃外感热病发斑也，以玄参、升麻、白虎等药服之。阴证发斑，亦出背胸，又出手足，亦稀少而微红，若作热证，投之凉药，大误矣。此无根失守之火，聚于胸中，上独熏肺，传于皮肤，而为斑点，但如蚊、蚋、虱、蚤咬形状，而非锦纹也。只宜调中温胃，加以茴香、芍药，或以大建中之类，其火自下，斑自消退，可谓治本而不治标也。

『注释』

①消息：加减治疗。消，减少。息，增加。
②游行：流动。
③焮（xìn 信）肿：红肿发热。焮，烧，热。
④靥（yè 夜）：原指古代妇女点搽面部的一种装饰，此处指小红点。

『按语』

  本段丹溪提出了斑、疹和瘾疹病性之寒热，以及病位在肺、脾、胃脏腑的不同，并给出了相应的治法方药。戴元礼指出了斑疹的区别：斑，有色点而无头粒者是也；疹，浮小有头粒者，随出即收，收则又出是也，非若斑之无头粒者。现代医家归纳为斑色红，点大成片，平铺于皮下，摸不应手；疹型如粟粒，色红而高起，形如粟粒摸之碍手。

『原文』

入方

调中汤 治内伤、外感而发阴斑。

苍术一钱半 陈皮一钱 砂仁 藿香 芍药炒 甘草炙 桔梗 半夏 白芷 羌活 枳壳各一钱 川芎半钱 麻黄 桂枝各半钱

上咬咀。姜三片，水煎服。

消毒犀角饮子 治斑及瘾疹。

牛蒡子六钱 荆芥 防风各三钱 甘草一钱

上咬咀。水煎。

通圣散 出《丹溪经验方》。

川芎 当归 麻黄 薄荷 连翘 白芍 黄芩 石膏 桔梗一两 滑石三两 荆芥 栀子 白术二钱半 甘草

上锉。水煎服。如身疼，加苍术、羌活；痰嗽，加半夏。每服细末三钱，生姜三片，擂细荡起，煎沸服之。

玄参升麻汤 斑在身，治汗下吐后毒不散，表虚里实发于外，甚则烦燥谵妄。

玄参 升麻 甘草等分

上咬咀。水煎。

化斑汤 治伤寒汗吐下后，斑发脉虚。

白虎汤加人参，守真再加白术。

上咬咀。时时煎服。

大建中汤

黄芪 当归 桂心 芍药各二钱 人参 甘草各一钱 半夏 黑附炮，去皮。各二钱半

上咬咀。每服五钱，水二盏，姜三片，枣二枚，煎，食前服。

疟 八

疟疾有风、暑、食、痰、老疟、疟母①。大法风暑当发汗。夏月多在风凉处歇，遂闭其汗而不泄故也。恶饮食者，必自饮食上得之。无汗者要有汗，散邪为主，带补；有汗者要无汗，正气为主，带散。一日一发者，受病一月；间日一发者，受病半年；三日一发者，受病一年；二日连发住一日者，气血俱病。疟病感虚者，须以人参、白术一二贴，托住其气，不使下陷，后使他药。内伤挟外邪同发，内必主痰。外以汗解散，二陈汤加柴胡、黄芩、常山、草果煎服。久疟不得汗者，二陈汤加槟榔，倍苍术、白术。一方加柴胡、葛根、川芎，一补一发，不可直截。老疟病，此系风暑于阴分，用血药引出阳分则散。入方宜：

川芎　抚芎　红花　当归　炒柏　白术　苍术　甘草　白芷

上锉。水煎，露一宿，次早服。治疟一日间一日发者，补药带表，药后以截疟丹截之。若在阴分者，用药掣起阳分，方可截，即前药之属。

充案②：疟在阴分须彻起阳分者，即《格致论》中云脏传出至腑，乱而失期也。又当因其汗之多寡，而为补养升发之术。下陷，谓阳气下陷入阴血中。无汗要有汗，多用川芎、苍术、干葛、升麻、柴胡之属。此丹溪治疟之微旨，学者所当知也。

『注释』

①老疟：疟疾之一，指疟疾延久不愈，深入三阴经者。疟母：病证名，指疟疾日久不愈，顽痰挟瘀，结于胁下所形成的痞块，又称疟积、母疟。

②充案：充，指明代程充，曾校订《丹溪心法》，并做序文。程充在校订中参考丹溪曾孙朱贤家中藏本，并适当作了按语，使该书体例更加清晰。

『按语』

疟疾一病古已有之，论述也较详细。《内经》就有"疟论""刺疟"专篇，有"瘅疟""寒疟""温疟"等名称，对其病因、证候、治法亦有详细的论述。《金匮要略》也有"疟病脉证并治"篇，并以鳖甲煎丸治"疟母"。本篇提出疟疾有风、暑、食、痰、老疟和疟母等不同类型，并给出治疗方药，提示当因其汗之多寡，而予补养升发之术，多用川芎、苍术、干葛、升麻、柴胡之属。丹溪在《格致余论》的"痎疟论"专篇中又提到疟属"弱质得深病，最难为药"的论点，并且详细地论述了"弱质"和"深病"的具体表现。

『原文』

截疟常山饮

穿山甲炮　草果　知母　槟榔　乌梅　甘草炙　常山

上㕮咀。水酒一大碗，煎半碗，露一宿，临发日早服，得吐为顺。一云：加半夏、柴胡，去穿山甲。如吐，加厚朴，又或加青皮、陈皮。

又方

柴胡　草果　常山　知母　贝母　槟榔

上用酒水同煎，露一宿，临发前二时服。

又治疟母，此药消导。

青皮　桃仁　红花　神曲　麦芽　鳖甲醋煮为君　三棱　莪术　海粉　香附并用醋煮

上为末，丸如梧子大。每服五七十丸，白汤下。

又治疟，寒热，头痛如破，渴饮冰水，外多汗出。

人参　白术　黄芪　黄芩　黄连　山栀　川芎　苍术　半夏　天花粉

上㕮咀。水二钟，姜三片，煎服。

又治疟病发渴。

生芐　麦门冬　天花粉　牛膝　知母　葛根　炒柏　生甘草

上㕮咀。水煎。

截疟青蒿丸

青蒿半斤　冬瓜叶　官桂　马鞭草

上焙干为末，水丸胡椒大。每一两分四服，于当发之前一时服尽。又云：青蒿一两，冬青叶二两，马鞭草二两，桂二两。未知孰是，姑两存之，以俟知者。

截疟

槟榔　陈皮　白术　常山三钱　茯苓　乌梅　厚朴各一钱半

上㕮咀。作二服，水酒各一钟，煎至一钟，当发前一日一服，临发日早一服，服后少睡片时。

又疟疾后。

白术　半夏各一两　黄连半两　白芍三钱　陈皮半两

上为末，粥丸梧子大。每服六十丸，姜汤下。

〔附录〕世用砒霜等毒，不可轻用，俗谓脾寒，此因名而迷其实也。苟因饮食所伤而得，亦未必全是寒，况其它乎？在其阳分者易治，阴分者难治。疟母必用毒药消之，行气消坚为主。东垣谓：寒疟属太阳，热疟属阳明，风疟属少阳，在三阴经则不分，总曰温疟。此言是。但三阴经说不明，作于子午卯酉日者，少阴疟也；寅申巳亥日者，厥阴疟也；辰戌丑未日者，太阴疟也。

疟脉多弦，但热则弦而带数，寒则弦而带迟，亦有病久而脉极虚微而无力，似乎不弦，然而必于虚微之中见弦，但不搏手耳，细察可见也。

疟，又名痁①疾者，其证不一。《素问》又有五脏疟、六腑疟，详矣。初得病势正炽，一二发间，未宜遽截，不问寒热多少，且用清脾饮，或草果饮，或二陈汤加草果半钱，或平胃加草果半钱、柴胡半钱，又或养胃汤加川芎、草果各半钱。热少者，进取微汗；寒多者，宜快脾汤；服后寒仍多者，养胃汤加附子、桂枝各半钱，独寒尤宜，不效则七枣汤。热多者，宜驱疟饮，或参苏饮，每服加草果半钱；大热不除，宜小柴胡汤。渴甚者，则以五苓散入辰砂少许；独热无寒，亦与小柴胡汤；热虽剧，不甚渴者，本方加桂四分，或以柴胡桂姜汤，候可截则截之。久疟疟母不愈者，宜四兽饮，间②服山甲汤。

『注释』

①痁（shān 山）：疟疾。
②间：间隔，穿插。

『原文』

〔附方〕

清脾汤

青皮　厚朴　白术　草果　柴胡　茯苓　黄芩　半夏　甘草炙。等分

上锉。水二盏，生姜三片，枣一枚，煎。忌生冷油腻。

七枣汤

附子一个，炮，又以盐水浸，再炮，如此七次，去皮脐。又方：川乌代附子，以水调陈壁土为糊，浸七次

上锉。分作二服，水二钟，姜七片，枣七枚，煎七分，当发日早温服。

驱疟饮

前胡　柴胡各四两　桂心　桔梗　厚朴　半夏各三两　黄芪　干姜炮　甘草炙

各二两

上锉。水二盏，生姜三片，枣四个，煎。

山甲汤

穿山甲　木鳖子等分

上为末，每服二钱，空心，温酒调下。

四兽饮①

人参　白术　茯苓　甘草减半　陈皮　草果　半夏　枣子　乌梅　生姜等分

上锉。同姜枣，以盐少许淹，食顷，厚皮纸裹，以水润湿，慢火煨令香熟，焙干，每服半两，水煎，未发前并进数服。

有汗要无汗，正气为主，小柴胡加桂，或白虎加桂。无汗要有汗，散邪为主，带补，桂枝加黄芪知母石膏汤，或人参柴胡饮子。热多寒少，目痛多汗，脉大，以大柴胡汤，微利为度。余邪未尽，以白芷石膏三物汤，以尽其邪。

六和汤

人参　知母　草果　贝母　乌梅　白芷　槟榔　柴胡各一钱。用酒拌　常山二钱

上锉。水煎，姜三片，枣一个。

秘方清脾丸　治疟，三日一发，或十日一发。

姜黄三钱　白术一两半　人参　槟榔　草果　莪术醋炒　厚朴各半两　黄芩　半夏　青皮各一两　甘草三钱

上为末，饭丸如梧子大。每六十丸，食远，白汤下，日二服。

红丸子　消食疟。

胡椒一两　阿魏一钱，醋化　莪术　三棱醋煮一伏时。各二两　青皮炒，三两

上为末，另用陈仓米末，同阿魏醋煮，糊丸梧子大，炒土硃为衣。每服七十丸，姜汤下。

二陈汤　见中风类。

草果饮子

草果　川芎　紫苏叶　白芷　良姜　炙甘草　青皮去白,炒　陈皮去白

上等分，为粗末。每服三钱，水一盏，煎至七分，去渣温服；留渣，两服并一服，发当日进三服，不以时。

人参养胃汤

平胃散加人参、茯苓、半夏、草果、藿香、生姜、乌梅。

参苏饮

陈皮去白　枳壳麸炒　桔梗　甘草炙　木香各半两　半夏　干葛　苏叶　前胡　人参　茯苓各七钱半。一方不用木香

上锉。每服五钱，水盏半，生姜七片，枣一枚，煎，微热服。

五苓散　见中暑类。

柴胡桂姜汤

柴胡八两　桂枝　黄芩各三两　栝蒌根四两　牡蛎二两　甘草炙，二两　干姜二两

上锉。水煎，日三服，烦汗出，愈。

小柴胡汤

柴胡八两　黄芩　人参　甘草炙。各三两　半夏三两

上锉。每五钱，水盏半，生姜五片，枣一枚，煎服，不拘时。

白虎加桂枝汤　治温疟。

知母六两　甘草炙，二两　石膏四两，碎　桂枝一两　粳米六合

上锉。水煎，日三，汗出愈。

小柴胡加桂汤　本方去人参，加桂一两。

桂枝加黄芪知母石膏汤　本方加黄芪、知母、石膏各四钱半。

大柴胡汤

柴胡八两　黄芩　赤芍各三两　大黄二两　半夏二两半　枳实半两，麸炒

上锉。每五钱，水盏半，生姜五片，枣一枚，煎服，无时。

白芷石膏三物汤

白芷一两　知母一两七钱　石膏四两

上为粗末。每半两，水一盏半，煎一盏，温服。

『注释』

①四兽饮：原脱。据原书目录补。

痢 九

痢，赤属血，白属气，有身热，后重，腹痛，下血。身热挟外感，小柴胡汤去人参。后重，积与气坠下之故，兼升兼消，宜木香槟榔丸之类。不愈者，用秦艽、皂角子、煨大黄、当归、桃仁、黄连、枳壳。若大肠风盛，可作丸服。保和丸亦治因积作后重者。五日后不可下，盖脾胃虚故也。后重窘迫者，当和气，木香、槟榔。腹痛者，肺金之气郁在大肠之间，如实者，以刘氏之法下之，虚则以苦梗开之，然后用治痢药。气用气药，血用血药。有热用黄芩、芍药之类；无热腹痛，或用温药，姜、桂之属。下血，四物为主。下血，多主食积与热，或用朴硝者。青六丸治血痢，效。

痢疾初得一二日间，以利为法，切不可便用止涩之剂。若实者，调胃承气、大小承气、三乙承气下之。有热先退热，然后看其气病血痢，加减用药，不可便用参、术。然气虚者可用，胃虚者亦用之。血痢久不愈者，属阴虚，四物汤为主，凉血和血，当归、桃仁之属。下痢久不止，发热者，属阴虚，用寒凉药，必兼升散药并热药。下痢大孔痛者，因热流于下也，以木香、槟榔、黄连、黄芩、炒干姜。

噤口痢者，胃口热甚故也。大虚大热，用香连丸、莲肉各一半，共为末，米汤调下。又方，人参二分，姜炒黄连一分，为末，浓煎，终日细细呷之。如吐则再服，但一呷下咽便开。人不知此，多用温热药甘味，此以火济火，以滞益滞。封脐引热下行，用田螺肉捣碎，入麝香少许盫①脐内。

下痢不治之证，下如鱼脑者，半死半生；下如尘腐色者死；下纯血者死；下如屋漏水者死；下如竹筒注者，不治。

赤痢乃自小肠来，白痢乃自大肠来，皆湿热为本，赤白带浊同法。下痢有风邪下陷，宜升提之，盖风伤肝，肝主木故也。有湿伤血，宜行湿清热。《内经》所谓身热则死，寒则生，此是大概言，必兼证详之方可。今岂无身热而生，寒而死者？脉沉小留连或微者易治，洪大数者难治也。脉宜滑大，不宜弦急。

仲景治痢可温者五法，可下者十法，或解表，或利小便，或待其自已，还分易治、难治、不治之证，至为详密。但与泻同，立论不分，学者当辨之。

大孔②痛，一曰温之，一曰清之。按久病身冷，脉沉小者，宜温；暴病身热，脉浮洪者，宜清宜补。有可吐者，亦有可汗可下者。初得之时，元气未虚，必推荡之，此通因通用之法，稍久气虚则不可下。壮实初病宜下，虚弱衰老久病，宜升之。

先水泻后脓血，此脾传肾，贼邪难愈；先脓血后水泻，此肾传脾，微邪易愈。

下痢如豆汁者，湿也。盖脾肾为水谷之海，无物不受，常兼四脏，故五色之相杂，当先通利，此迎而夺之之义。如虚者，亦宜审之。因热而作，不可用巴豆。如伤冷物者或可用，宜谨慎。又有时疫作痢，一方一家之内，上下传染相似，却宜明逆气之胜复以治之。

戴云：痢虽有赤白二色，终无寒热之分，通作湿热治，但分新旧，更量元气，用药与赤白带同。

『注释』

①盦（ān 安）：覆盖。
②大孔：指肛门。

『按语』

《内经》称痢为"肠澼"，仲景则将痢疾和泄泻统称为"下利"，自东晋葛洪始以"痢"称，以区别于一般的泄泻。丹溪在《金匮钩玄》中有"滞下辨论"专文，《局方发挥》中很全面详细地讨论了痢疾的病因病机、治则治法及方药。总的思想是禀承河间之法，认为"湿热瘀积"是基本病因，以清热利湿、行气和血为基本治则，注重顾护正气。丹溪在此总结归纳了仲景的治痢法，可下者十法，可温者五法。无论温、下，均忌紧涩燥热毒药。

『原文』

入方
黄连　滑石　生地黄　白芍　苍术　白术　当归　青皮　条芩
上锉。水煎。里急后重，炒黄连、滑石，加桃仁、槟榔。甚者，大黄。呕者，用姜汁、半夏。

又方
干姜一钱　当归二钱半　乌梅三个　黄柏一钱半　黄连一钱
上锉。作一服，水煎，食前。若水泻，可等分用，或加枳壳。

又方　治热与血。
大黄　黄连　黄芩　黄柏　枳壳　当归　芍药　滑石　桃仁　甘草　白术等分
上为末，或汤调，或作丸。用面糊或神曲糊丸服。

一本云：误服热药涩药，毒犯胃者，当明审以祛其毒。

治白痢。

苍术　白术　神曲　茯苓　地榆　甘草

上锉。水煎。

治赤痢。

地黄　芍药　黄柏　地榆　白术

上锉。水煎。腹痛，加枳壳、厚朴；后重，加滑石、木香、槟榔；有热，加黄芩、山栀。

又治痢方。

滑石一两　苍术半两　川芎三钱　桃仁活法用　芍药半两，炒　甘草一钱

上为末，姜一片，擂细煎滚服。

又方　孙郎中因饮水过多，腹胀，泻痢带白。

苍术　白术　厚朴　茯苓　滑石

上㕮咀。水煎，下保和丸。又云：加炒曲、甘草。

又方　痢后脚弱渐细者。

苍术　酒芩　白芍各二两半　酒柏炒，半两

上为末，粥丸。以四物汤加陈皮、甘草水煎，送下。

又方　痢后腰痛，两脚无力。

陈皮　半夏　白芍各一钱　茯苓　苍术　当归　酒芩各半钱　白术　甘草各二钱

上㕮咀。作一服，姜煎，食前。

又方　治小儿八岁，下痢纯血，作食积治。

苍术　白术　黄芩　滑石　白芍　茯苓　甘草　陈皮　神曲炒

上㕮咀。水煎，下保和丸。

治痢十法

其或恶寒发热，身首俱痛，此为表证，宜微汗和解，用苍术、川芎、陈皮、芍药、甘草、生姜三片煎。

其或腹痛后重，小水短，下积，此为里证，宜和中疏气，用炒枳壳、制厚朴、芍药、陈皮、滑石、甘草，煎。

其或下坠异常，积中有紫黑血，而又痛甚，此为死血证，法当用擂细桃仁、滑石行之。或口渴及大便口燥辣，是名挟热，即加黄芩；或口不渴，身不热，喜热手熨盪[①]，是名挟寒，即加干姜。

其或下坠在血活之后，此气滞证，宜于前药加槟榔一枚。

其或在下则缠住，在上则呕食，此为毒积未化，胃气未平证，当认其寒则温

之，热则清之，虚则用参术补，毒解积下，食自进。

其或力倦，自觉气少，恶食，此为挟虚证，宜加白术、当归身，虚甚者加人参，又十分重者，止用此一条加陈皮补之，虚回而利自止。

其或气行血和积少，但虚坐努责，此为无血证，倍用当归身尾，却以生芍药、生芐、生桃仁佐之，复以陈皮和之，血生自安。

其或缠坠退减十之七八，秽积已尽，糟粕未实，当炒芍药、炒白术、炙甘草、陈皮、茯苓煎汤，下固肠丸三十粒。然固肠丸性燥，恐尚有滞气未尽行者，但当单饮此汤，固肠丸未宜进用，盖固肠丸有去湿实肠之功。

其或痢后，糟粕未实，或食粥稍多，或饥甚方食，腹中作痛，切不可惊恐，当以白术、陈皮各半煎汤，和之自安。

其或久痢后，体虚气弱，滑下不止，又当以药涩之，可用诃子、肉豆蔻、白矾、半夏，甚者添牡蛎，可择用之。然须用陈皮为佐，恐大涩亦能作痛。又甚者，灸天枢、气海。上前方用厚朴，专泻滞凝之气。然厚朴性大温而散气，久服大能虚人，滞气稍行，即去之，余滞未尽，则用炒枳壳、陈皮。然枳壳亦能耗气，比之朴稍缓，比陈皮稍重，滞气稍退，当去之，只用陈皮以和众药。然陈皮去白，有补泻之功，若为参、术之佐，亦纯作补药用。

凡痢疾腹痛，必以白芍药、甘草为君，当归、白术为佐。恶寒痛者，加桂；恶热痛者，加黄柏。达者更能参以岁气时令用药，则万举万全，岂在乎执方而已哉！

〔附录〕痢有气虚兼寒热，有食积，有风邪，有热有湿，有阳气下陷，而感受不一，当分治。泻轻痢重，诸有积，以肚热缠痛推之；诸有气，以肚如蟹渤验之。究其受病之源，决之对病之剂，大要以散风邪、行滞气、开胃脘为先，不可遽用肉豆蔻、诃子、白术辈以补住寒邪，不可投米壳、龙骨辈以闭涩肠胃。邪得补而愈盛，故证变作，所以日夕淹延②而未已也。若升散者，以胃风汤、防风芍药汤、神术散、苍术防风汤、败毒散，皆可汗之。攻里，若有湿者，用导水丸；兼郁，承气汤、和中丸；若积滞，用圣饼子、脾积丸；冷积，用《局方》苏感丸；若湿热甚者，宜《宣明》玄青膏；若后重窘迫，用木香槟榔丸。色白者，属气；赤白者，属气血受病；赤黑相兼，属湿热；青绿杂色，属风与火湿。下血者，当凉血，当归、生芐。赤者属血，《保命集》四物汤加槐花、黄连、米壳醋炒。下痢，脉沉弱而腹痛，用姜附汤，加对五苓、理中，又《机要》浆水散。若青色者，寒兼风。若阳气下陷者，以升阳益胃汤加桔梗、醋沃南星。用梅叶外贴眉攒③极效，起泡便止。下痢，若湿盛胜湿者，以平胃散对五苓散最可，或曲芎丸。老人奉养大过，饮食伤脾，为脾泄，《机要》白术芍药汤。湿胜，仙术炒用。若阴阳不分，当渗泄，以五苓之类，或单用苍莁④实炒为末，米饮调二钱。若气血俱虚，神弱者，以人参、白术、当归、芍药、炒茯苓，少加黄连服之，或钱氏白术散，又或十补汤佳。若暑痢而脉虚者，香薷饮，或清暑益气，又或六和汤、藿香正气各加木香半钱，名木香交加散。若白痢下如冻胶，或鼻涕，此属冷痢，宜除湿汤加木香一钱。虚弱者，亦与十补汤。赤痢发热者，以败毒散加陈仓米一撮煎。下痢小便不通者，黄连阿胶丸为最。

『注释』

①盪（dàng 荡）：同"烫"。
②淹延：指时间拖延。淹，久远。
③眉攒（zǎn）：眉毛内侧端眼眶处。攒，指攒竹穴。
④苤（fú 扶）苢：车前子别名，又作"苤苢"。

『按语』

此段丹溪进一步具体阐明治痢十法及如何辨证加减用药，所论甚为详尽。

『原文』

〔附方〕
胃风汤 治风冷入于肠胃，泄下鲜血，或肠胃湿毒，下如豆汁或瘀血。
人参　茯苓　川芎　当归　桂　白术　白芍等分
上锉。水煎入粟米百余粒同煎。腹痛，加木香。
噤口痢。
石莲肉日干
上为末，服二钱，陈仓米汤调下，便觉思食。使以日照东方壁土，炒真橘皮为末，姜枣略煎佐之。

戴人木香槟榔丸
木香　槟榔　青皮　陈皮　广术　枳壳　黄连　黄柏　大黄各半两　丑末香附各二两
上为末，水丸梧子大。每五六十丸，煎水下，量虚实与之。《绀珠》多三棱、黄芩、当归，分两不同。

调胃承气汤
芒硝半两　甘草炙，二两　大黄四两，去皮，酒洗
上锉。每服，临期斟酌多少，先煮二味熟，去渣，下硝，上火煮二三沸，顿服之。

大承气汤

大黄四两，如棋子大，酒洗　厚朴八两，姜制　枳实大者五枚，炒　芒硝二合

每服看证斟酌多少，先煮二物至七分，去渣；内大黄，煮八分，去渣，内芒硝煎一二沸，温服。

小承气汤

大黄四两　厚朴二两，姜炒　枳实大者三枚，炒

上锉。看证斟酌多少用之。

防风芍药汤

防风　芍药　黄芩各一两

上咬咀。每服半两，水煎温服。

神术散

苍术一斤　藁本　川芎各六两　羌活四两　粉草　细辛一两六钱

上为粗末。每服三钱，姜三片煎。要出汗，加葱白。

苍术防风汤

苍术二两　防风一两

姜七片煎。

败毒散

羌活　独活　人参　甘草炙　柴胡　前胡　茯苓　枳壳麸炒　川芎　桔梗等分

上锉。每服四钱，水一盏，姜三片，薄荷五叶煎。热服，寒多则热服，热多则温服。伤湿，加白术；脚痛，加天麻。

神芎导水丸

大黄　黄芩二两　丑末　滑石四两

上为末，滴水丸。每四五十丸，温水下。

和中丸

白术二两四钱　厚朴二两　陈皮一两六钱　半夏泡,一两　槟榔五钱　枳实五钱　甘草四钱　木香二钱

上用生姜自然汁浸，蒸饼为丸。每三十丸，温水下，食远。

圣饼子

黄丹二钱　定粉三钱　密陀僧二钱　舶上硫黄三钱　轻粉少许

上为细末，入白面四钱，滴水和为指尖大，捻作饼子，阴干。食前，浆水磨化服之，大便黑色为妙。

苏感丸

以苏合香丸与感应丸二药和匀，如粟米大。每五丸，淡姜汤空心下。

《宣明》玄青膏

黄连　黄柏　大黄　甘遂　芫花醋拌炒　大戟各半两　丑头末二两　轻粉二钱　青黛一两

上为末，水丸小豆大。初服十丸，每服加十丸，日三，以快利为度。

《保命集》四物汤

本方内加槐花、黄连、御米壳等分。

姜附汤　理中汤　并见中寒类。

五苓散　见中暑类。

浆水散

半夏一两，汤洗　附子半两，炮　干姜一作干生姜　桂　甘草炙。各五钱　良姜二钱半

上为细末。每服三五钱，浆水二盏，煎至半盏，和滓热服。

升阳益胃汤

羌活　独活　防风各半两　柴胡　白术　茯苓渴勿用　泽泻各三钱　黄芪二两　人参　半夏　甘草炙。各一两　黄连一钱　陈皮四钱　白芍五钱

上㕮咀。每服三钱，水煎，入姜枣，温服。

曲芎丸

川芎　神曲　白术　附子炮。等分

上为细末，面糊丸，梧子大。每服三五十丸，温水饮下。此药亦治飧泄。

《机要》白术芍药汤

白术　芍药各一两　甘草五钱

上锉。每服一两，水煎。

钱氏白术散

人参　白茯苓　白术　木香　甘草　藿香各一两　干姜二两

上为粗末。水煎。

香薷饮　清暑益气汤　并见中暑类。

六和汤　见霍乱类，或加香薷、厚朴。

藿香正气散　见中风类。

黄连阿胶丸

阿胶炒，二两　黄连三两　茯苓二两

上水熬阿胶膏，搜和二末为丸。米饮下。

固肠丸　见妇人类。

除湿汤　见泄泻类。

十全大补汤　见诸虚类。

泄 泻 十

泄泻，有湿、火、气虚、痰积。湿用四苓散加苍术，甚者苍、白二术同加，炒用，燥湿兼渗泄。火用四苓散加木通、黄芩，伐火利小便。痰积宜豁之，用海粉、青黛、黄芩，神曲糊丸服之。在上者用吐提，在下陷者宜升提之，用升麻、防风。气虚，用人参、白术炒芍药、升麻。食积，二陈汤和泽泻、苍术、白术、山楂、神曲、川芎，或吞保和丸。泻水多者，仍用五苓散。久病大肠气泄，用熟地黄半两，炒白芍、知母各三钱，升麻、干姜各二钱，炙甘草一钱为末，粥丸服之。仍用艾炷如麦粒，于百会穴灸三壮。脾泻当补脾气，健运复常，用炒白术四两，炒神曲三两，炒芍药三两半，冬月及春初，用肉蔻代之，或散或汤，作饼子尤佳。食积作泻，宜再下之，神曲、大黄作丸子服。脾泻已久，大肠不禁，此脾已脱，宜急涩之，以赤石脂、肉豆蔻、干姜之类。

戴云：凡泻水腹不痛者，是湿；饮食入胃不住，或完谷不化者，是气虚；腹痛泻水肠鸣，痛一阵泻一阵，是火；或泻时或不泻，或多或少，是痰；腹痛甚而泻，泻后痛减者，是食积。

入方

一老人奉养太过，饮食伤脾，常常泄泻，亦是脾泄。

黄芩炒，半两　白术炒，二两　白芍酒拌炒　半夏各一两。泡　神曲炒　山楂炒。各一两半

上为末，青荷叶包饭烧熟，研，丸如梧子大。食前，白汤下。

一老人年七十，面白，脉弦数，独胃脉沉滑，因饮白酒作痢，下血淡脓水，腹痛，小便不利，里急后重。参、术为君，甘草、滑石、槟榔、木香、苍术为佐，下保和丸二十五丸。第二日前证俱减，独小便不利。以益元散与之，安。

治痛泄。

炒白术三两　炒芍药二两　炒陈皮两半　防风一两　久泻，加升麻六钱。

上锉。分八帖，水煎或丸服。

止泻方姜曲丸

隔年陈麦面作曲二两，炒。又一两　茴香五钱　生姜二两。又一两

上为末或丸。每服五七钱，白汤下。

又方

肉豆蔻五两　**滑石**夏二两半，秋二两，春、冬一两二钱半

上为末，饭丸。或水调服。

清六丸　去三焦湿热，治泄泻多与清化丸同用，并不单用，兼治产后腹痛或自利者。能补脾补血，亦治血痢。

六一散一料　**红曲**炒，半两，活血。又云二两半

上为末，饭丸梧子大。每五七十丸，白汤下。

又方　治泄泻，或呕吐。

上以六一散生姜汁入汤调服。

〔附录〕寒泄，寒气在腹，攻刺作痛，洞下①清水，腹内雷鸣，米饮不化者，理中汤，或吞大已寒丸，宜附子桂香丸。畏食者，八味汤。热泻，粪色赤黄，肛门焦痛，粪出谷道②，犹如汤浇，烦渴，小便不利，宜五苓散吞香连丸。湿泻，由坐卧湿处，以致湿气伤脾，土不克水，梅雨久阴，多有此病，宜除湿汤吞戊己丸，佐以胃苓汤，重者术附汤。伤食泻，因饮食过多，有伤脾气，遂成泄泻，其人必噫气，如败卵臭，宜治中汤加砂仁半钱，或吞感应丸尤当。有脾气久虚，不受饮食者，食毕③即肠鸣腹急，尽④下所食物，才方宽快，不食则无事，俗名禄食泻，经年不愈，宜快脾丸三五粒。因伤于酒，每晨起必泻者，宜理中汤加干葛，或吞酒煮黄连丸。因伤面而泻者，养胃汤加萝卜子炒研破一钱。痛者，更加木香半钱；泻甚者，去藿香，加炮姜半钱。有每日五更初洞泻，服止泻药并无效，米饮下五味丸，或专以五味子煎饮，亦治脾肾泻。虽省节饮食忌口，但得日间、上半夜无事，近五更其泻复作，此病在肾，俗呼为脾肾泻，分水饮下二神丸及椒朴丸，或平胃散下小茴香丸。病久而重，其人虚甚，宜椒附汤。暑泻，因中暑热者，宜胃苓汤或五苓散，加车前子末少许，甚效。世俗类用涩药治痢与泻，若积久而虚者，或可行之，初得之者，必变他疾，为祸不小。殊不知多因于湿，惟分利小水⑤，最为上策。

『注释』

①洞下：指腹泻严重，大泻不止。

②谷道：指肛门。

③毕：结束。

④尽：完全。

⑤小水："小便"的委婉说法。

『按语』

丹溪在《金匮钩玄》中有"泄泻从湿治有多法"专文,有"泄泻""脾泄"二篇目,《局方发挥》中也全面详细地讨论了泄泻的病因病机、分类论治、方剂药物。此处丹溪依据病因将泄泻分成湿、火、气虚、痰积及食积五种,详述治法方药。而戴元礼总结五种泄泻的特点,可供辨识参考。此外,附录又详列寒、热、湿、食、酒、虚、暑等诸泻特点及治法,反对世俗类用涩药,倡导利湿分利小便,最为上策。

『原文』

〔附方〕

四苓散 即五苓散内去桂

五苓散 **益元散** 并见中暑类。

理中汤 见中寒类。

大己寒丸

荜茇 肉桂各四两 干姜炮 高良姜各六两

上为末,水煮,面糊丸梧子大。每三十丸,空心米饮吞下。

八味汤

吴茱萸汤洗七次 干姜炮。各二两 陈皮 木香 肉桂 丁香 人参 当归洗,焙。各一两

上锉。每四钱,水一盏,煎七分,温服。

香连丸

黄连去须,十两,用吴茱萸五两同炒赤色,去茱萸不用 木香二两四钱,不见火

上为末,醋糊丸,梧子大。每二十丸,空心米饮下。

升阳除湿汤

升麻 柴胡 防风 神曲 泽泻 猪苓各半两 苍术一两 陈皮 甘草炙 大麦蘖[①]面各三钱

上作一服,水煎,饭后热服。胃寒肠鸣,加益智仁、半夏各半钱,姜枣煎。非肠鸣不用。

戊己丸 治胃经受热,泄痢不止。

黄连 吴茱萸去梗,炒 白芍各五两

上为末,面糊丸,梧子大。每三十丸,米饮下。

胃苓汤　夏秋之间，脾胃伤冷，水谷不分，泄泻不止。

五苓散　平胃散。

上合和，姜枣煎，空心服。

术附汤《和剂》

甘草二两，炙　白术四两　附子炮，一两半

上锉。每服三钱，姜五片，枣一枚煎，空心服。

治中汤　见脾胃类。

感应丸出《宝鉴》

木香　肉豆蔻　丁香各一两半　干姜炮，一两　巴豆七十个，去皮、心、膜，研出油　杏仁百四个，汤浸，去皮尖，研

上前四味为末，外入百草霜二两研，与巴豆、杏仁七味同和匀，用好蜡六两，溶化成汁，以重绢滤去柤②，更以好酒一升，于银石器内，煮蜡数沸，倾出，待酒冷，其蜡自浮于上，取蜡称用。春夏修合，用清油一两，铫③内熬令沫散香熟，次下酒，煮蜡四两，同化成汁，就铫内乘热拌和前项药末。秋冬修合，用清油一两半同煎，煮熟成汁，和匀药末成剂，分作小锭①子，油纸裹，旋丸服之。每三十丸，空心，姜汤下。

保和丸　见积聚类。

酒蒸黄连丸

黄连半斤，净酒二升浸，以瓦器置甑上蒸至烂，取出晒干

上为末，滴水丸。每五十丸，食前，温水下。

养胃汤　见疟类。

五味子散　治肾泄。

五味子二两　吴茱萸半两，细粒绿色者

上二味，炒香熟为度，细末。每服二钱，陈米饮下。有一亲识，每五更初晓时，必溏泄一次，此名肾泻，服此愈。

椒附丸《微义》

椒红炒　桑螵蛸炙　龙骨　山茱萸取肉　附子炮　鹿茸酒蒸，焙

上为末，酒糊丸。每六十，空心下。

二神丸

破故纸炒，四两　肉豆蔻二两，生

上为末，以大肥枣四十九个、生姜四两，切，同煮，枣烂，去姜，取枣肉研膏，入药和丸。每五十丸，盐汤下。

『注释』

①蘖（niè 聂）：同"蘖"，麦芽。
②柤（zhā 扎）：通"渣"，煎药渣。
③铫（diào 调）：古代一种有柄有嘴的小锅。
④锭（dìng 定）：药物剂型之一。把药物研成极细粉末，加适当黏合剂制成纺锤、圆锥、长方形等不同形状的固体制剂。可内服或外用。

燥 结 十 一

燥结血少，不能润泽，理宜养阴。

入方治大肠虚秘而热。

白芍一两半　陈皮　生芐　归身一两　条芩　甘草二钱

上为末，粥丸。白汤下七八十丸。

〔附录〕凡人五味之秀者养脏腑，诸阳之浊者归大肠，大肠所以司出而不纳也。今停蓄蕴结，独不得疏导，何哉？抑①有由矣！邪入里，则胃有燥粪，三焦伏热，则津液中干，此大肠挟热然也。虚人脏冷而血脉枯，老人脏寒而气道涩，此大肠之挟冷然也。亦有肠胃受风，涸燥秘涩，此证以风气蓄而得之。若夫气不下降，而谷道难，噫逆②泛满，必有其证矣。

东垣诸论，原附于此，今节不录，观者宜于东垣书中求之。

〔附方〕理宜节去，姑存以便阅者。

导滞通幽汤　治大便难，幽门③不通，上冲，吸门不开，噎塞④不便，燥秘，气不得下。治在幽门，以辛润之。

归身　升麻　桃仁泥各一钱　生芐　熟芐各半钱　甘草炙　红花各三分

上作一服，水煎。食前调槟榔末半钱，或加麻仁泥一钱。加大黄，名当归润燥汤。

润燥汤

升麻　生芐各二钱　归梢　生甘草　大黄煨　熟芐　桃仁泥　麻仁各一钱　红花半钱

上除桃仁、麻仁另研，作一服，水煎，次下桃仁、麻仁煎。空心热服。

活血润燥丸　治大便风秘、血秘，常常燥结。

归梢一钱　防风三钱　大黄纸裹煨　羌活各一两　桃仁二两，研如泥　麻仁二两五钱研　皂角仁烧存性，一两五钱，其性得温则滑，温滑则燥结自通

上除二仁另研外，余为末后和匀，蜜丸梧子大。空心服五十丸，白汤送下。三两服后，以苏子麻子粥，每日早晚食之，大便不致结燥。以瓷器盛之，纸封无令见风。

半硫丸　治冷秘，风秘结，老人秘。

透明硫黄研　半夏洗七次，等分

上为末，生姜糊丸，梧子大。每服二十丸，姜汤下。或用葱白一条，姜三片煎，入阿胶二片，溶开，食前，空心送下。

麻仁丸　治大便秘，风秘，脾约⑤。

郁李仁　麻子仁各六两。另研　大黄二两半，以一半炒　山药　防风　枳壳炒，七钱半　槟榔五钱　羌活　木香各五钱半

上为末，蜜丸梧子大。服七十丸，白汤下。

脾约丸

麻仁一两一钱半，研　枳实　厚朴　芍药各二两　大黄四两，蒸　杏仁去皮麸炒，一两二钱，研

上为末，炼蜜丸，梧子大。服三五十丸，温水下。

凡诸秘，服药不通，或兼他证，又或老弱虚极，不可用药者，用蜜熬，入皂角末少许，作锭以导之。冷秘，生姜汁亦佳。

『注释』

①抑：选择连词，或许。
②噫（ài 爱）逆：即嗳气。
③幽门：胃与十二指肠相通的部分。中医为七冲门之一。《难经·四十四难》曰："唇为飞门，齿为户门，会厌为吸门，胃为贲门，太仓下口为幽门，大肠小肠会为阑门，下极为魄门，故曰七冲门也。"
④噎塞（yē sè 耶色）：堵塞。
⑤脾约：病名。脾虚津少，肠液枯燥以致大便艰涩难出的一种便秘证。

『按语』

此燥结一证，大体是指阴血虚型的大便秘结，以"脾约证"为代表，治疗上注重养阴清热。对于燥结，李东垣论述最详，可参照《兰室秘藏·大便结燥门》。

霍乱十二

内有所积，外有所感，致成吐泻，仍用二陈汤加减作吐，以提其气。此非鬼神，皆属饮食，前人确论，乃阳不升，阴不降，乖隔而成。切莫与谷食，虽米饮一呷，入口即死。必待吐泻过二三时，直至饥甚，方可与稀粥食之。脉多伏欲绝。或吐泻不彻，还用吐药提其气起，或用樟木煎汤，吐之亦可。大法：生姜理中汤最好，不渴者可用。如渴者用五花散，有吐者以二陈汤探吐，亦有可下者。转筋不住，男子以手挽其阴，女子以手牵乳，近两边，此《千金》妙法也。转筋皆属乎血热，四物汤加酒芩、红花、苍术、南星煎服。干霍乱者，最难治，死在须臾。升降不通，当以吐提其气，极是良法，世多用盐汤。此系内有物所伤，外有邪气所遏。有用吐者，则兼发散之义。有用温药解散者，不可用凉药，宜二陈汤加解散药。

二陈汤 加川芎、苍术、防风、白芷又云白术

上锉。姜五片，煎服。

治霍乱方

苍术　厚朴　陈皮　葛根各一钱半　滑石三钱　白术二钱　木通一钱　甘草炙

上锉。入姜煎汤，下保和丸四五十丸。

戴云：霍乱者，吐也，有声有物。凡有声无物而躁乱者，谓之干霍乱也。

〔附录〕霍乱之候，挥霍变乱，起于仓卒，多因夹食伤寒，阴阳乖隔[1]。上吐下利，而燥扰痛闷，是其候也。偏阳则多热，偏阴则寒，卒然而来，危甚风烛。其湿霍乱死者少，干霍乱死者多。盖以所伤之物，或因吐利而尽，泄出则止，故死者少也。夫上不得吐，下不得利，所伤之物，拥闭正气，关格阴阳，其死者多。霍乱，热多而渴者，五苓散；寒多而不饮水者，理中汤。或有寒，腹满而痛，四肢拘急，转筋下利者，以理中汤加生附子、官桂。中暑霍乱，烦燥大渴，心腹撮痛，四肢冷，冷汗出，脚转筋，用藿香散。《千金》云：转筋者，用理中汤加火煅石膏。若霍乱吐泻，心腹疠痛[2]，先以盐汤探吐，后服藿香正气加木香半钱。若频欲登圊[3]不通者，更加枳壳一钱。人于夏月，多食瓜果，多饮冷乘风，以致食留不化，因食成痞，隔绝上下，遂成霍乱，以六和汤倍加藿香煎服，皆要药也。

『注释』

①乖隔：阻隔。
②疞（xiǔ朽）痛：指腹内绵绵不断的疼痛。
③圊（qīng青）：厕所。

『按语』

呕吐而利，名曰霍乱。丹溪认为其根本病因是内有所积，外有所感。由于本病多发病急骤，所以古人认为是"鬼神作怪"。丹溪明确指出："此非鬼神，皆属饮食，前人确论，乃阳不升，阴不降，乖隔而成。"倡用吐法，以提其气，并强调干霍乱最难治，死在须臾。戴元礼则补充干霍乱特点，为呕吐有声无物兼躁乱者。本病大体上属于现代医学的食物中毒。

『原文』

〔附方〕

六和汤

砂仁　半夏　杏仁　人参　甘草炙。各一两　赤茯苓　藿香　扁豆炒　木瓜各二两

上锉。每服五钱，水二盏，生姜三片，枣一个煎，温服。一本有香薷、厚朴各四两。

二陈汤　见中风。

五苓散　见中暑。

理中汤　见中寒。

藿香正气散　见中风。

通脉四逆汤　治霍乱多寒，身冷，脉绝。

吴茱萸二两，炒　附子炮，一两　桂心　通草　细辛　白芍　甘草炙。各半两　当归二钱

上㕮咀。每四钱，水酒各半，加生姜煎。

木瓜汤　治霍乱吐下，举体转筋，入腹则闷绝。

干木瓜一两　吴茱萸半两　茴香　炙甘草各一钱

上㕮咀。每服四大钱，姜三片，紫苏十叶，煎。

痰 十 三

脉浮当吐。久得脉涩，卒难开也，必费调理。大凡治痰，用利药过多，致脾气虚，则痰易生而多。湿痰，用苍术、白术；热痰，用青黛、黄连、芩；食积痰，用神曲、麦芽、山楂；风痰，用南星；老痰，用海石、半夏、瓜蒌、香附、五倍子作丸服。痰在膈上，必用吐法，泻亦不能去。风痰多见奇证，湿痰多见倦怠软弱。气实痰热，结在上者，吐难得出。痰清者属寒，二陈汤之类。胶固稠浊者，必用吐。热痰挟风，外证为多。热者清之；食积者，必用攻之；兼气虚者，用补气药送。痰因火盛逆上者，以致火为先，白术、黄芩、软石膏之类。内伤挟痰，必用参、芪、白术之属，多用姜汁传送，或加半夏，虚甚加竹沥。中气不足，加参、术。

痰之为物，随气升降，无处不到。脾虚者，宜清中气，以运痰降下，二陈汤加白术之类，兼用升麻提起。中焦有痰则食积，胃气亦赖所养，卒不便虚，若攻之尽则虚矣。痰成块，或吐咯不出，兼气郁者难治。气湿痰热者，难治。痰在肠胃间者，可下而愈。在经络中，非吐不可，吐法中就有发散之义焉。假如痫病，因惊而得，惊则神出舍①，舍空则痰生也。血气入在舍，而拒其神，不能归焉。血伤必用姜汁传送。黄芩治痰热，假②其下火也。竹沥滑痰，非姜汁不能行经络。五倍子能治老痰，佐他药，大治顽痰。二陈汤，一身之痰都治管，如要下行，加引下药，在上加引上药。凡用吐药，宜升提其气，便吐也，如防风、山栀、川芎、桔梗、芽茶、生姜、齑汁之类，或用瓜蒂散。凡风痰病，必用风痰药，如白附子、天麻、雄黄、牛黄、片芩、僵蚕、猪牙皂角之类诸吐法另具于后。

凡人身上中下有块者，多是痰，问其平日好食何物，吐下后方用药。许学士用苍术治痰成窠囊③一边行，极妙。痰挟瘀血，遂成窠囊。眩运嘈杂，乃火动其痰，用二陈汤加山栀子、黄连、黄芩之类。噫气吞酸，此食郁有热，火气上动，以黄芩为君，南星、半夏为臣，橘红为使，热多加青黛。痰在胁下，非白芥子不能达；痰在皮里膜外，非姜汁、竹沥不可导达；痰在四肢，非竹沥不开；痰结核在咽喉中，燥不能出入，用化痰药，加咸药软坚之味，瓜蒌仁、杏仁、海石、桔梗、连翘，少佐朴硝，以姜汁蜜和丸，噙服之。海粉即海石，热痰能降，湿痰能燥，结痰能软，顽痰能消，可入丸子、末子，不可入煎药。枳实泻痰，能冲墙壁。小胃丹治膈上痰热、风痰湿痰、肩膊诸痛，能损胃气，食积痰实者用之，不宜多。

喉中有物咯不出，嚥不下，此是老痰。重者吐之，轻者用瓜蒌辈，气实必用荆沥。天花粉大能降膈上热痰。痰在膈间，使人癫狂或健忘，或风痰，皆用竹沥，亦能养血，与荆沥同功。治稍重能食者，用此二味，效速稳当。二沥治痰结在皮里膜外，及经络中痰，必佐以姜汁。韭汁治血滞不行，中焦有饮，自然汁冷，吃两三银盏，必胸中烦躁不宁，后愈。参荑丸能消痰。

『注释』

①舍：处所。
②假：借助。
③窠囊：口袋。窠，指昆虫、鸟兽的巢穴。本处形容痰瘀互结形成的囊性包裹。

『按语』

丹溪治病，以痰为重，在此篇中可见一斑。诸病多因痰而生，怪病皆由痰作祟，"痰之为物，随气升降，无处不到"。这里所说的痰，不单指有形之痰，更指无形之痰。根据其生成原因不同，丹溪将痰分为湿痰、热痰、食积痰、风痰、老痰、寒痰等，并详述各种痰的特点及治法用药，且专门介绍了针对不同痰而用的药物，如白芥子专治胁下之痰，姜汁、竹沥能祛皮里膜外之痰，黄芩治热痰，海浮石能消顽痰、老痰等宝贵经验，至今对临床仍有重要指导意义。另需强调的是，丹溪治痰特别重视顾护脾胃，开篇就提出："大凡治痰，用利药过多，致脾气虚，则痰易生而多。"即后世之"脾为生痰之源"也，因而在用吐、下之法治痰时，要时时注意顾护脾气。

『原文』

入方

青礞石丸　解食积，去湿痰，重在风化硝。

南星二两，切作片，用白矾末五钱，水浸一二日晒干。又云一两　半夏一两，汤泡，切作片，以皂角水浸一日晒干　黄芩姜汁炒　茯苓　枳实炒。各一两　法制硝同莱菔水煮化，去卜绵滤令结，入腊月牛胆内风化，称五钱。或只风化硝亦可。又云一两　礞石二两，槌碎，焰硝二两同入小砂罐内，瓦片盖之铁线缚定，盐泥固济，晒干，火煅红，候冷取出上为末，神曲糊丸梧子大。每服三五十丸，白汤下。

一方加苍术半两，滑石一两，看病冷热虚实，作汤使。一本礞石、南星各一两，无枳实。

又方

半夏二两　白术一两　茯苓七钱半　黄芩　礞石各一两　风化硝二钱

上为末，同前。

润下丸　降痰甚妙。

南星一两　半夏二两。各依橘红制　黄芩　黄连各一两　橘红半斤，以水化盐五钱，拌令得所，煮干焙燥　甘草炙，一两

上为末，蒸饼丸如绿豆大。每服五七十丸，白汤下。一方单用陈皮半斤，盐半两，水拌，煮陈皮候干，焙燥为末，入甘草末一两，炊饼同上丸，亦好去胸膈有痰兼嗽。上热加青黛，有湿加苍术，或加参、芪，看虚实作汤使。

又方　治湿痰喘急。止心痛。

半夏一味，不拘多少。香油炒。

上为末，粥丸梧子大。每服三五十丸，姜汤下。

又方

黄芩　香附　半夏姜制　贝母

已上治湿痰。加瓜蒌仁、青黛，作丸子，治热痰。

又方　燥湿痰，亦治白浊因痰者。

南星　半夏各一两　蛤粉二两

上为末，神曲糊丸，如梧子大，青黛为衣。每服五十丸，姜汤下。湿痰加苍术，食积痰加神曲、麦芽、山楂，热加青黛。

中和丸　治湿痰气热。

苍术　黄芩　半夏　香附等分

上为末，粥丸梧子大。每服五七十丸，姜汤下。

又方　治痰嗽。

黄芩酒洗，一两半　贝母　南星各一两　滑石半两　白芥子去壳。半两　风化硝二钱半，取其轻浮速降

上为末，汤泡，蒸饼丸服。

导痰汤

南星炮，一两　橘红去白，一两　赤茯苓去皮，一两　枳壳去瓤，麸炒，一两　甘草炙，半两，又云一两　半夏四两，又云四钱

上水煎，生姜五片，食前服。

千缗汤 治喘。

半夏七个，泡制，每个作四片　皂角去皮炙，一寸　甘草炙，一寸

上咬咀。作一服，生姜如指大煎。

小胃丹

芫花好醋拌匀，过一宿，瓦器不住手搅，炒令黑，不要焦　甘遂湿面裹，长流水浸半日，再水洗，晒干。又云水浸，冬七春秋五日，或水煮亦可　大戟长流水煮一时，再水洗，晒干。各半两　大黄湿纸裹煨，勿焦，切，焙干，再酒润，炒熟焙干，一两半　黄柏三两，焙炒

上为末，粥丸麻子大。每服二三十丸，临卧津液吞下，或白汤一口送下。取其膈上之湿痰热积，以意消息之，欲利则空心服。又方甘遂、大戟减三分之一，朱砂为衣，名辰砂化痰丸。一方加木香、槟榔。各半两，蒸饼丸，每服七八丸，至十丸止。

治酒痰

青黛　瓜蒌

上为末，姜蜜丸。噙化救肺。

治郁痰

白僵蚕　杏仁　瓜蒌仁　诃子　贝母　五倍子

上为末，糊丸梧子大。每服五十丸，白汤下。

导痰丸

吴茱萸三钱，制　茯苓一两　黄连半两　滑石七钱半　苍术米泔浸，一两

上为末，糊丸梧子大。每服八九十丸，姜汤下。

茯苓丸出《千金方》，《百一选方》同

半夏四两　茯苓二两　枳壳一两　风化硝半两

上为末，蒸饼或神曲、姜汁糊丸梧子大。每服三十丸，姜汤下。

又方　治食积痰火，并泻胃火。

软石膏不拘多少，研细

上用醋糊丸，如绿豆大。每服二十丸，白汤下。

又方　治阴虚内多食积痰。

川芎七钱　黄连　瓜蒌仁　白术　神曲　麦芽各一两　青黛半两　人中白三钱

上为末，姜汁蒸饼丸服。

久吐痰喘。

杏仁去皮尖，生用　来复丹炒

上等分为末，粥丸麻子大。每服十五丸，白汤下。

黄连化痰丸

半夏一两半　黄连一两　吴茱萸汤洗，一钱半　桃仁二十四个，研　陈皮半两

上为末，曲糊丸，绿豆大。每服一百丸，姜汤送下。

白玉丸
巴豆三十个，去油　南星　半夏　滑石　轻粉各三钱

上为末，皂角仁浸浓汁，丸梧子大。每服五七丸，姜汤下。

黄瓜蒌丸　治食积，痰壅滞，喘急。
瓜蒌仁　半夏　山楂　神曲炒。各等分

上为末，瓜蒌水丸。姜汤、竹沥送下二三十丸。

又方
瓜蒌仁　半夏一两　苍术二两　香附二两半　黄芩　黄连半两

又方
瓜蒌仁　黄连半两　半夏一两

上为末，糊丸梧子大。服五十丸。

抑痰丸
瓜蒌仁一两　半夏二钱　贝母三钱

上为末，蒸饼丸，如麻子大。服一百丸，姜汤下。

清膈化痰丸
黄连　黄芩各一两　黄柏　山栀各半两　香附一两半　苍术二两

上为末，蒸饼丸。白汤下。

搜风化痰丸
人参　槐角子　僵蚕　白矾　陈皮去白　天麻　荆芥各一两　半夏四两，姜汁炒　辰砂半两，另研

上为末，姜汁浸，蒸饼为丸，辰砂为衣。服四十丸，姜汤下。

坠痰丸　治痰饮。
黑丑头末，二两　枳实炒，一两半　白矾三钱，枯一半　朴硝二钱，风化　枳壳一两半，炒　猪牙皂角二钱，酒炒

上为末，用萝卜汁丸。每服五十丸，鸡鸣时服。初则有粪，次则有痰。

治湿痰。

苍术三钱　白术六钱　香附一钱半　白芍酒浸，炒，二钱半

上为末，蒸饼丸服。

治肥人湿痰。

苦参　半夏各钱半　白术二钱半　陈皮一钱

上㕮咀，作一服，姜三片，竹沥半盏，水煎。食远，吞三补丸十五丸。

祛风痰，行浊气。

明矾一两　防风二两　川芎　猪牙皂角　郁金各一两　蜈蚣二条，用赤脚黄脚各一条

上为末，蒸饼丸梧子大。每服三十丸，食前茶汤下，春以芭蕉汤探吐痰。

上焦风痰。

瓜蒌　黄连　半夏　牙皂

姜汁浸，炊饼丸。

痰气方

片芩炒　半夏各半两　白术　白芍各一两　茯苓　陈皮各三钱

上为末，蒸饼，泡姜汁丸服。

利膈化痰丸

南星　蛤粉研细，一两　半夏　瓜蒌仁　贝母去心，泡，胸膈痰气最妙　香附半两，童便浸

上为末，用猪牙皂角十四挺①敲碎，水一碗半煮，杏仁去皮尖一两煮，水将干去皂角，擂杏仁如泥，入前药搜和，再入姜汁泡，蒸饼丸，如绿豆大，青黛为衣。每服五十丸，姜汤下。

清痰丸　专清中管热痰积。

乌梅　枯矾　黄芩　苍术　陈皮　滑石炒　青皮　枳实各半两　南星　半夏神曲炒　山楂　干生姜　香附各一两

上为末，汤浸，蒸饼丸服。

『注释』

①挺：量词，条块的单位。

『原文』

〔附录〕凡痰之为患，为喘为咳，为呕为利，为眩为晕，心嘈杂，怔忡惊悸，为寒热痛肿，为痞膈，为壅塞，或胸胁间辘辘有声，或背心一片常为冰冷，或四肢麻痹不仁，皆痰饮所致。善治痰者，不治痰而治气，气顺则一身之津液，亦随气而顺矣。又严氏云：人之气道贵乎顺，顺则津液流通，决无痰饮之患。古方治痰饮，用汗吐下温之法，愚见不若以顺气为先，分导次之。又王隐君①论云：痰清白者为寒，黄而浊者为热，殊不知始则清白，久则黄浊，清白稀滑渍于上，黄浊黏稠凝于下。嗽而易出者，清而白也；咳而不能出，则黄浊结滞也。若咯唾日久，湿热所郁，上下凝结，皆无清白者也。甚至带血，血败则黑痰，为关格异病，人

所不识。又清白者气味淡，日久者渐成恶味，酸辣腥臊焦苦不一。百病中多有兼痰者，世所不知也。凡人身中有结核，不痛不红，不作脓者，皆痰注也。治痰法，实脾土，燥脾湿，是治其本也。

〔附方〕

二陈汤见中风。

瓜蒂散见疸。

三补丸见虚损。

参萸丸见秘方。

青金丸、苍莎丸并见咳嗽。

充按：丹溪治病，以痰为重，诸病多因痰而生，故前诸方，间有别出者，亦其平日常用，故不另开于附录。观者详焉。

『注释』

①王隐君：元代医家，名珪，字均章、君璋，号中阳，又号逸人、洞虚子，今江苏常熟人，著有《泰定养生主论》，载有名方礞石滚痰丸。

『按语』

本段主要强调两点：一是痰为津液停聚而成，津液的正常输布赖气的推动。气机调畅，津液输布正常则无生痰之患。故言："善治痰者，不治痰而治气；气顺则一身之津液，亦随气而顺矣。"二是脾为生痰之源，故言"治痰法，实脾土，燥脾湿，是治其本也"。

哮喘十四

哮喘必用薄滋味，专主于痰，宜大吐。药中多用温，不用凉药，须常带表散，此寒包热也。亦有虚而不可吐者。一法用二陈汤加苍术、黄芩作汤，下小胃丹，看虚实用。

入方治寒包热而喘

半夏　枳壳炒　桔梗　片芩炒　紫苏　麻黄　杏仁　甘草

上水煎服。天寒，加桂枝。

治哮治喘方

用鸡子一个，略敲，壳损膜不损，浸尿缸内三四日夜，取出，煮熟吃之，效。盖鸡子能去风痰。

紫金丹治哮，须三年后可用。

用精猪肉二十两一作三十两，切作骰子块。用信①一两明者，研极细末，拌在肉上令匀，分作六分，用纸筋黄泥包之，用火烘令泥干，却用白炭火，于无人处煅，青烟出尽为度，取放地上一宿，出火毒。研细，以汤浸蒸饼，丸如绿豆大。食前茶汤下，大人二十丸，小人七八丸，量大小虚实与之。

『注释』

①信：指信石，又称"砒石"，分红信石及白信石二种，白信石极少见，明者当指白信石而言。其加工制品即砒霜。

『按语』

哮喘之病名首见于《丹溪心法》。此处哮喘当主要指现代的哮病，哮以声响名，多指突然发作的呼吸喘促、喉间痰鸣有声。其致病因素主要为"痰"，即痰饮内伏，外因诱发，正如丹溪所说"哮喘……专主于痰"。

喘 十 五

喘病，气虚，阴虚，有痰。凡久喘之证，未发宜扶正气为主，已发用攻邪为主。气虚短气而喘甚，不可用苦寒之药，火气盛故也，宜导痰汤加千缗汤。有痰亦短气而喘。阴虚，自小腹下火起，冲于上喘者，宜降心火补阴。有火炎者，宜降心火，清肺金。有痰者，用降痰下气为主。上气喘而躁者，为肺胀，欲作风水证，宜发汗则愈。有喘急风痰上逆者，大全方千缗汤佳，或导痰汤加千缗汤。有阴虚挟痰喘者，四物汤加枳壳、半夏，补阴降火。诸喘不止者，用劫药一二服则止。劫之后，因痰治痰，因火治火。劫药以椒目研极细末一二钱，生姜汤调下止之，气虚不用。又法：萝卜子蒸熟为君，皂角烧灰，等分为末，生姜汁炼蜜丸，如小豆子大，服五七十丸，嚼化止之。气虚者，用人参蜜炙、黄柏、麦门冬、地骨之类。气实人，因服黄芪过多而喘者，用三拗汤以泻气。若喘者，须用阿胶。若久病气虚而发喘，宜阿胶、人参、五味子补之。若新病气实而发喘者，宜桑白皮、苦葶苈泻之。

戴云：有痰喘，有气急喘，有胃虚喘，有火炎上喘。痰喘者，凡喘便有痰声；气急喘者，呼吸急促而无痰声；有胃气虚喘者，抬肩撷项①，喘而不休；火炎上喘者，乍进乍退，得食则减，食已则喘，大概胃中有实火，膈上有稠痰，得食入咽，坠下稠痰，喘即止，稍久食已入胃，反助其火，痰再升上，喘反大作。俗不知此，作胃虚，治以燥热之药者，以火济火也。叶都督患此，诸医作胃虚治之，不愈，后以导水丸利五六次而安。

『注释』

①撷项：形容气喘时张口抬肩的样子。撷，摘取。

『按语』

喘以气息言，凡呼吸困难，短促急迫，甚则张口抬肩，鼻翼煽动，不得平卧者为喘。丹溪认为喘病有气虚、阴虚及有痰三种主要原因。喘有新病、久病之不同，新病多由外邪犯肺，久病多责之于肺肾亏虚，摄纳无权，气虚上浮。喘病多为本虚标实之证,故丹溪提出治喘的基本原则"凡久喘之证,未发宜扶正气为主,已发用攻邪为主",并详列治疗方药,沿用至今。戴元礼补充了气急喘、胃虚喘及火炎上喘的辨证施治用药。

『原文』

入方
痰喘方
南星　半夏　杏仁　瓜蒌子　香附　陈皮去白　皂角炭　萝卜子
上为末,神曲糊丸。每服六七十丸,姜汤下。
又方　萝卜子蒸,半两　皂角半两　海粉一两　南星一两　白矾一钱半,姜汁浸晒干
上用瓜蒌仁姜蜜丸。噙化。
劫喘药
好铜青研细　虢丹少许,炒转色
上为末,每服半钱,醋调,空心服。

『原文』

〔附录〕肺以清阳上升之气,居五脏之上,通荣卫,合阴阳,升降往来,无过不及。六淫七情之所感伤,饱食动作,脏气不和,呼吸之息,不得宣畅,而为喘急。亦有脾肾俱虚,体弱之人,皆能发喘。又或调摄失宜,为风寒暑湿邪气相干,则肺气胀满,发而为喘。又因痰气,皆能令人发喘,治疗之法,当究其源。如感邪气,则驱散之;气郁,即调顺之;脾肾虚者,温理之。又当于各类而求。凡此证,脉滑而手足温者生,脉涩而四肢寒者死。风伤寒者,必上气急,不得卧,喉中有声,或声不出,以三拗汤、华盖散、九宝汤、神秘汤,皆可选用。若痰喘,以四磨汤或苏子降气汤;若虚喘,脉微,色青黑,四肢厥,小便多,以《活人书》五味子汤或四磨汤。治嗽与喘,用五味子为多,但五味有南北。若生津止渴,润肺益肾,治劳嗽,宜用北五味;若风邪在肺,宜用南五味。

『按语』

该篇指出"喘"的常见病因、治法方剂及鉴别死生之象。六淫、七情、饱食、动作、体虚、调摄失宜、痰气停聚等皆可令人发喘。喘证辨证当首分虚实,实喘易治,虚喘难疗。丹溪强调"治疗之法,当究其源"。

『原文』

〔附方〕

分气紫苏饮 治脾胃不和，气逆喘促。

五味 桑白皮 茯苓 甘草炙 草果 腹皮 陈皮 桔梗各等分 紫苏减半

上每服五钱，水二钟，姜三片，入盐少许煎，空心服。

神秘汤 治上气喘急，不得卧。

陈皮 桔梗 紫苏 五味 人参等分

每服四钱，用水煎，食后服。

四磨汤 治七情郁结，上气喘急。

人参 槟榔 沉香 台乌

上四味。各浓磨水取七分盏，煎三五沸，温服。

三拗汤 治感冒风邪，鼻塞声重，语音不出，咳嗽喘急。

生甘草 麻黄不去节 杏仁不去皮尖。等分

上服五钱，水一钟半，姜五片，煎服。

小青龙汤 治水气发喘尤捷。

麻黄 芍药 甘草炙 肉桂 细辛 干姜炮。各三两 半夏炮七次，二两半 五味二两

上㕮咀。每三钱，煎七分，食后服。

导痰汤 千缗汤 并见痰类。

华盖散 治感寒而嗽，胸满声重。

苏子 陈皮 赤茯苓 桑白皮 麻黄各一两 甘草五钱，或加杏仁

上为末，每服二钱，水煎，食后服。

九宝汤 治咳而身热，发喘，恶寒。

麻黄 薄荷 陈皮 肉桂 紫苏 杏仁 甘草 桑白皮 腹皮各等分

上㕮咀。姜葱煎服。

苏子降气汤 见气类。

《活人书》五味子汤

五味半两 人参 麦门冬 杏仁 陈皮 生姜各二钱半 枣三个

上㕮咀。水煎。

导水丸 见痢类。

咳嗽十六 附肺痿、肺痈

咳嗽有风寒、痰饮、火、劳嗽、肺胀。春作是春升之气，用清凉药，二陈加薄、荆之类；夏是火气炎上，最重，用芩、连；秋是湿热伤肺；冬是风寒外来，以药发散之后，用半夏逐痰，必不再来。风寒，行痰开腠理，用二陈汤加麻黄、桔梗、杏仁，逐痰饮，降痰，随证加药。火，主清金化痰降火。劳嗽，宜四物汤加竹沥、姜汁，补阴为主。干咳嗽难治，此系火郁之证，乃痰郁其火。邪在中，用苦梗开之，下用补阴降火之剂，四物加炒柏，竹沥之类，不已则成劳。此不得志者有之，倒仓法好。肺虚嗽甚，此好色肾虚者有之，用参膏，以陈皮、生姜佐之。大概有痰加痰药。上半日多嗽者，此属胃中有火，用贝母、石膏降胃火；午后嗽多者，属阴虚，必用四物汤加炒柏、知母降火。黄昏嗽者，是火气浮于肺，不宜用凉药，宜五味子、五倍子敛而降之。五更嗽多者，此属胃中有食积，至此时火气流入肺，以知母、地骨皮降肺火。肺胀而嗽，或左或上，不得眠，此痰挟瘀血，碍气而病，宜养血以流动乎气，降火疏肝以清痰，四物汤加桃仁、诃子、青皮、竹沥、姜汁之类。嗽而胁下痛，宜疏肝气，以青皮挟痰药，实者白芥子之类。在后，以二陈汤加南星、香附、青黛、青皮、姜汁。血碍气作嗽者，桃仁去皮尖，大黄酒炒，姜汁丸服。治嗽多用生姜，以其辛散故也。痰因火动，逆上作嗽者，先治火，次治痰，以知母止嗽清肺，滋阴降火。夜嗽用降阴分药，治嗽多用粟壳，不必疑，但要先去病根，此乃收后药也。治痢亦同。劳嗽，即火郁嗽，用诃子能治肺气，因火伤极，遂成郁遏胀满不得眠，一边取其味酸苦，有收敛降火之功，佐以海石、童便浸香附、瓜蒌、青黛、杏仁、半夏曲之类，姜蜜调，噙化，必以补阴为主。治嗽，灸天突穴、肺俞穴，大泻肺气。肺俞穴在三椎骨下两傍各一寸五分。

师云：阴分嗽者，多属阴虚治之。有嗽而肺胀，壅遏不得眠者，难治。肺痿，专主养肺气，养血清金。嗽而肺气有余者，宜泻之，桑白皮为主，半夏、茯苓佐之，泻其有余，补其不足。肺燥者，当润之，属热者，桔梗、大力、知母、鸡清。声哑者属寒，宜细辛、半夏、生姜，辛以散之。肺虚者，人参膏、阿胶为主。阴不足者，六味地黄丸为要药，或知母茯苓汤为妙。阴虚气喘，四物汤加陈皮、甘草些小以降其气，补其阴，白芍药须用酒浸晒干。湿痰带风喘嗽者，不可一味苦寒折之，如千缗汤、坠痰丸，更以皂角、萝卜子、杏仁、百药煎，姜汁丸噙化。湿痰带风，以千缗汤、坠痰丸固捷。痰积嗽，非青黛、瓜蒌不除。有食积人，面青白黄色不常，面上有如蟹爪路，一黄一白者是。咳逆嗽，非蛤粉、青黛、瓜蒌、贝母不除。口燥咽干有痰者，不用半夏、南星，用瓜蒌、贝母。饮水者，不用瓜蒌，恐泥膈不松快。知母止嗽清肺，滋阴降火。杏仁泻肺气，气虚久嗽者，一二服即止。治酒嗽，青黛、瓜蒌、姜蜜丸，噙，救肺。食积痰作嗽，发热者，半夏、南星为君，瓜蒌、萝卜子为臣，青黛、石碱为使。

戴云：风寒者，鼻塞声重，恶寒者是也。火者，有声痰少面赤者是也；劳者，盗汗出；兼痰者，多作寒热；肺胀者，动则喘满，气急息重，痰者嗽动，便有痰声，痰出嗽止。五者大概耳。亦当明其是否也。

『按语』

《内经》有"咳论"专篇，对咳嗽的成因、症状及证候分类、病理转归、治疗原则等都有系统的阐述，指出"五脏六腑皆令人咳，非独肺也"。金元四大家中，刘、张注重六淫致咳，丹溪则将咳嗽细分为风寒、痰饮、火、劳嗽、肺胀五种，并根据咳嗽在四时不同季节、一日不同时段，以及所在脏腑之不同，采取不同的治法，并详列方药。

『原文』

入方　治痰嗽　杏仁去皮尖　萝卜子各半两
上为末，粥丸服。
清化丸　治肺郁痰喘嗽，睡不安宁。
贝母　杏仁　青黛
上为末，沙糖入姜汁泡，蒸饼，丸如弹大，噙化。
治久嗽风入肺。
鹅管石　雄黄　郁金　款花
上为末，和艾中，以生姜一片安舌上，灸之，以烟入喉中为度。
饮酒伤肺痰嗽，以竹沥煎紫苏，入韭汁，就吞瓜蒌杏连丸。
治咳嗽劫药。
五味子五钱　甘草二钱半　五倍子　风化硝各四钱
上为末，蜜丸。噙化，又云干噙。
治咳嗽声嘶者，此血虚火多。

青黛　蛤粉

上为末，蜜调，噙化。

治嗽喘，去湿痰。

白术　半夏　苍术　贝母　香附各一两　杏仁去皮尖，炒　黄芩各半两

上为末，姜汁打糊丸。

治妇人形瘦，有时夜热痰嗽，月经不调。

青黛　瓜蒌仁　香附童便浸晒干

上为末，姜蜜调噙化。

治一切风热痰嗽。

南星　海粉各二两　半夏一两　青黛　黄连　瓜蒌子　石碱　萝卜子各半两　皂角炭　防风各三钱

上为末，神曲糊丸服。

治劳嗽吐红。

人参　白术　茯苓　百合　红花　细辛　五味　官桂　阿胶　黄芪　半夏　杏仁　甘草　白芍　天门冬

上锉。水煎。若热，去桂、芪，用桑白皮、麻黄不去节、杏仁不去皮同煎。

又方　治嗽血。

红花　杏仁去皮尖　枇杷叶去毛　紫花茸　鹿茸炙　木通　桑白皮又云加大黄

上为末，炼蜜丸。噙化。

嗽烟筒　治痰嗽久远者。

佛耳草　款花二钱　鹅管石　雄黄半钱

上为末，铺艾上卷起，烧烟吸入口内，细茶汤送下。

定嗽劫药。

诃子　百药煎　荆芥穗

上为末，姜蜜丸。噙化

又方　治心烦咳嗽等证。

六一散加辰砂服。

清金丸　治食积火郁嗽劫药。

贝母　知母各半两，为末　巴豆去油膜，半钱

上为末，姜泥丸，辰砂为衣。食后服，每五丸，白汤下。一云青黛为衣。

清金丸　一名与点丸，与清化丸同用，泻肺火，降膈上热痰。

片子黄芩炒

上为末，糊丸，或蒸饼丸，梧子大。服五十丸。

清化丸 与清金丸同用，专治热嗽及咽痛，故苦能燥湿热，轻能治上。

灯笼草炒

上为末，蒸饼丸。又细末，醋调敷咽喉间痛。

又方 治痰嗽。

礞石半两，煅　风化硝二钱半　半夏二两　白术一两　茯苓　陈皮各七钱半　黄芩半两

上为末，粥丸。

又方 治咳嗽气实，无虚热者可服，汗多者亦用之。

粟壳四两，蜜炒去蒂膜　乌梅一两　人参半两　款花半两　桔梗半两　兜铃一两　南星姜制，一两

上为末，蜜丸弹子大。含化。

苍莎丸 调中散郁。

苍术　香附各四两　黄芩二两

上为末，蒸饼丸梧子大。每服五十丸，食后姜汤下。

人参清肺散 治痰嗽咽干，声不出。

人参一钱半　陈皮一钱半　半夏一钱　桔梗一钱　麦门冬半钱　五味十个　茯苓一钱　甘草半钱　桑白皮一钱　知母一钱　地骨皮一钱　枳壳一钱　贝母一钱半　杏仁一钱　款花七分　黄连一钱

上水煎，生姜三片。

六味地黄丸 见诸虚。

千缗汤　坠痰丸 见痰类。

肺痿治法，在乎养血、养肺、养气、清金。曾治一妇人，二十余岁，胸膺间一窍，口中所咳脓血，与窍相应而出，以人参、黄芪、当归补气血之剂，加退热排脓等药而愈。

〔附录〕《金匮方论》曰：热在上焦者，因咳而肺痿得之，或从汗出，或从呕吐，或消渴，小便利数，或从便难，又被快药下利，重亡津液，故寸口脉数。其人咳，口中有浊唾涎沫者，为肺痿之病，其人脉数虚者是。

〔附方〕

海藏紫菀散 治咳中有血，虚劳肺痿。

人参一钱　紫菀半钱　知母一钱半　贝母钱半　桔梗一钱　甘草半钱　五味十五个　茯苓一钱　阿胶炒，半钱

上㕮咀。水煎。

知母茯苓汤 治咳嗽不已，往来寒热，自汗肺痿。

甘草　茯苓各一两　知母　五味　人参　薄荷　半夏　柴胡　白术　款花

桔梗　麦门冬　黄芩各半两　川芎二钱　阿胶三钱

上水煎，生姜三片。

肺痈已破，入风者不治。用《医垒元戎》搜风汤吐之，或用太乙膏成丸，食后服。收敛疮口，止有合欢树皮、白敛煎饮之。合欢，即槿树皮也，又名夜合。

〔附录〕　肺痈为何？口中辟辟燥，咳即胸中隐隐痛，脉反滑数，或数实者，此为肺痈也。

〔附方〕

桔梗汤　治肺痈，咳嗽脓血，咽干多渴，大小便赤涩。

桔梗　贝母　当归酒洗　瓜蒌仁　枳壳炒　桑白蜜炙　薏苡仁炒　防己一两　甘草节生　杏仁炒　百合炙。各半两　黄芪两半

上咬咀。每服五钱，生姜五片，水煎。大便秘，加大黄；小便秘，加木通。

团参饮子　治七情及饥饱失宜，致伤脾肺，咳嗽脓血，渐成劳瘵。

人参　紫菀　阿胶蛤粉炒　百合　细辛　款花　经霜桑叶　杏仁炒　天门冬去心　半夏　五味各一两　甘草半两

上每服四钱，水煎，生姜五片。气嗽，加木香；唾血而热，加生地黄；唾血而寒，加钟乳粉；疲极咳嗽，加黄芪；损肺咳血，加没药、藕节；呕逆腹满不食，加白术；咳而小便多者，加益智；咳而面浮气逆，加沉香、橘皮。

劳瘵十七

劳瘵①主乎阴虚、痰与血病。虚劳渐瘦属火,阴火销烁,即是积热做成。始健可用子和法,后若羸瘦②,四物汤加减,送消积丸,不做阳虚。蒸蒸发热,积病最多。劳病,四物汤加炒柏、竹沥、人尿、姜汁,大补为上。肉脱热甚者难治。

入方

青蒿一斗五升,童便三斗,文武火熬,约童便减至二斗,去蒿再熬,至一斗,入猪胆汁七枚,再熬数沸,甘草末收之。每用一匙,白汤调服。

〔附录〕劳瘵之证,非止一端。其始也,未有不因气体虚弱,劳伤心肾而得之,以心主血,肾主精,精竭血燥,则劳生焉。故传变不同,骨蒸殗殜③,复连尸疰④。夫疰者,注也,自上至下,相传骨肉,乃至灭门者有之。其证脏中有虫,啮心肺间,名曰瘵疾,难以医治。传尸劳瘵,寒热交攻,久嗽咯血,日见羸瘦,先以三拗汤与莲心散煎,万一不失。

『注释』

①劳瘵:又作痨瘵,又名传尸劳、尸注、尸疰、殗殜,指传染性肺结核。
②羸瘦:瘦弱。羸,瘦。
③殗殜(yè dié 业谍):殗,指病不甚重,半卧半起。殜,形容气息微弱的样子。
④尸疰:因死后常传染旁人,甚则灭门,故称尸注,多指劳瘵。

『按语』

劳瘵特指肺痨,古代常与虚劳混称,多对应现代医学肺结核。宋代陈无择的《三因极一病证方论》首列"劳瘵"专篇,将本病从一般虚劳中独立出来。"风劳鼓膈"自古称为四大难症,治疗上常束手无策。朱丹溪首先提出"劳瘵主乎阴虚"之说,并确立了滋阴降火的治疗法则,同时提出痰与血虚也是劳瘵的主要致病因素,列举了辨治用药。

『原文』

〔附方〕

莲心散　治虚劳或大病后，心虚脾弱，盗汗遗精。

人参　白茯苓　莲肉各二两　白术　甘草　白扁豆炒　薏苡炒　桔梗炒　干葛炒　黄芪各一两，炒　当归半两　桑皮　半夏曲　百合　干姜炮　山药炒　五味　木香　丁香　杏仁炒　白芷　神曲炒。各一两

上锉。每服五钱，生姜三片，枣同煎，空心温服。

乐令建中汤　治脏腑虚损，身体消瘦，潮热自汗，将成劳瘵。此药退虚热，生血气。

前胡一两　细辛　黄芪　人参　橘皮　麦门冬　桂心　当归　白芍　茯苓　甘草炙，一两　半夏七钱

上锉。每服四钱，姜三片，枣一枚，水煎服。

黄芪鳖甲散　治虚劳客热，肌肉消瘦，四肢烦热，心悸盗汗，减食多渴，咳嗽有血。

生芐三两　桑白　半夏三两半　天门冬五两　鳖甲醋煮，五两　紫菀二两半　秦艽三两三钱　知母　赤芍　黄芪各三两半　人参　肉桂　桔梗二两六钱半　白茯苓　地骨皮　柴胡三两三钱　甘草二两半

上锉。每服三钱，水煎服。

清骨散　治男子、妇人五心烦热，欲成劳瘵。

北柴胡　生芐各二两　人参　防风　熟芐　秦艽各一两　赤苓一两　胡黄连半两　薄荷七钱半

上每服四钱，水煎温服。

三拗汤　见喘类。

〔附录〕葛可久[①]先生劳症《十药神书》内，摘书七方。夫人之生也，禀天地氤氲[②]之气，在乎保养真元，固守根本，则万病不生，四体康健。若曰不养真元，不固根本，疾病由是生焉。且真元根本，则气血精液也。余尝闻先师有言曰：万病莫若劳症，最为难治。盖劳之由，因人之壮年，气血完聚，精液充满之际，不能保养性命，酒色是贪[③]，日夜耽嗜[④]，无有休息，以致耗散真元，虚败精液，则呕血吐痰，以致骨蒸体热，肾虚精竭，面白颊红，口干咽燥，白浊遗精盗汗，饮食艰难，气力全无，谓之火盛金衰。重则半年而毙，轻则一载[⑤]而亡。况医者不究其源，不穷其本，或投之以大寒之剂，或疗之以大热之药，妄为施治，绝不取效。殊不知大寒则愈虚其中，大热则愈竭其内，所以世之医劳者，万无一人焉。先师

用药治疗劳,如羿之射⑥,无不中的⑦。今开用药次第⑧于后。用药之法,如呕吐咯嗽血者,先以十灰散遏住,如甚者,须以花蕊石散止之。大抵血热则行,血冷则凝,见黑必止,理之必然。止血之后,其人必倦其体,次用独参汤一补,令其熟睡一觉,不要惊动。睡起,病去五六分,后服诸药。

『注释』

①葛可久:元代医家,名乾孙。著有《十药神书》,载十个治疗虚劳吐血方,该书是现存治疗痨瘵的第一部专著。
②氤氲:形容烟气弥漫的样子。在此处指阴阳二气交会和合之状。
③酒色是贪:贪酒色。是,结构助词,宾语前置的标志。
④耽嗜:沉迷。
⑤一载:一年。
⑥羿之射:后羿射箭。
⑦中的:射中靶心。的,靶心。
⑧次第:依次,按顺序。

『原文』

保和汤止嗽宁肺,保真汤补虚除热,太平丸润肺除痿,消化丸下痰消气。

保和汤内,分血盛、痰盛、喘盛、热盛、风盛、寒盛六事,加味和之。保真汤内,分惊悸、淋浊、便涩、遗精、燥热、盗汗六事,加味用之,余无加用。服药之法,每日仍浓煎薄荷汤灌嗽喉中,用太平丸先嚼一丸,徐徐嚥下,次嚼一丸,缓缓溶化。至上床时,亦如此用之。夜则肺窍开,药必流入窍中,此诀要紧。如痰壅,却先用饴糖拌消化丸一百丸吞下,次又依前嚼嚼太平丸,令其仰面卧而睡。服前七药后,若肺有痰,可煮润肺丸,食之如常。七药之前,有余暇,煮此服之,亦可续煮白凤膏食之,固其根源,完其根本。病可之后,方可合十珍丸服之,此为收功起身之妙用也。

十灰散 治劳症呕血、咯血、嗽血,先用此遏之。

大蓟 小蓟 柏叶 荷叶 茅根 茜根 大黄 山栀 牡丹皮 棕榈灰

上等分,烧灰存性,研细,用纸包,碗盖地上一夕,出火毒。用时先以白藕捣碎绞汁,或萝卜捣绞汁亦可,磨真京墨半碗,调灰五钱,食后服。病轻用此立止,病重血出升斗者,如神之效。

又方 花蕊石烧过存性，研如粉

上用童子小便一盏煎。醋调末三钱，极甚者五钱，食后服。如男子病，则和酒一半；妇人病，则和醋一半。一处调药立止，其瘀血化为黄水。服此药后，其人必疏解其病体，却用后药而补。

独参汤 治劳症后，以此补之。

人参一两，去芦

上㕮咀。水二钟，枣五个煎，不拘时，细细服之。

保和汤 治劳嗽肺燥成痿者，服之决效。

知母　贝母　天门冬　麦门冬　款花各三钱　天花粉　薏苡　杏仁炒。各二钱　五味　粉草炙　兜铃　紫菀　百合　桔梗各一钱　阿胶炒　当归　生芐　紫苏　薄荷各半钱

一方无地黄，有百部。

上以水煎，生姜三片，入饴糖一匙，入药内服之，每日三服，食后。进加减于后：

血盛，加蒲黄、茜根、藕节、大蓟、茅花；痰盛，加南星、半夏、橘红、茯苓、枳壳、枳实、瓜蒌实（炒）；喘盛，加桑皮、陈皮、大腹皮、萝卜子、葶苈、苏子；热盛，加山栀子、炒黄连、黄芩、黄柏、连翘；风盛，加防风、荆芥、金沸草、甘菊、细辛、香附；寒盛，加人参、芍药、桂皮、五味、蜡片。

保真汤 治劳症体虚骨蒸，服之决效。

当归　生芐　熟芐　黄芪　人参　白术　赤苓　茯苓各半钱　天门冬　麦门冬　赤芍　知母　黄柏炒　五味子　白芍　柴胡　地骨皮　甘草　陈皮各二钱　莲心半钱

上以水煎，生姜三片，枣一枚。食后服。

惊悸加茯神、远志、柏子仁、酸枣仁；淋浊，加萆薢、台乌药、猪苓、泽泻；便涩，加木通、石苇、萹蓄；遗精，加龙骨、牡蛎、莲须、莲子；燥热，加滑石、石膏、青蒿、鳖甲；盗汗，加浮麦子、炒牡蛎、黄芪、麻黄根。

太平丸 治劳症咳嗽日久，肺痿肺壅，并宜噙服。

天门冬　麦门冬　知母　贝母　款冬花　杏仁各二钱　当归　生芐　黄连　阿胶炮。各一两半　蒲黄　京墨　桔梗　薄荷各一两　北蜜四两　麝香少许。一方有熟芐

上将蜜炼和丸，如弹子大。食后浓煎薄荷汤，先灌漱喉中，细嚼一丸，津唾送下，上床时再服一丸。如痰盛，先用饴糖拌消化丸一百丸送下，后即噙嚼此丸，仰面睡，从其流入肺窍。

消化丸

白茯苓二两　枳实一两半　青礞石煅黄金色,二两　白矾枯　橘红二两　牙皂二两,火炙　半夏二两　南星二两　枳壳一两半　薄荷叶一两

上为末,以神曲打糊丸,如梧桐子大。每服一百丸,上床时,饴糖拌吞,次噙嚼太平丸。二药相攻,痰嗽扫迹除根。

润肺膏

羊肺一具　杏仁一两,净研　柿霜　真酥　蛤粉各一两　白蜜二两

上先将羊肺洗净,次将五味入水搅粘,灌入肺中,白水煮熟,如常服食。与前七药相间服之,亦佳。

吐血十八

吐血，阳盛阴虚，故血不得下行，因火炎上之势而上出，脉必大而芤，大者发热，芤者血滞与失血也。大法补阴抑火，使复其位。用交趾桂五钱为末，冷水调服。山栀子最清胃脘之血。吐血，觉胸中气塞，上吐紫血者，桃仁承气汤下之。先吐红，后见痰嗽，多是阴虚火动，痰不下降，四物汤为主，加痰药、火药；先痰嗽后见红，多是痰积热，降痰火为急。痰嗽涎带血出，此是胃口清血热蒸而出，重者栀子，轻者蓝实。或暴吐紫血一碗者，无事，吐出为好，此热伤血死于中，用四物汤、解毒汤之类。吐血挟痰积，吐一二碗者，亦只补阴降火，四物加火剂之类。挟痰若用血药，则泥而不行，只治火则止。吐血，火病也。大吐红不止，以干姜炮末，童便调，从治。喉腕痰血，用荆芥散。舌上无故出血，如线不止，以槐花炒末干掺之。若吐血，一方：童便一分，酒半分，檑柏叶温饮，非酒不行。呕吐，血出于胃也。实者，犀角地黄汤主之；虚者，小建中汤加黄连主之。

入方

二黄补血汤 治初见血，及见血多，宜服。

熟芐一钱 生芐五分 当归七分半 柴胡五分 升麻 白芍二钱 牡丹皮五分 川芎七分半 黄芪五分

上以水煎服。血不止，可加桃仁半钱，酒大黄酌量虚实用之，内却去柴胡、升麻。

又方 治见血后，脾胃弱，精神少，血不止者。

人参一钱 黄芪三钱 五味子十三个 芍药 甘草五分 当归五分 麦门冬五分

上㕮咀。水煎服。加玉金研入亦可。

又方 人参一钱 白术一钱 茯苓一钱 半夏曲五分 陈皮一钱 甘草 青皮三分 川芎五分 神曲三分

上㕮咀。水煎服。如胃不和，加藿香；如渴者，加葛根半钱；若痰结块者，加贝母一钱、黄芩半钱、去白陈皮半钱；若小便赤色，加炒黄柏半钱；若大便结燥，加当归七分；心烦，加黄连酒拌，晒干半钱；若小便滑，加煅牡蛎。如见血多，去半夏，恐燥，加生芐一钱，牡丹半钱，桃仁三分；若胃中不足，饮食少进，加炒山栀子仁八分；若血溢入浊道，留聚膈间，满则吐血，宜苏子降气汤加人参、阿胶各半钱。上膈壅热吐血者，以四物汤加荆芥、阿胶各半钱；更不止，于本方中加大黄、滑石各半钱。胃伤吐血，宜理中汤加川芎、干葛各半钱，此是饮酒伤胃也。吐血不止，用生茜根为末二钱，水煎，放冷，食后服良。白芨末调服，治吐血。已上诸方，虽非丹溪所出，以其药同，故录于前。

〔附录〕凡血证上行，或唾或呕或吐，皆逆也。若变而下行，为恶痢者，顺也。上行为逆，其治难；下行为顺，其治易。故仲景云：蓄血证，下血者，当自愈也。与此意同。若无病，人忽然下痢，其病进也。今病血证上行，而复下行恶痢者，其邪欲去，是知吉也。诸见血，身热脉大者难治，是火邪胜也。身凉脉静者易治，是正气复也。故《脉诀》云：鼻衄、吐血、沉细，宜忽然浮大，即倾危。

〔附方〕

四生丸 治吐血，阳乘于阴，血热妄行，服之良。

生荷叶　生艾叶　生柏叶　生地黄等分

上烂研，团如鸡子大。服一丸，水三盏，煎一盏，去滓服。

大阿胶丸 治肺虚客热，咳嗽咽干，多唾涎沫，或有鲜血。劳伤肺胃，吐血呕血，并可服。

麦门冬去心　茯神　柏子仁　百部根　杜仲炒　丹参　贝母炒　防风各半两　山药　五味子　熟芐　阿胶炒。各一两　远志　人参各二钱半　茯苓一两

上为末，炼蜜丸，如弹子大。每服一丸，水煎六分，和粗服。

犀角地黄汤 治伤寒，汗下不解，郁于经络，随气涌泄，为衄血。或清道闭塞，流入胃腹，吐出清血，如鼻衄。吐血不尽，余血停留，致面色痿黄，大便黑者，更宜服之。

犀角镑　生芐　白芍　牡丹等分

上㕮咀。每服五钱，水煎温服，实者可服。

桃仁承气汤

芒硝三钱　甘草二钱半　大黄一两　桂三钱　桃仁半两，去皮尖

上㕮咀。每两入姜同煎服。

解毒汤 见中暑。

荆芥散

荆芥穗半两　炙草一两　桔梗二两

上㕮咀。姜煎，食后服。

小建中汤

桂枝　甘草炙，三钱　大枣　白芍六钱　生姜二钱　阿胶炒，一合

上㕮咀。水煎。

苏子降气汤　见气类。

理中汤　见中寒。

『按语』

吐血多由气火亢盛、阴虚火旺、气虚不摄和阳虚失统等引起。丹溪认为吐血的主要病机是阳盛阴虚，血不下行，并提出了补阴抑火，使复其位的治疗大法。用药以四物汤为主，加痰药、火药以断出血之源，另吐血重者，当酌加温药以从治，以防大热格寒，即"大吐红不止，以干姜炮末，童便调"，而虚者，当在温建中焦之时，少佐寒凉，以除虚浮之热，即小建中汤加黄连是也。这些见解，对后世对血证的认识与治疗，均有重要指导意义。

咳血十九

衄血，火升、痰盛、身热，多是血虚，四物汤加减用。戴云：咳血者，嗽出，痰内有血者是；呕血者，呕全血者是；咯血者，每咳出皆是血疙瘩；衄血者，鼻中出血也；溺血，小便出血也；下血者，大便出血也。虽有六名，俱是热证，但有虚实新旧之不同。或妄言为寒者，误也。

入方
青黛　瓜蒌仁　诃子　海粉　山栀

上为末，以蜜同姜汁丸。噙化。咳甚者，加杏仁去皮尖，后以八物汤加减调理。

〔附方〕

黄芪散　治咳血成劳。
甘草四钱　黄芪　麦门冬　熟芐　桔梗　白芍各半两

上㕮咀。每服半两，水煎服。

茯苓补心汤　治心气虚耗，不能藏血，以致面色萎黄，五心烦热，咳嗽唾血。
茯苓　半夏　前胡　紫苏　人参　枳壳炒　桔梗　甘草　葛根各半两　当归二两　川芎七钱半　陈皮　白芍各二两　熟芐

上㕮咀。水姜枣煎。

『按语』

戴元礼分别对咳血、呕血、咯血、衄血、溺血、下血六种血证做了解释，虽有出血部位之不同，但其病机相同。即"虽有六名，俱是热证，但有虚实新旧之不同"。此处断言吐血咳血俱是热证，失之偏颇。

呕血二十

呕血，火载血上，错经妄行。脉大发热，喉中痛者，是气虚，用参、芪、蜜炙黄柏、荆芥、当归、生地黄用之。呕血，用韭汁、童便、姜汁磨郁金同饮之，其血自清。火载血上，错经妄行，用四物汤加炒山栀、童便、姜汁服。又方，山茶花、童便、姜汁，酒服。又郁金末，治吐血，入姜汁、童便良。又方，用韭汁、童便二物合用，郁金细研和服。又方，治吐血或衄血上行，用郁金；无，用山茶花代，姜汁、童便和好酒调服即止，后以犀角地黄汤加郁金。怒气逆甚则呕血。暴瘴内逆，肝肺相搏，血溢鼻口，但怒气致血证者则暴甚，故经曰抑怒以全阴者是也。否则五志之火动甚，火载血上，错经妄行也。用柴胡、黄连、黄芩、黄芪、地骨、生熟芐、白芍，以水煎服。虚者以保命生地黄散，再加天门冬、枸杞、甘草等分，水煎服。

〔附方〕

治呕血。

黄柏蜜炙

上捣为末。煎麦门冬汤调二钱匕，立瘥。

《圣惠方》治呕血。

侧柏叶

上为末，不计时，以粥饮调下二钱匕。

保命生地黄散

生芐　熟芐　枸杞　地骨皮　天门冬　黄芪　白芍　甘草　黄芩

上㕮咀。水煎，食前。

『按语』

古代将吐血之有声者称为呕血，吐血之无声者称为吐血。但从临床实际情况看，两者难以严格区分，且治疗上亦无区分的必要。正如《医碥》说："吐血即呕血，旧分无声曰吐，有声曰呕，不必。"朱丹溪指出呕血皆由"火载血上，错经妄行"。但从辨证用药看，当主要责之于气虚生热，五志化火，阴虚火旺，气火逆上，血失统摄。

咯血二十一 附痰涎血

咯血，痰带血丝出者，用姜汁、青黛、童便、竹沥，入血药中用，如四物汤加地黄膏、牛膝膏之类。咯唾，血出于肾，以天门冬、麦门冬、贝母、知母、桔梗、百部、黄柏、远志、熟芐、牡蛎、姜、桂之类。痰涎，血出于脾，以葛根、黄芪、黄连、芍药、当归、甘草、沉香之类主之。

入方

治痰中血。

白术一钱半　当归一钱　芍药一钱　牡丹皮一钱半　桃仁一钱，研　山栀炒黑。八分　桔梗七分　贝母一钱　黄芩五分　甘草三分　青皮五分

上以水煎服。

又方，治痰中血。

白术一钱半　牡丹皮一钱半　贝母一钱　芍药一钱　桑白一钱　山栀炒黑，一钱一分　桃仁一钱，研　甘草三分

又方，治痰中血

橘红二钱　半夏五分　茯苓一钱　甘草三分　白术一钱　枳壳一钱　桔梗一钱　五味十五个　桑白一钱　黄芩一钱　人参五分

上以水一钟，生姜三片，煎服，或加青黛半钱。

又方

橘红一钱半　半夏一钱　茯苓一钱　甘草五分　牡丹一钱　贝母一钱　黄连七分　桃仁一钱　大青五分

上以水煎，生姜三片。

〔附方〕

治咯血。

荷叶不以多少，焙干

上为末，米汤调二钱匕。

初虞世方　治咯血，并肺痿多痰。

防己　葶苈等分

上为末，糯米饮调下一钱。

又方　治咯血及衄血。

白芍一两　犀角末二钱半

上为末，新汲水服一钱匕，血止为限。

天门冬丸　治咯血并吐血。又能润肺止嗽。

阿胶炮，半两　天门冬一两　甘草　杏仁炒　贝母　白茯苓各半两

上为末，蜜丸如弹子大。服一丸。噙化。

又方　治咯血。

桑皮一钱半　半夏一钱，炒　知母一钱　贝母一钱　茯苓一钱　阿胶炒，半钱　桔梗七分　陈皮一钱　甘草五分　杏仁五分，炒　生地黄一钱　山栀七分，炒　柳桂二分，即桂之嫩小枝条也，宜入上焦

上以水煎。生姜三片。

『按语』

咳血是指血因咳嗽而出，或咳痰，痰中带血者；咯血是指痰带血丝出者。如同吐血与呕血一样，两者无区分之必要。丹溪此处提出"咯唾（指黏稠难于咳吐者），血出于肾""痰涎（指相对清稀易出者），血出于脾"，并根据病位之不同，有针对性地选择药物，对临床有一定的指导意义。

衄血二十二

衄血，凉血行血为主，大抵与吐血同，用山茶花为末，童便、姜汁、酒调下。犀角生地黄汤，入郁金同用，如黄芩、升麻、犀角能解毒。又以郁金末、童便、姜汁并酒调服。经血逆行，或血腥，或吐血，或唾血，用韭汁服之立效。治血汗、血衄，以人中白，新瓦上火逼干，入麝香少许，研细，酒调下。《经验》：人中白，即溺盆白垽①秋石也。衄血出于肺，以犀角、升麻、栀子、黄芩、芍药、生地黄、紫苑、丹参、阿胶之类主之。《原病式》曰：衄者，阳热怫郁，干于足阳明而上，热则血妄行，故鼻衄也。

『注释』

①垽（yìn 印）：沉淀物，渣滓。

『原文』

〔附方〕

河间生地黄散　治郁热衄血，或咯吐血，皆治之。

枸杞　柴胡　黄连　地骨　天门冬　白芍　甘草　黄芩　黄芪　生芐　熟芐等分

上㕮咀。汤煎服。若下血，加地榆。

又方　治衄血。

伏龙肝半升

上以新汲水一大碗，淘取汁，和蜜顿服。

茜根散　治鼻衄①不止。

茜根　阿胶蛤粉炒　黄芩各一两　甘草炙，半两　侧柏叶　生芐

上以水一钟，姜三片，煎服。

黄芩芍药汤　治鼻衄不止。

黄芩　芍药　甘草各等分

上以水煎服。或犀角地黄汤，如无犀角，以升麻代之。鼻通于脑，血上溢于

脑，所以从鼻而出。凡鼻衄，并以茅花调止衄散，时进淅米泔，仍令其以麻油滴入鼻，或以萝卜汁滴入亦可。又茅花、白芍药，对半尤稳。外迎法：以井花水湿纸，顶上贴之。左鼻，以线扎左手中指；右出，扎右手；俱出，两手俱扎。或炒黑蒲黄吹鼻中，又龙骨末吹亦可。

止衄血

黄芪六钱　赤茯苓　白芍　当归　生地黄　阿胶各三钱

上为末，每服二钱，食后黄芪汤调服。

芎附饮

川芎二两　香附四两

上为末，每服二钱，茶汤调下。

又法　治心热吐血，及衄血不止。

百叶榴花不以多少

上干为末。吹出鼻中，立瘥。

『注释』

①衄：原脱，据文义补。

『按语』

衄血，当为鼻衄（见咳血十九），出于肺。多由火热迫血妄行所致，以肺热、胃热、肝火常见，丹溪主张其多由火热迫血妄行所致，治以"凉血行血为主"，与吐血相似。

溺血二十三

溺血属热，用炒山栀子水煎服，或用小蓟、琥珀。有血虚，四物加牛膝膏。实者，用当归承气汤下之，后以四物加山栀。

入方

小蓟饮子 治下焦结热血淋。

生地黄　小蓟　滑石　通草　淡竹叶　蒲黄炒　藕节　当归酒浸　栀子炒　甘草炙。各半两

上以水煎，空心服。

〔附录〕 溺血，痛者为淋，不痛者为溺血。溺血先与生料五苓散加四物汤，若服不效，其人素病于色者，此属虚，宜五苓散和胶艾汤，吞鹿茸丸，或辰砂妙香散。四物加生地黄、牛膝，或四物加黄连、棕灰。又六味地黄丸为要药。茎中痛，用甘草梢，血药中少佐地榆、陈皮、白芷、棕灰。劫剂，用《瑞竹堂》蒲黄散，或单用蒲黄，或煎葱汤调郁金末服之。又文蛤灰入煎剂妙。大抵小便出血，则小肠气秘，气秘则小便难甚。痛者谓之淋，不痛者谓之溺血，并以油头发烧灰存性为末，新汲水调下，妙。又方，以车前子为末，煎车前草叶，调二钱服。

〔附方〕

许令公方 治尿血。

生地黄汁一升　生姜汁一合

上以二物相合，顿服瘥。

当归承气汤

当归　厚朴　枳实　大黄　芒硝

生料五苓散 见中暑。

胶艾汤

阿胶　川芎　甘草炙。各二两　当归　艾叶炒。各二两　熟艻　白芍各四两

上㕮咀。每三钱，水酒煎，空心热服。

鹿茸丸

鹿茸一两，蜜炙　沉香　附子炮。各半两　菟丝子制，一两　当归　故纸炒　茴香炒　胡芦巴炒。各半两

上为末，酒糊丸。每七十丸，空心盐酒下。

辰砂妙香散

麝香一钱，另研　山药姜汁炙，一两　人参半两　木香煨，二钱半　茯苓　茯神　黄芪各一两　桔梗半两　甘草炙，半两　远志炒，一两　辰砂三钱

上为末，每二钱，温酒下。

六味地黄丸　见诸虚。

瑞竹堂蒲黄散

故纸炒　蒲黄炒　千年石灰炒

上等分，为细末。每三钱，空心热酒调下。

『按语』

溺血（尿血）是指小便中混有血液的病证，此处以小便痛与不痛来区分尿血与血淋，即痛者为血淋，不痛者为尿血。尿血与血淋，古时当指肉眼血尿而言，现代随着检测手段的进步，出血量微少，用肉眼不易观察到的"镜下血尿"，也应包括在尿血之中。丹溪认为，尿血多属热，有实热和虚热之分，治各不同。

下血二十四

下血，其法不可纯用寒凉药，必于寒凉药中，加辛味为佐；久不愈者，后用温剂，必兼升举，药中加酒浸炒凉药，如酒煮黄连丸之类，寒因热用故也。有热，四物加炒山栀子、升麻、秦艽、阿胶珠，去大肠湿热；属虚者，当温散，四物加炮干姜、升麻。凡用血药，不可单行单止也。

入方

白芷　五倍子

上为末，粥丸梧子大。服五十丸，米汤下。

〔附录〕下血当别其色，色鲜红为热，以连蒲散。又若内蕴热毒，毒气入肠胃，或因饮酒过多，及啖糟藏炙煿[1]，引血入大肠，故下血鲜红。宜黄连丸，或一味黄连煎。余若大下不至者，宜四物汤加黄连、槐花，仍取血见愁少许，生姜捣取汁，和米大服。于血见愁草中，加入侧柏叶，与生姜同捣汁尤好。毒暑入肠胃下血者，亦宜加味，黄连、槐花入煎服。血色瘀者为寒，血逐气走，冷寒入客肠胃，故下瘀血，宜理中汤温散。若风入肠胃，纯下清血，或湿毒，并宜胃风散加枳壳、荆芥、槐花。颠[2]扑损，恶血入肠胃，下血浊如瘀血者，宜黑神散加老黄茄为末，酒调下。《内经》云下血为内伤络脉所致，用枳壳一味服。又方，用黄连二两、枳壳二两、槐花八两炒上一味，去槐花不用，止以二味煎服立效，以解络脉之结也。

『注释』

①糟藏炙煿（bó 搏）：泛指煎炒烹炸之品。糟藏指以酒或酒糟腌藏的食物，炙指火烤，煿指煎炒。

②颠（diān 颠）：摔倒，跌倒。

『按语』

下血即便血。前述各种血证，丹溪主张以滋阴降火、凉血止血法治之，而对于便血则强调："其法不可纯用寒凉药，必于寒凉药中，加辛味为佐。"缘血出于下，当用升散。对于病程较长的主张用温药，亦必兼升举。附录则根据出血颜色及性状，详辨寒热虚实以治之。

『原文』

〔附方〕

血余灰　鞋底灰　猪牙皂角灰等分

上为末，酒调三钱匕。

又方　治下血劫剂。

百药煎一两，取一半烧为灰

上为末，糊丸如梧子大。服六十丸，空心米汤下。

槐花散　治肠胃不调，胀满下血。

苍术　厚朴　陈皮　当归　枳壳各一两　槐花二两　甘草半两　乌梅半两

上以水煎，空心服。

又方　治下鲜血。

栀子仁烧灰

上为末，水和一钱匕服。

又方　治粪前有血，面色黄。

石榴皮

上为末，煎茄子枝汤，调一钱匕。

又方　治粪后下血不止。

艾叶不以多少

上以生姜汁三合，和服。

又方

槐花　荆芥穗等分

上为末，酒调下一钱匕，仍空心食猪血，炒。

又方　治脏毒下血。

苦楝炒令黑

上为末，蜜丸。米饮下二十丸，尤妙。

又方　治卒下血。

赤小豆一升，捣碎　水二升，绞汁饮之。

乌梅丸　治便血，下血。

乌梅三两，烧灰存性

上为末，醋糊丸梧子大。空心服七十丸，米汤下。

酒煮黄连丸　见泄泻类。

黄连丸

黄连二两　赤茯苓一两　阿胶二两

上用黄连、茯苓为末，调阿胶，众手丸。每三十丸，食后饮下。

黄连香薷饮　见中暑。

理中汤　见中寒。

胃风汤　见下痢。

黑神散

百草霜研细

上用酒调下。

肠风脏毒二十五

肠风，独在胃与大肠出。若兼风者，苍术、秦艽、芍药、香附。

入方

黄芩　秦艽　槐角　升麻　青黛

治肠风下血。

滑石　当归　生芐　黄芩　甘草　苍术等分

上以水煎服，或以苍术、生芐，不犯铁器为末，丸服。

又方

茄蒂烧存性　栀子炒

上为末，捣饭丸如梧子大。每服空心一百丸，米汤下。

又方　便血久远，伤血致虚，并麻风癣见面者。

龟板二两，酥炙　升麻　香附各五钱　芍药一两五钱　侧柏叶　椿根皮七钱五分

上为末，粥丸。以四物汤加白术、黄连、甘草、陈皮作末，汤调送下丸药。

又方　脉缓大，口渴，月经紫色，劳伤挟湿。

白术五钱　黄柏炒　生芐　白芍各三钱　地榆二钱　黄芩二钱　香附二钱

上为末，蒸饼丸服。

又方　治积热便血。

苍术　陈皮一两五钱　黄连　黄柏　条芩各七钱五分　连翘五钱

上为末，生芐膏六两，丸如梧子大。每服五七十丸，白汤下。

又方　肠风脱露，以车荷鸣五七个，焙干，烧灰，醋调搽。仍忌湿面、酒、辛热物。

〔附录〕肠胃不虚，邪气无从而入。人惟坐卧风湿，醉饱房劳，生冷停寒，酒面积热，以致荣血失道，渗入大肠，此肠风脏毒之所由作也。挟热下血，清而色鲜，腹中有痛；挟冷下血，浊以色黯，腹中略痛；清则为肠风，浊则为脏毒。有先便而后血者，其来也远；有先血而后便者，其来也近。世俗粪前粪后之说，非也。治法大要，先当解散肠胃风邪，热则用败毒散，冷者与不换金正气散，加川芎、当归，后随其冷热而治之。芎归汤一剂，又调血之上品，热者加茯苓、槐花，冷者加茯苓、木香，此则自根自本之论也。虽然精气血气，生于谷气，靖①为大肠

下血，大抵②以胃药收功，以四君子汤、参苓白术散、枳壳散、小乌沉汤和之。胃气一回，血自循于经络矣。肠风者，邪气外入，随感随见；脏毒者，蕴积毒久而始见。《三因方》五痔、肠风、脏毒，辨之甚详。前二证皆以四物汤加刺猬皮。

『注释』

①靖：治理。
②大抵：大都。

『原文』

〔附方〕

蒜连丸 一名金屑万应膏

独头蒜十个　黄连不拘多少

上先用独蒜煨香熟，和药杵匀，丸如梧子大。空心，米汤下四十丸。

又方　治肠风。

香附一两，炒　枳壳七钱五分，炒　当归尾五钱　川芎五钱　槐花炒　甘草炙。各二钱五分

上为粗末。每服三钱，水煎，生姜三片，枣一个。

败毒散　见瘟疫。

不换金正气散

厚朴姜制　藿香　甘草炙　半夏　苍术米泔浸　陈皮去白

上等分，姜三片，枣二个煎，食前热服。

芎归汤

川芎　当归

上等分，水煎。

参苓白术散　见脾胃类。

枳壳散

枳壳麸炒去瓤　槐子微炒黄　荆芥穗各五钱

上为末，每服三钱，薄粟米粥调下，如人行一二里，再用粥压下，日进二三服。

小乌沉汤

香附二十两　乌药十两　甘草炙，一两

上为末，汤调下。

『按语』

肠风、脏毒均以便血为主症。其中，肠风为风火熏迫大肠，因风火之证随感随发，病程短暂。其特点为大便下血，先血后便，血下如溅，质清色鲜，甚则纯下鲜血，治疗当凉血泄热、息风宁血；脏毒多为湿热蕴毒，多由饮酒食辛，过食肥甘，湿从内生，或坐卧湿地，湿邪蕴结，下注大肠，化热蕴毒，壅遏气血而致。其病程较长，即"蕴积毒久而始见"，特点为大便下血，紫黑不鲜，浊以色黯，治疗当清化湿热、和营解毒。现在肠风、脏毒之病名已不常用，总以便血概称。但丹溪强调，此虽大肠下血，多以胃药收功，胃气一回，血自循于经络矣。

痔疮二十六

痔疮，专以凉血为主。

入方

人参　黄芪　生芐　川芎　当归和血　升麻　条芩　枳壳宽肠　槐角凉血生血　黄连

一方无黄连。

熏洗　五倍子　朴硝　桑寄生　莲房又加荆芥

煎汤，先熏后洗。又冬瓜藤亦好。又大肠热肿者，用木鳖子、五倍子研细末，调傅①，痔头向上，是大肠热甚，收缩而上，用四物汤解毒，加枳壳、白术、槐角、秦艽。

〔附录〕痔者，皆因脏腑本虚，外伤风湿，内蕴热毒，醉饱交接②，多欲自戕③，以故气血下坠，结聚肛门，宿滞不散，而冲突为痔也。其肛边发露肉珠，状如鼠乳，时时滴渍脓血，曰牡痔；肛边生疮肿痛，突出一枚，数日脓溃即散，曰牝痔；肠口大颗发㿋④，且痛且痒，出血淋沥，曰脉痔；肠内结核有血，寒热往来，登溷⑤脱肛，曰肠痔。若血痔，则每遇大便，清血随而不止；若酒痔，则每遇饮酒发动，疮肿痛而流血；若气痔，则忧恐郁怒，适临乎前，立见肿痛，大便艰难，强力则肛出而不收矣。此诸痔之外证也。治法总要，大抵以解热调血顺气先之。盖热则血伤，血伤则经滞，经滞则气不运行，气与血俱滞，乘虚而坠入大肠，此其所以为痔也。诸痔久不愈，必至穿穴为漏矣。

『注释』

①傅：外敷。
②交接：行房事。
③戕：损害，伤害。
④㿋（lěi 累）：皮肤上起的疙瘩。
⑤登溷（hùn 混）：上厕所。溷，厕所。

『按语』

痔，现在医学将其定义为直肠末端黏膜下和肛管皮下的静脉丛发生扩大、曲张所形成的静脉团。祖国医学关于痔的成因，早在《内经》中已有论述："因而饱食，筋脉横解，肠澼为痔。"本篇详述各种痔之外证特点及其治法，并指出治法总要，大抵以解热调血顺气先之。"专以凉血为主。"

『原文』

〔附方〕

治诸痔疮

槐花四两　皂角刺一两，槌碎　胡椒十粒　川椒一两

上用獖①猪肚一个，入药在内，扎定口，煮熟去药，空心食猪肚。

清心丸　《素问》云："诸痛痒疮，皆属于心。"心主血热，此药主之。

黄连一两　茯神　赤苓

上为末，炼蜜丸，如梧子大。每一百丸，食前米汤下。

清凉饮　治诸痔热甚，大便秘结。

当归　赤芍　甘草炙　大黄米上蒸晒

上等分为末。每服二钱，新水调下。

槐角丸　治诸痔，及肠风下血，脱肛。

槐角一两　防风　地榆　当归　枳壳　黄芩各半两

上为末，糊丸如梧子大。空心，米汤下二十丸。

猬皮丸　治诸痔出，里急疼痛。

槐花炒　艾叶炒　枳壳　地榆　当归　川芎　黄芪　白芍　白矾枯　贯众　猬皮一两，炙　头发烧，三钱　猪后蹄重甲十枚，炙焦　皂角一大锭，炙黄去皮

上为末，炼蜜丸梧子大。每服五十丸，食前米汤下。

猪甲散　治诸痔。

猪悬蹄甲不拘多少

上为末，陈米汤，调二钱，空心服。

芎归丸　治痔下血不止。

川芎　当归　黄芪　神曲炒　地榆　槐花炒。各半两　阿胶炒　荆芥　木贼　头发烧灰。各一钱半

上为末，炼蜜丸梧子大。服五十丸，食前米汤下。

干葛汤　治酒痔。

干葛　枳壳炒　半夏　茯苓　生芐　杏仁各半两　黄芩二钱半　甘草同上

上锉。每服三钱，黑豆一百粒，姜三片，白梅一个，煎服。

橘皮汤　治气痔。

橘皮　枳壳炒　川芎　槐花炒。各半两　槟榔　木香　桃仁炒去皮　紫苏茎叶　香附　甘草炙。各二分半

上锉。每服八钱，姜枣煎服。

熏洗方

槐花　荆芥　枳壳　艾叶

又方

土矾末二钱　木鳖子七个，取仁研

上以水煎，熏洗三两次。如肛门肿热，以朴硝末水调，淋之良。

又方　治肠痔，每大便常有血。

上以蒲黄末方寸匕，米饮调下。日三顿，瘥。

又方

捣桃叶一斛蒸之，内小口器中，以下部榻上坐，虫自出。

地黄丸　治五痔，滋阴必用之。

地黄酒蒸熟，一两六钱　槐角炒　黄柏炒　杜仲炒　白芷各一两　山药　山茱萸　独活各八钱　泽泻　牡丹　茯苓各六钱　黄芩一两半　白附子二钱

上炼蜜丸，如梧子大。空心服五十丸，米汤下。

熏痔方　用无花果叶煮水熏，少时再洗。又好醋沃烧新砖，如法坐熏，良。

又方

大黄三钱，煨　牡蛎一两，煅

上为末，作十服，空心服。

又方

大蒜一片，头垢捻成饼子，先安头垢饼于痔上，外安蒜艾灸之。

翻花痔

荆芥、防风、朴硝煎汤洗之，次用木鳖子、郁金研末，入龙脑些少，水调敷。

又方：熊胆、片脑和匀，贴之。

『注释』

①豮（fén 坟）：阉割后的猪。

漏疮二十七

漏疮，先须服补药，生气血，用参、术、芪、芎、归为主，大剂服之。外以附子末，津唾和作饼子，如钱厚，以艾灸之。漏大炷大，漏小炷小，但灸令微热，不可使痛。干则易之，则再研如末，作饼再灸。如困则止，来日再灸，直至肉平为效。亦有用附片灸，仍用前补剂作膏贴之，尤妙。痔漏，凉大肠，宽大肠，用枳壳去穰，入巴豆，铁线缠，煮透去巴豆，入药用，丸子则烂捣，用煎药干用，宽肠。涩窍用赤石脂、白石脂、枯矾、黄丹、脑子。漏窍，外塞用童子小便、煅炉甘石、牡蛎粉。

入方

黄连散　原有痔漏，又于肛门边生一块，皮厚肿痛作脓，就在痔孔出，作食积注下治。

黄连　阿魏　神曲　山楂　桃仁　连翘　槐角　犀角等分

上为末，以少许置掌心，时时舐之，津液咽下，如消三分之二，止后服。

〔附录〕　漏者，诸瘘之溃漏也，狼瘘、鼠瘘、蝼瘘、蛄瘘、蜂瘘、蚍蜉瘘、蛴螬瘘、浮疽瘘、转筋瘘，古所谓九瘘是尔。析而言之，三十六种，其名目又不同焉。大抵外伤四气，内窘七情，与夫饮食乖常，染触蠹动含灵之毒，未有不变为瘘疮。穿孔一深，脓汁不尽，得冷而风邪并之，于是涓涓而成漏矣。然有近年漏者，有久年漏者。近则带淡红，或微肿，或小核；久则上而槁白，内而黑烂，淫虫恶臭生焉。

『按语』

凡诸疮破溃孔窍不合，内生管道，脓水不断者，均称为漏。本篇漏疮，或称痔漏、肛瘘，多因肛门周围痈肿成脓破溃后，创口久不愈合或愈而复发而成。漏疮常形成瘘管，脓血污物不时由瘘口流出，淋漓不断，不易愈合。丹溪认为，漏疮先须服补药，生肌长肉，瘘管以收湿敛疮之药填塞，瘘口应用隔附子灸法，促进疮口愈合。至明清时代，已发明肛瘘挂线术，治疗肛瘘尤为巧妙安全，丹溪之法已较少应用。

『原文』

〔附方〕

猪肾丸 通行漏疮中，恶水自大肠中出。

黑牵牛碾细末二钱半，入猪肾中，以线扎，青竹叶包，慢火煨熟。空心温酒嚼下。

乳香丸 治冷漏。

乳香二钱半　牡蛎粉一钱二分半

上为末，雪糕糊丸麻子大。每服三十丸，姜汤空心下。

生地黄膏 治漏疮通用。

露蜂房炙　五倍子　木香三钱　乳香一钱　轻粉一字

上为末，用生地黄一握，捣细，和为膏，摊生绢上贴。

蛇蜕散 治漏疮血水不止。

蛇皮焙焦　五倍子　龙骨各二钱半　续断五钱

上为末，入麝香少许，津唾调傅。

熏漏疮方

艾叶　五倍子　白胶香　苦楝根等分

上锉碎，烧香法置长桶内，坐熏疮处。

洗漏疮方 治漏疮孔中多有恶秽，常须避风洗净。

露蜂房、白芷煎汤洗，或大腹皮、苦参煎汤洗。

上洗毕，候水出拭干，先用东向石榴皮晒为末，干掺以杀淫虫，少顷，傅药。

久瘘方

九孔蜂房炙黄

上为末，腊月猪脂研傅，候收汁，以龙骨降香节末入些乳香硬疮。

漏疮，或腿足，先是积热所注，久则为寒。

附子破作两片，用人唾浸透，切成片，安漏孔上，艾灸。

又方　川芎半两　细辛　白芷梢一钱半

上为末，每日作汤服之。病在下，食前服；病在上，食后服。看疮大小，讨隔年黄麻根，刮去皮，捻成绳子，入孔中，至入不去则止，疮外膏药贴之。

卷 三

脱肛二十八

脱肛属气热、气虚、血虚、血热。气虚者，补气，参、芪、芎、归、升麻；血虚，四物汤；血热者，凉血，四物汤加炒柏；气热者，条芩六两，升麻一两，曲糊丸，外用五倍子为末，托而上之，一次未收，至五七次，待收乃止。

又东北方壁土泡汤，先熏后洗。

〔附录〕肺与大肠为表里，故肺脏蕴热，则肛门闭结；肺脏虚寒，则肛门脱出。又有妇人产育用力，小儿久痢，皆致此。治之必须温肺脏，补肠胃，久则自然收矣。

〔附方〕

香荆散 治肛门脱出，大人小儿皆主之。

香附子　荆芥等分　砂仁

上为末，每服三钱，水一碗，煎熟，淋洗。每服三钱，煎服亦可。

又方

五倍子为末，每用三钱，煎洗。

又方　木贼不以多少，烧灰为末，掺①肛门上，按入即愈。

『注释』

①掺：混合。

『按语』

此处脱肛等同于现代医学的脱肛病，丹溪指出，此病在气在血、在虚在热，并相应地提出了补气补血、凉血清热的治疗方法。同时也基于肺与大肠相表里的理论，指出"肺脏蕴热，则肛门闭结；肺脏虚寒，则肛门脱出"，符合下病上治之整体观思想。

呕吐二十九

凡有声有物,谓之呕吐;有声无物,谓之哕。胃中有热,膈上有痰者,二陈汤加炒山栀、黄连、生姜。有久病呕者,胃虚不纳谷也,用人参、生姜、黄芪、白术、香附之类。呕吐,朱奉议以半夏、橘皮、生姜为主。刘河间谓呕者,火气炎上,此特一端耳。有痰膈中焦,食不得下者;有气逆者;有寒气郁于胃口者;有食滞心肺之分,而新食不得下而反出者;有胃中有火与痰而呕者。

呕吐药,忌瓜蒌、杏仁、桃仁、萝卜子、山栀,皆要作吐,丸药带香药行散不妨。注船大吐,渴饮水者即死,童便饮之最妙。

『按语』

呕吐是由于胃失和降,气逆于上,迫使胃中之物从口中吐出的病证。前人有"有物有声谓之呕,有物无声谓之吐,无物有声谓之干呕"之论述。临床上呕与吐常同时发生,故多并称为呕吐。吐呕多由气、火、寒、痰、食所致,基本病机为胃失和降,胃气上逆,"六腑以通为用",胃腑以降为顺,故和胃降逆为呕吐之治疗大法。

『原文』

〔附方〕

理中加丁香汤 治中脘停寒,喜辛物,入口即吐。

人参 白术 甘草炙 干姜炮。各一钱 丁香十粒

上㕮咀。生姜十片,水煎服。或加枳实半钱亦可。不效,或以二陈汤加丁香十粒,并须冷服,盖冷遇冷则相入,庶不吐出。又或活人生姜橘皮汤。

《活人》生姜橘皮汤

橘皮四两 生姜半斤

上㕮咀。水七盏,煮至三盏,去滓,逐旋温服。

热呕 济生竹茹汤、小柴胡加竹茹汤,见疟类。

上并用生姜多煎服。

《济生》竹茹汤

葛根三两　半夏炮七次，二两　甘草炙，一两

上㕮咀。每四钱，水一盏，入竹茹一小块，姜五片。

加味二陈汤　治停痰结气而呕。

半夏　橘皮各五两　白茯苓三两　甘草炙，一两半　砂仁一两　丁香五钱　生姜三两

上水煎服。

吐虫而呕方

黑铅炒成灰，槟榔末米饮调下。

恶 心 三 十

恶心有痰、有热、有虚，皆用生姜，随症佐药。

戴云：恶心者，无声无物，心中欲吐不吐，欲呕不呕。虽曰恶心，实非心经之病，皆在胃口上，宜用生姜，盖能开胃豁痰也。

〔附录〕恶心，欲吐不吐，心中兀兀，如人畏舟船，宜大半夏汤，或小半夏茯苓汤，或理中汤加半夏亦可。又胃中有热，恶心者，以二陈加生姜汁、炒黄连、黄芩各一钱，最妙。

〔附方〕

大半夏汤

半夏　陈皮　茯苓各二钱半

上㕮咀。水二盏，姜二钱半，煎八分，食后服。

小半夏茯苓汤

半夏五两　茯苓三两

上㕮咀。每服八钱，用水一盏半，煎至一盏，入生姜自然汁投药中，更煎一两沸，热服，无时。或用生姜半斤同煎。

理中汤　见中寒。

『按语』

恶心常与呕吐、呃逆等病证同时出现，故现在一般不将其单列为疾病。朱丹溪认为恶心无论虚实，都可用生姜治疗，源于生姜能"开胃豁痰"。

咳逆三十一

咳逆有痰、气虚、阴火，视其有余不足治之。其详在"格致余论"。不足者，人参白术汤下大补丸；有余并有痰者吐之，人参芦之类。痰碍气而吃逆①，用蜜水吐，此乃燥痰不出。痰者，陈皮、半夏；气虚，人参、白术；阴火，黄连、黄柏、滑石；咳逆自痢者，滑石、甘草、炒黄柏、白芍、人参、白术、陈皮，加竹荆沥服。

戴云：吃逆者，因痰与热，胃火者极多。

〔附录〕咳逆为病，古谓之哕，近谓之呃，乃胃寒所生，寒气自逆而呃上，此证最危。亦有热呃，已见伤寒证。其有他病发呃者，宜用半夏一两，生姜半两，水煎热服。或理中汤加枳壳、茯苓各半钱，半夏一钱。不效，更加丁香十粒。吐利后，胃虚寒咳逆者，以羌活附子汤。或丁香十粒、柿蒂十个，切碎，水煎服；吐利后，胃热咳逆者，以橘皮竹茹汤。亦无别病，偶然致呃，此缘气逆而生，宜小半夏茯苓汤加枳实、半夏，又或煎汤泡萝卜子，研取汁，调木香调气散，热服之，逆气用之最佳。

『注释』

①吃逆：呃逆。

『按语』

此处咳逆一证当指今之呃逆，在丹溪手著的《格致余论》中有"呃逆论"专篇，首倡"呃逆"的病名。《金匮钩玄》有"呃逆"篇目，《局方发挥》"气与脾胃"部分也讨论了呃逆的病因病机。丹溪认为本病有痰、气虚、阴火之不同，视其有余不足以治之。

『原文』

〔附方〕

橘皮干姜汤　治咳逆不止。

橘皮　通草　干姜　桂心　甘草炙。各二两　人参一两上用五钱，水煎服。

生姜半夏汤 通治咳逆欲死。

半夏一两 生姜二两

上以水煎，温作三服。

阴证咳逆

川乌 干姜炮 附子炮 肉桂 芍药 甘草炙 半夏 吴茱萸 陈皮 大黄等分

上为末，每服一钱，生姜五片，煎服。

人参白术汤

人参 黄芩 柴胡 干葛 栀子仁 甘草炙。各半两 白术 防风 半夏泡，七次 五味

上㕮咀。每服四钱，姜三片，煎。

羌活附子汤 治呃逆。

木香 附子炮 羌活 茴香炒。各半两 干姜一两

上为末，每服二钱，水一盏半，盐一捻，煎二十沸，和相热服，一服止。《三因》加丁香。

橘皮竹茹汤

橘皮一升 竹茹一升半 甘草炙，二两 人参半两 枣子三十个 生姜半两

上㕮咀。水十盏，煎至三盏，作三服。

小半夏茯苓汤

二陈汤加黄芩煎。

木香调气散

白蔻仁 丁香 檀香 木香各二两 藿香 甘草炙。各八两 砂仁四两

上为末，每服二钱，入盐少许，沸汤点服。

大补丸 见补损。

理中汤 见中寒。

翻胃三十二

翻胃大约有四，血虚、气虚、有热、有痰兼病，必用童便、韭汁、竹沥、牛羊乳、生姜汁。气虚，入四君子汤，右手脉无力；血虚，入四物汤加童便，左手脉无力。切不可用香燥之药，若服之必死，宜薄滋味。治反胃，用黄连三钱，生姜汁浸炒，山楂肉二钱，保和丸二钱，同为末，糊丸如麻子大，胭脂为衣，人参汤入竹沥再煎一沸，下六十丸。有痰，二陈汤为主，寸关脉沉或伏而大；有气结，宜开滞导气之药，寸关脉沉而涩；有内虚阴火上炎而反胃者，作阴火治之。年少者，四物汤清胃脘，血燥不润便故涩，《格致余论》甚详。年老，虽不治，亦用参术，关防气虚胃虚。气虚者，四君子汤加芦根、童便，或参苓白术散，或韭汁、牛羊乳，或入驳①驴尿。又有积血停于内而致，当消息逐之。大便涩者难治，常令食兔肉则便利。翻胃即膈噎，膈噎乃翻胃之渐。《发挥》备言年高者不治。粪如羊屎者，断不可治，大肠无血故也。

戴云：翻胃，血虚者，脉必数而无力；气虚者，脉必缓而无力；气血俱虚者，则口中多出沫，但见沫大出者必死。有热者，脉数而有力；有痰者，脉滑数，二者可治。血虚者，四物为主；气虚者，四君子为主；热以解毒为主；痰以二陈为主。

又方
用马剥儿烧灰存性一钱，好枣肉、平胃散二钱。
上和匀，温酒调服，食即可下，然后随病源调理。
又方
茱萸　黄连　贝母　瓜蒌　牛转草
治翻胃
韭菜汁二两　牛乳一盏
上用生姜汁半两，和匀温服，效。
治翻胃积饮通用
益元散，生姜自然汁澄白脚，丸小丸子，时时服。
〔附方〕
烧针丸　此药清镇，专主吐逆。

黄丹不以多少

上研细,用去皮小枣肉,丸如鸡头大。每用针签于灯上,烧灰为末,乳汁下一丸。

枣肉平胃散

厚朴姜制　陈皮去白。各三斤二两　甘草炙　红枣　生姜各二斤　苍术泔浸一宿炒,五斤

上锉,拌匀,以水浸过面上半寸许,煮干,焙燥为末。每服二钱,盐汤空心点服。

参苓白术散　见脾胃类。

保和丸　见积聚类。

『注释』

①駮（bó 伯）：传说中的兽名,状如马,食虎豹。

『按语』

此翻胃一证,当属噎膈,而非"反胃"。现代反胃,指食入之后,停留胃中,朝食暮吐,暮食朝吐,所吐之物为未经消化的食物。《金匮要略》称"胃反"《太平圣惠方》称"反胃者,为食物呕吐,胃不受食,言胃口翻也,明代《证治要诀》称"翻胃",多由胃阳虚或脾肾俱虚,食入不化而致。噎嗝以咽下食物梗塞不顺,甚则食物不能下咽到胃,食入即吐为主要临床表现。由气、痰、瘀交阻,津气耗伤,胃失通降而成,为中医内科四大难治症之一。丹溪总结翻胃病机为血虚、气虚、有热、有痰,治当理气、化痰、消瘀、降火为主。与现今对噎嗝的认识基本相同。

吞酸三十三 附嗳气

吞酸者，湿热郁积于肝而出，伏于肺胃之间，必用粝食蔬菜自养。宜用炒吴茱萸，顺其性而折之，此反佐之法也。必以炒黄连为君，二陈汤加茱萸、黄连，各炒，随时令迭其位；使苍术、茯苓为辅佐。冬月倍茱萸，夏月倍黄连，汤浸炊饼，丸如小丸，吞之。仍教以粝食蔬菜自养，即安。

戴云：湿热在胃口上，饮食入胃，被湿热郁遏，其食不得传化，故作酸也。如谷肉在器，湿热则易为酸也。

入方

茱萸一两，去枝梗，煮少时，浸半日，晒干　陈皮一两　苍术米泔浸，一两　黄连二两陈壁土炒，去土秤　黄芩一两，如上土炒　或加桔梗一两，茯苓一两。

上为末，神曲糊丸，绿豆大。每服二三十丸，时时津液，食后服。

〔附录〕吞酸与吐酸不同。吐酸，《素问》以为热，东垣又为寒，何也？吐酸是吐出酸水如醋。平时津液，随上升之，气郁积而久，湿中生热，故从火化，遂作酸味，非热而何？其有郁积之久，不能自涌而出，伏于肺胃之间，咯不得上，咽不得下，肌表得风寒则内热愈郁，而酸味刺心，肌表温暖，腠理开发，或得香热汤丸，津液得行，亦可暂解，非寒而何？《素问》言热，言其本也；东垣言寒，言其末也。

『按语』

吞酸又称吐酸、泛酸。《素问·至真要大论》说："诸呕吐酸，暴注下迫，皆属于热。"说明本病多因于热。丹溪遵《内经》之旨，认为本病为肝经湿热伏于胃口所致，与肝胃关系最为密切。治疗上以炒黄连为君，清热泻火，以炒吴茱萸反佐之，并配以二陈、苍术等，可以认为是以左金丸加味以清泻肝火。而李东垣认为本病病因为寒，当指风寒外束肌表、热郁于内所致，发散风寒，津液得行，亦可暂解，故称"东垣言寒、言其末也"。

『原文』

〔附方〕

曲术丸　治中脘宿食留饮，酸蜇心痛，或口吐清水。

神曲炒，三两　　苍术泔浸，炒，一两半　　陈皮一两

上为末，生姜汁煮神曲糊为丸。每七十丸，姜汤下。

加味平胃散　治吞酸或宿食不化。

生料平胃散加神曲、麦芽炒，各半钱，术、朴不制。

上生姜三片，水煎五钱服。

嗳气，胃中有火有痰。

入方

南星　半夏　软石膏　香附。

一本有炒栀子。

上作丸，或作汤，服之。盖胃中有郁火，膈上有稠痰故也。

软石膏丸亦不可服。本方痰条下云：噫气吞酸，此系食郁有热，火气冲上，黄芩为君，南星、半夏、陈皮为佐，热多加青黛。

痞 三 十 四

痞者有食积兼热。东垣有法有方。

心下痞，须用枳实炒黄连。如禀受充实，面苍骨露，气实之人，而心下痞者，宜枳实、黄连、青皮、陈皮、枳壳；如禀受素弱，转运不调，饮食不化而心下痞者，宜白术、山楂、曲蘗、陈皮。如肥人心下痞者，乃是实痰，宜苍术、半夏、砂仁、茯苓、滑石；如瘦人心下痞者，乃是郁热在中焦，宜枳实、黄连、葛根、升麻。如食后感寒，饮食不化，心下痞，宜藿香、草豆蔻、吴茱萸、砂仁。痞挟血成窠囊，用桃仁、红花、香附、大黄之类。

入方

吴茱萸三两，汤浸煮少时　黄连八两

粥糊为丸。每服五七十丸，白术陈皮汤下。

玉液丸

软石膏不以多少，又云火煅红出火毒

上为末，醋糊丸如绿豆大。服之专能泻胃火，并治食积痰火。

〔附录〕痞者，与"否"①同，不通"泰"也。由阴伏阳蓄，气与血不运而成。处心下，位中央，䐜满痞塞者，皆土之病也，与胀满有轻重之分。痞则内觉痞闷，而外无胀急之形者，是痞也。有中气虚弱，不能运化精微为痞者；有饮食痰积，不能施化为痞者；有湿热太甚为痞者。古方治痞用黄连、黄芩、枳实之苦以泄之，厚朴、生姜、半夏之辛以散之，人参、白术之甘苦以补之，茯苓、泽泻之淡以渗之。既痞同湿治，惟宜上下分消其气。如果有内实之证，庶可略与疏导。世人苦于痞塞，喜行利药，以求其速效，暂时快通，痞若再作，益以滋甚。

『注释』

①否（pǐ 痞）：否卦，形容天地不得交通。

『按语』

丹溪师承罗知悌，罗知悌既得刘完素之再传，又旁通于张子和、李东垣两家学说。李东垣大倡脾胃内伤学说,多种脾胃病的致病原因同样也是致痞的病因,所以丹溪称治痞"东垣有法有方"。

『原文』

〔附方〕

加味补中益气汤　治内伤心下痞。见内伤。

脉缓,有痰而痞,加半夏、黄连;脉弦,四肢满闷,便难而心下痞,加柴胡、黄连、甘草;大便秘燥,加黄连、桃仁,少加大黄、归身;心下痞,督闷者,加白芍药、黄连;心下痞,中寒者,加附子、黄连;心下痞,腹胀,加五味子、白芍、砂仁;天寒,少加干姜,或中桂;心下痞,呕逆者,加黄连、生姜、陈皮;如冬月,加黄连,少入丁香、藿香;心下痞,如腹中气上逆者,是冲脉逆也,加黄柏三分,黄连一分半以泄之;如食已心下痞,别服橘皮枳术丸。

枳实消痞丸　治右关脉浮弦,心下虚痞,恶食懒倦。开胃进食。

枳实　黄连各五钱　干生姜二钱　半夏曲三钱　厚朴四钱　人参三钱　甘草炙,二钱　白术三钱　茯苓　麦芽各二钱

上为末,水浸蒸饼丸,如梧桐子大。服三五十丸,温水下。

橘皮枳术丸

橘皮　枳实　白术等分

上为末,荷叶裹,烧饭为丸。每服五十丸,白汤下。

枳术丸　助胃消食,宽中,去痞满。

白术　枳实各二两

上为末,荷叶裹,烧饭为丸。

嘈杂三十五

嘈杂，是痰因火动，治痰为先。姜炒黄连，入痰药，用炒山栀子、黄芩为君，南星、半夏、陈皮为佐。热多加青黛。嘈杂，此乃食郁有热，炒栀子、姜炒黄连不可无。肥人嘈杂，二陈汤少加抚芎、苍术、白术、炒山栀子。嘈杂，若湿痰气郁，不喜食，三补丸加苍术，倍香附子。医按：蒋氏子条云：心嘈索食，以白术、黄连、陈皮作丸，白汤下，七八十丸，数服而止。又云：眩运嘈杂，是火动其痰，二陈汤加栀子、芩、连之类。

戴云：此则俗谓之心嘈也。

三补丸 见补损。

『按语』

嘈杂是指自觉胃中空虚，似饥非饥，似辣非辣，似痛非痛，莫可名状，时作时止的病证。《丹溪心法》首次提出本病，认为其病机为"痰因火动""食郁有热""湿痰气郁"等。治当以治痰为先，随证治之。

伤食三十六

伤食恶食者，胸中有物，宜导痰补脾，用二陈汤加白术、山楂、川芎、苍术服之。

忧抑伤脾，不思饮食，炒黄连、酒芍药、香附，同清六丸末，用姜汁浸，蒸饼丸服。

入方

治气抑痰，倦不思食。

白术二两　苍术　陈皮　黄连　黄柏　半夏各二两　扁柏七钱半　香附一两半　白芍一两半

上为末，姜汁面糊丸。

治心腹膨内多食积所致。

南星一两半，姜制　半夏　瓜蒌仁研和润，一两半　香附一两，童便浸　黄连三两，姜炒　礞石硝煅　萝卜子　连翘半两　麝少许

又方加陈皮半两。

上为末，曲糊丸。

一人因吃面内伤，肚热头痛。

白术一钱半　白芍　陈皮　苍术各一钱　茯苓　黄连　人参　甘草各五分

上作一服，姜三片，煎。如口渴，加干葛二钱，再调理。

补脾丸

白术半斤　苍术　茯苓　陈皮各三两

粥为丸。

清六丸　见泄泻。

〔附录〕伤食之证，右手气口必紧盛，胸膈痞塞，噫气如败卵臭，亦有头痛发热，但身不痛为异耳，用治中汤加砂仁一钱，或用红丸子。

〔附方〕

加味二陈汤　治中脘闻食气则呕。

本方加砂仁一钱，青皮半钱。

红丸子　治伤食。

京三棱　蓬术煨　青皮　陈皮五两　干姜炮　胡椒三两

上为末，用醋糊丸，如梧子大，矾红为衣。服三十丸，食后姜汤下。

治中汤　见脾胃。

『按语』

此处伤食指食欲不振而言，朱丹溪将其分为伤食恶食和忧思伤脾而不思饮食两种。伤食恶食者（胸中有物），治当导痰补脾消食为主；忧思伤脾而不思饮食者，治当疏肝健脾消食。

疸三十七

疸不用分其五，同是湿热，如盦曲①相似。轻者，小温中丸；重者，大温中丸。热多，加芩、连；湿多者，茵陈五苓散，加食积药。湿热因倒胃气，服下药，大便下利者，参、芪加山栀、茵陈、甘草。

戴云：五疸者，周身皮肤并眼，如栀子水染。因食积黄者，量其虚实，下其食积。其余但利小便为先，小便利白，其黄则自退矣。

入方

小温中丸 治疸，又能去食积。

苍术　川芎　香附　神曲　针砂醋炒红

春加芎，夏加苦参或黄连，冬加吴茱萸或干姜。

大温中丸 治食积与黄肿，又可借为制肝燥脾之用。脾虚者，以参、术、芍药、陈皮、甘草作汤使。

陈皮　苍术　厚朴　三棱　蓬术　青皮五两　香附一斤　甘草一两　针砂二两，醋炒红

上为末，醋糊丸。空心，姜盐汤下，午后饮食，可酒下。忌犬肉果菜。

〔附录〕黄疸乃脾胃经有热所致，当究其所因，分利为先，解毒次之。诸疸口淡，怔忡，耳鸣，脚软，微寒发热，小便白浊，此为虚证，治宜四君子汤，吞八味丸，不可过用凉剂，强通小便，恐肾水枯竭。久而面黑黄色，及有渴者不治；不渴者可治。黄疸，通身面目悉黄，宜生料五苓散加茵陈；又宜小柴胡加茵陈、茯苓、枳实，少加朴硝；《济生》茵陈汤；《千金方》东引桃根细者煎，空心服。谷疸，食已头眩，心中怫郁不安，饥饱所致，胃气蒸冲而黄，宜小柴胡加谷芽、枳实、厚朴、山栀、大黄，《济生》谷疸丸。酒疸，身目黄，心中懊憹，足胫满，尿黄面黄而赤斑，酒过胃热，醉卧当风，水湿得之，小柴胡加茵陈、豆豉、大黄、黄连、葛粉。脉微数，面目青黑，或大便黑，《三因方》白术散。脉弦涩，《三因》当归白术散，《济生方》五苓加葛根汤。女劳疸，因房事后为水湿所搏，故额黑身黄，小腹满急，小便不利，以大麦一撮，同活石、石膏末各一钱煎服。黄汗者，因脾胃有热，汗出入水，澡浴所致，故汗出黄染衣而不渴，《济生方》黄芪散、茵陈汤。又以苦丁香如豆大，深吸鼻中，出黄水差②。发黄，脉沉细迟，四肢逆冷，

身冷，自汗不止，宜茵陈四逆汤。

『注释』

①盦（ān安）曲：覆盖酒曲。本文是说黄疸发病的原因，其与造曲时湿热熏蒸日久发酵变色的道理一样。盦，覆盖。

②差："瘥"的古字，病愈。

『按语』

黄疸之名首见于《内经》，此后《金匮要略》把黄疸分为黄疸、谷疸、酒疸、女劳疸、黑疸五种，至金元医家则主张黄疸分类当舍繁就简，罗天益在《卫生宝鉴》中将黄疸分为阳黄、阴黄，阳黄以湿热为主，阴黄以脾虚寒湿为主。丹溪则言"疸不用分其五，同是湿热，如盦曲相似"。丹溪此处虽断言湿热，但附录所载发黄，脉沉细迟，宜茵陈四逆汤，当为脾肾阳虚，寒湿发黄之阴黄。

『原文』

〔附方〕

茵陈蒿汤　治湿热发黄，身热，鼻干，汗出，小便赤而不利。

茵陈六两　栀子十四个　大黄三两

上三味，每服一两半，水煎服。

栀子大黄汤　治酒疸。

栀子十五个　大黄一两　枳实五枚　豉一升

水煎温服。

硝石矾石散　治女劳疸，身黄额黑。

硝石　矾石各烧。等分

上为末，以大麦粥汁和服二钱，日三，重衣覆取汗。

瓜蒂散

瓜蒂二钱　母丁香一钱　黍米四十九粒　赤小豆半钱

上为末，每夜于鼻内嗅之，取下黄水。凡用，先令病人含水一口。

茵陈五苓散

上用五苓散五分，茵陈蒿末十分，和匀。先食饮，服方寸匕，日三服。

八味丸　见补损。

生料五苓散 见中暑。

小柴胡汤 见疟。

《济生》茵陈汤

茵陈二两　大黄一两　栀子仁三钱

上㕮咀。每服四钱，水一盏，煎八分，温服，不拘时。

《济生》谷疸丸

苦参三两　牛胆一个　龙胆草一两

上为末，用牛胆汁入少，炼蜜丸如梧子大。每五十丸，空心热水，或生姜甘草汤送下。

《三因》白术汤

桂心　白术各一两　豆豉　干葛　杏仁　甘草各半两　枳实去穰麸炒

上㕮咀。每服四钱，水一盏，煎七分，食前服。

《三因》当归白术汤

白术　茯苓各三两　当归　黄芩　茵陈各二两　甘草炙　枳实麸炒　前胡　杏仁去皮尖，麸炒。各二两　半夏泡七次，二两半

上㕮咀。每服四钱，食后温服。

《济生》五苓散

猪苓　泽泻　白术　茵陈　赤苓等分

上㕮咀。每四钱，水煎，温服无时。

《济生》葛根汤

葛根二两　枳实麸炒　豆豉一两　栀子仁一两　甘草炙，半两

上㕮咀。水煎服，无时。

《济生》黄芪散

黄芪　赤芍　茵陈各二两　石膏四两　麦门去心　豆豉各一两　甘草炙，半两

上㕮咀。姜五片，水煎服，无时。

茵陈四逆汤 方见中寒类。加茵陈。

水肿三十八

水肿，因脾虚不能制水，水渍妄行，当以参、术补脾，使脾气得实，则自健运，自能升降。运动其枢机，则水自行，非五苓、神佑之行水也。宜补中、行湿、利小便，切不可下。用二陈汤加白术、人参、苍术为主，佐以黄芩、麦门冬、炒栀子制肝木。若腹胀，少佐以厚朴；气不运，加木香、木通；气若陷下，加升麻、柴胡提之，随病加减。必须补中行湿。二陈治湿，加升提之药，能使大便润而小便长。产后必须大补血气为主，少佐苍术、茯苓，使水自降，用大剂白术补脾。若壅满，用半夏、陈皮、香附监之。有热当清肺金，麦门冬、黄芩之属。一方用山栀子，去皮，取仁，炒，捣①碎，米汤送下一抄。若胃热病在上者，带皮用。治热水肿，用山栀子五钱，木香一钱半，白术二钱半，㕮咀，取急流顺水煎服。水胀，用大戟、香薷，浓煎汁成膏丸，去暑，利小水。大戟为末，枣肉丸十丸，泄小水，劫快实者。

戴云：水肿者，通身皮肤光肿如泡者是也，以健脾渗水利小便，进饮食，元气实者可下。

〔附录〕腰以下肿，宜利小便；腰以上肿，宜发汗。此仲景之要法也。诸家只知治湿当利小便之说，执此一途，用诸去水之药，往往多死。又用导水丸、舟车丸、神佑丸之类大下之，此速死之兆。盖脾极虚而败，愈下愈虚，虽劫效目前，而阴损正气，然病亦不旋踵②而至。

大法，宜大补中宫为主，看所挟加减，不尔则死。当以严氏实脾散加减用。阳病水兼阳证者，脉必沉数；阴病水兼阴证者，脉必沉迟。水之为病不一，贾洛阳以病肿不治，必为锢疾，虽有扁鹊，亦莫能为，则知肿之危恶，非他病比也。

夫人之所以得全其性命者，水与谷而已。水则肾主之，土谷则脾主之，惟肾虚不能行水，惟脾虚不能制水，胃与脾合气，胃为水谷之海，又因虚而不能传化焉。故肾水泛溢，反得以浸渍脾土，于是三焦停滞，经络壅塞，水渗于皮肤，注于肌肉而发肿矣。其状目胞上下微起，肢体重著，咳喘怔忡，股间清冷，小便涩黄，皮薄而光，手按成窟，举手即满是也。治法：身有热者，水气在表，可汗；身无热，水气在里，可下。其间通利小便，顺气和脾，俱不可缓耳。证虽可下，又当权其重轻，不可过用芫花、大戟、甘遂猛烈之剂，一发不收，吾恐峻决者易，固闭者难，水气复来而无以治之也。

风肿者，皮粗，麻木不仁，走注疼痛；气肿者，皮厚，四肢瘦削，腹胁胀膨；其皮间有红缕赤痕者，此血肿也。妇人怀胎，亦有气遏水道而虚肿者，此但顺气安脾，饮食无阻，既产而肿自消。

大凡水肿，先起于腹，而后散四肢者，可活；先起于四肢，而后归于腹者，不治。大便滑泄，与夫唇黑，缺盆平，脐突，足平，背平，或肉硬，或手掌平，又或男从脚下肿而上，女从身上肿而下，并皆不治。

若遍身肿，烦渴，小便赤涩，大便闭，此属阳水，先以五皮散，或四磨饮，添磨生枳壳，重则疏凿饮；若遍身肿，不烦渴，大便溏，小便少，不涩赤，此属阴水，宜实脾饮，或木香流气饮。阳水肿，败荷叶烧灰存性为末，米饮调下。若病可下者，以三圣散，牵牛、枳实、萝卜子三味，看大小虚实与服。气实者，三花神佑丸、舟车丸、禹功散选用。忌食羊头、蹄肉，其性极补水，食之百不一愈。

『注释』

①捶（chuí 锤）：敲击。
②不旋踵：形容来不及转身，比喻时间极短。旋踵，掉转脚跟。

『按语』

水肿首见于《内经》，称为"水"，分为风水、石水、涌水。《金匮要略》称为"水气"，按病因脉证分为风水、皮水、正水、石水、黄汗五种。《诸病源候论》中有"十水候""二十四水候"之称。直到《丹溪心法》才将水肿分为阴水、阳水两大类，指出"若遍身肿，烦渴，小便赤涩，大便闭，此属阳水""若遍身肿，不烦渴，大便溏，小便少，不涩赤，此属阴水"。

丹溪十分注重脾脏在水肿发病和治疗中的作用。他说："水肿，因脾虚不能制水，水渍妄行，当以参、术补脾，使脾气得实，则自健运，自能升降。运动其枢机，则水自行。"治疗上"宜补中、行湿、利小便，切不可下"。主张健脾以运水，慎用攻下峻利药。其对水肿的分类及治疗，在临床上至今仍有重要的指导意义。

『原文』

〔附方〕

加味五皮散　治四肢肿满，不分阳水、阴水皆可服。

陈皮　桑白皮　赤茯苓皮　生姜皮　大腹皮各一钱　加姜黄一钱　木瓜一钱

上作一服，水煎。又方：去陈皮、桑白，用五加、地骨皮。

疏凿饮子　治水气遍身浮肿，喘呼气急，烦渴，大小便不利，服热药不得者。

泽泻　赤小豆炒　商陆　羌活　大腹皮　椒目　木通　秦艽　槟榔　茯苓皮等分

上㕮咀。水煎，姜五片。

大橘皮汤　治湿热内攻，腹胀水肿，小便不利，大便滑泄。

陈皮一两　木香二钱半　滑石六两　槟榔三钱　茯苓一两　猪苓　白术　泽泻　肉桂各半两　甘草二钱

生姜五片，水煎服。

十枣丸　治水气，四肢浮肿，上气喘急，大小便不利。

甘遂　大戟　芫花各等分

上为末，煮枣肉为丸，桐子大。清晨热汤下三十丸，以利为度，次早再服。虚人不可多服。

又方　治虚肿。

大香附不以多少，以童便浸一日夜，取出，另换童便，又浸一日夜，再取出，又换童便浸一日夜，擦去皮，晒干。

上为末，醋糊丸如梧子大。服七十丸，煎二十四味流气饮送下。

严氏实脾散

厚朴制　白术　木瓜　大腹子　附子　木香　草果仁　白茯苓　干姜炮。各一两　甘遂炙，半两

上㕮咀。姜五片，枣一枚煎，服无时。

木香流气饮　见气类。

四磨饮　见喘类。

三花神佑丸　舟车丸　并见中湿类。

禹功散　黑牵牛头末，四两　茴香炒，一两

上为末，生姜自然汁调一二钱，临睡服。或加白术一两。

加味枳术汤　治气为痰饮闭隔，心下坚胀，名曰气分。

枳壳　白术　紫苏茎叶　桂　陈皮　槟榔　北梗　木香　五灵脂炒。各二分　半夏　茯苓　甘草各一分半

上以水煎，姜三片。

胎水证，凡妇人宿有风寒冷湿，妊娠喜脚肿，亦有通身肿满，心腹急胀，名曰胎水。

二十四味流气饮　见气类。

鼓胀三十九

鼓胀又名单鼓，宜大补中气行湿。此乃脾虚之甚，必须远音乐、断厚味，大剂人参、白术，佐以陈皮、茯苓、苍术之类。有血虚者，用四物汤行血药。有脉实坚人壮盛者，或可攻之，便可收拾，用参、术为主。凡补气，必带厚朴宽满，厚朴治腹胀，因味辛，以气聚于下焦故也，须用姜汁制之。如肥胖之人腹胀者，宜平胃、五苓共服之；如白人腹胀者，是气虚，宜参、术、厚朴、陈皮；如瘦人腹胀者，是热，宜黄连、厚朴、香附、白芍。如因有故蓄血而腹胀者，宜抵当丸下死血；如因有食积而腹胀者，有热，用木香槟榔丸，有寒，用木香、厚朴、丁香、砂仁、神曲、香附；如因外寒郁内热而腹胀者，用藿香、麻黄、升麻、干葛、桂枝；因大怒而腹胀者，宜青皮、陈皮、香附、木香、栀子仁、芦荟。实者，按之不坚不痛，治实者须下之，消之，次补之；虚者温之，升之，补为要。朝宽暮急，血虚；暮宽朝急，气虚；终日急，气血皆虚。腹胀不觉满者，食肉多，以黄连一两，阿魏半两，醋浸蒸饼为丸，同温中丸、白术汤下。食肉多腹胀，三补丸料内加香附、半夏曲，蒸饼丸服。

〔附录〕心肺阳也，居上；肾肝阴也，居下；脾居中，亦阴也，属土。经曰：饮食入胃，游溢精气，上输于脾，脾气散精，上归于肺，通调水道，下输膀胱，水精四布，五经并行。是脾具坤静之德，而有乾健之运，故能使心肺之阳降，肾肝之阴升，而成天地交之泰①，是为无病。今也七情内伤，六淫外侵，饮食不节，房劳致虚，脾土之阴受伤，转运之官失职，胃虽受谷，不能运化，故阳自升，阴自降，而成天地不交之否②，清浊相混，隧道壅塞，郁而为热，热留为湿，湿热相生，遂成胀满，经曰鼓胀是也。以其外虽坚满，中空无物，有似于鼓，其病胶固，难以治疗。又名曰蛊，若虫侵蚀之义。理宜补脾，又须养肺③金以制木，使脾无贼邪之患；滋肾水以制火，使肺得清化。却厚味，断妄想，远音乐，无有不安。医又不察虚实，急于作效，病者苦于胀急，喜行利药，以求通快，不知宽得一日半日，其肿愈甚，病邪甚矣，真气伤矣。古方惟禹余粮丸，又名紫金丸，制肝补脾，殊为切当。

『注释』

① 泰：卦名，泰卦，形容天地交而万物通也。

②否：卦名，否卦，形容天地不得交通。
③肺：原作"脾"，据文义改。

『按语』

臌胀病名首见于《内经》，金元四大家见解不一，河间以为"阳热气甚则腹胀也"；东垣则云"皆由脾胃之气虚弱，不能运化精微而制水谷，聚而不散而成胀满"；丹溪则独主湿热相生，清浊相混，隧道壅塞之故。《格致余论》中有"鼓胀论"专篇，详述本病的病因病机。对臌胀的病名，丹溪解释为"以其外虽坚满，中空无物，有似于鼓"。归纳其治则治法为："大补中气行湿。此乃脾虚之甚"，强调"理宜补脾"，兼顾养肺金以制木，滋肾水以制火。并指出"医者不可不察虚实，急于作效，以求通快而妄投攻伐，致其肿愈甚，病邪甚矣，真气伤矣"。

所谓又名曰"蛊"者，当指今之肝血吸虫病。

『原文』

〔附方〕

中满分消丸 治中满鼓胀，水气胀，大热胀，并皆治之。

黄芩　枳实炒　半夏　黄连炒。各五钱　姜黄　白术　人参　甘草　猪苓各一钱　厚朴制，一两　茯苓　砂仁各二钱　泽泻　陈皮各三钱　知母四钱　干生姜二钱

上为末，水浸蒸饼，丸如梧子大。每服百丸，焙热，白汤下，食后。寒因热用，故焙服之。

广茂溃坚汤 中满腹胀，内有积块，坚硬如石，令人坐卧不安，大小便涩滞，上气喘促，遍身虚肿。

厚朴　黄芩　益智　草豆蔻　当归各五钱　黄连六钱　半夏七钱　广茂　升麻　红花炒　吴茱萸各二钱　甘草生　柴胡　泽泻　神曲炒　青皮　陈皮各三钱　渴者，加葛根四钱。

上每服七钱，生姜三片，煎服。

紫苏子汤 治忧思过度，致伤脾胃，心腹胀满，喘促烦闷，肠鸣气走，漉漉有声，大小便不利，脉虚紧而涩。

苏子一两　大腹皮　草果　半夏　厚朴　木香　陈皮　木通　白术　枳实　人参　甘草各半两

上水煎，生姜三片，枣一枚。

人参芎归汤 治血胀烦躁，漱水不咽，迷忘，小便多，大便异，或虚厥逆。妇人多有此证。

当归　半夏七钱半　川芎一两　蓬术　木香　砂仁　白芍　甘草炙。各半两　人参　桂心　五灵脂炒。各二钱半

上水煎，生姜三片，枣一个，紫苏四叶。

禹余粮丸 治中满，气胀，喘满，及水气胀。

蛇舍石大者三两，以铁铫盛入炭火中，煅药与铫子一样通红，用钳出铫子，以药淬醋中，候冷，研极细　真针砂五两，先以水淘净，控干，更以铁铫子炒干，入禹余粮一斤，用水醋二升就铫内煮，令醋干为度，却就用铫子同二药入一秤炭火中，煅令通赤，钳出铫子，倾药于净砖地上，候冷研极细　禹余粮三两，同入针砂内制

已上三物为主，其次量人虚实，入下项药：木香　牛膝酒浸　莪术炮　白蒺藜　桂心　川芎　白豆蔻　土茴香炒　三棱炮　羌活　茯苓　干姜炮　青皮去白　附子炮　陈皮　当归酒浸一夕

上各半两，虚人老人，全用半两。实壮之人，随意减之。

上为末，拌匀，以汤浸蒸饼，滤去水，和药再捣极匀，丸如梧桐子大。每服五十丸，空心温酒下。最忌食盐，否则发疾愈甚。

平胃散　见脾胃。

五苓散　见中暑。

抵当丸

水蛭七个　虻虫八个　桃仁七个　大黄一两

上为末，分作四丸。水一盏，煎一丸，取七分，温服，当下血，未下再服。

绀珠木香槟榔丸

木香　槟榔　当归　黄连　枳壳　青皮　黄柏各一两　黄芩　陈皮　三棱　香附　牛末各二两　莪术　大黄各四两

上为末，面糊丸梧子大。每服五七十丸，临卧姜汤下。寻常消导开胃，只服三四十丸。

温中丸　见积类。

三补丸　见补损。

小便不通四十

小便不通，有气虚、血虚、有痰、风闭、实热。气虚，用参、芪、升麻等，先服后吐，或参、芪药中探吐之；血虚，四物汤，先服后吐，或芎归汤中探吐亦可；痰多，二陈汤，先服后吐。以上皆用探吐。若痰气闭塞，二陈汤加木通一作木香、香附探吐之，以提其气。气升则水自降下，盖气承载其水也。有实热者当利之，砂糖汤调牵牛末二三分，或山栀之类。有热、有湿、有气结于下，宜清、宜燥、宜升。有孕之妇，多患小便不通，胞被胎压下故也。转胞论用四物汤加参、术、半夏、陈皮、甘草，姜枣煎汤，空心服。一妇人脾疼后，患大小便不通，此是痰隔中焦，气滞于下焦，以二陈汤加木通，初吃后，煎相吐之。

〔附录〕肾主水，膀胱为之府，水潴①于膀胱而泄于小肠，实相通也。然小肠独应于心者，何哉？盖阴不可以无阳，水不可以无火，水火既济，上下相交，此荣卫所以流行，而水窦开阖所以不失其司耳。惟夫心肾不交，阴阳不调，故内外关格而水道涩，传送失度而水道滑，热则不通，冷则不禁。其热盛者，小便闭而绝无；其热微者，小便难而仅有。肾与膀胱俱虚，客热乘之，故不能制水。水挟热而行涩，为是以数起而溺有余沥；肾与膀胱俱冷，内气不充，故胞中自滑，所出多而色白，为是以遇夜阴盛愈多矣。小便涩滑，又当调适其气欤。

『注释』

①潴：蓄积，停留。

『按语』

小便不利，点滴而短少，病势较缓者称为"癃"；小便闭塞，点滴不通，病势较急者称为"闭"，现代多癃闭并称。"癃闭"首见于《内经》，并对病位、病因病机都作了比较详细的论述。丹溪认为，"小便不通，有气虚、血虚、有痰、风闭、实热"，在治疗上首创提壶揭盖法，即运用探吐法治疗小便不通，将探吐一法譬之滴水之器，闭其上窍，则下窍不通，开其上窍则下窍必利，所谓"气升则水自降下，盖气承载其水也"。

『原文』

〔附方〕

草蜜汤　治心肾有热，小便不通。

生车前草，捣取自然汁半盏，入蜜一匙，调下。

蒲黄汤　治心肾有热，小便不通。

赤茯苓　木通　车前子　桑白皮　荆芥　灯心　赤芍　甘草炙　生蒲黄　滑石等分

上为末，每服二钱，葱头一根，紫苏五叶，煎汤调服。

又方　治膀胱不利为癃。癃者，小便闭而不通。八正散加木香以取效。或云滑石亦可。

又方　治小便不通，脐下满闷。

海金沙一两　腊茶半两

上为末，每服三钱，生姜甘草汤调下。

又方　治小便不通。鸡子中黄一枚，服之不过三。

又方　炒盐热熨小腹，冷复易之。

又方　治忍小便久致胞转。自取爪甲烧饮服之。

又方　以蒲黄裹患人肾，令头至地，三度即通。

又方　取陈久笔头一枚，烧为灰，和水服之。

芎归汤　见肠风类。

二陈汤　见中风。

八正散　见淋。

小便不禁四十一

小便不禁者，属热，属虚。热者，五苓散加解毒；虚者，五苓加四物。

戴云：小便不禁，出而不觉，赤者有热，白者气虚也。

〔附录〕小便不禁，有虚热、虚寒之分。内虚寒自汗者，秘元丹、三因韭子丸；内虚湿热者，六味地黄丸或八味丸，加杜仲、骨脂、五味。老人，宜八味丸减泽泻为妙。

〔附方〕

秘元方 助阳消阴，正气温中，内虚里寒，冷气攻心，胀痛泄泻，自汗时出，小便不禁，阳衰足冷，真气不足，一切虚冷。

白龙骨三两，烧　诃子十个，炮，去核　砂仁一两　灵砂二两

上四味为末，煮糯米粥丸，如麻子大。空心，温酒送下二丸，临卧冷水送下三丸。忌葱茶葵菜物。

暖肾丸 治肾虚多溺，或小便不禁而浊。

胡芦巴炒　故纸炒　川楝用牡蛎炒，去牡蛎　熟苄　益智　鹿茸酒炙　山茱萸　代赭烧醋淬七次，另研　赤石脂各七钱半　龙骨　海螵蛸　熟艾醋拌炙焦　丁香　沉香　乳香各五钱　禹余粮煅，醋淬，七钱半

上为末，糯米粥丸如梧子大。服五十丸，煎菖蒲汤空心送下。

三因家韭子丸 治下元虚冷，小便不禁，或成白浊。

韭子六两，炒　鹿茸四两，酥炙　苁蓉酒浸　牛膝　熟苄　当归各二两　巴戟去心　菟丝子酒浸。各一两半　杜仲　石斛　桂心　干姜炮。各一两

上为末，酒糊丸如梧子大。每服一百丸，空心汤酒任下。

六味地黄丸　见补损。

八味丸　见补损。

『按语』

小便不禁，或称小便失禁。丹溪认为其病机不外乎虚、热两种，小便色赤者属热，小便色白者属气虚，治以五苓散加味。后世认识到小便失禁当责之于肾，由于肾气不固使然，有虚寒、虚热之分，故在附录及附方中所列方药均以补肾固涩为主。

关格四十二

关格，必用吐，提其气之横格，不必在出痰也。有痰宜吐者，二陈汤吐之，吐中便有降。有中气虚不运者，补气药中升降。寒在上，热在下，脉两手寸俱盛四倍以上。

戴云：关格者，谓膈中觉有所碍，欲升不升，欲降不降，欲食不食，此谓气之横格也。

『按语』

小便不通谓之"关"，呕吐时作称之"格"。关格是指以小便不通与呕吐并见为临床特征的危重病证。丹溪认为其病机为"气之横格"，戴元礼解释为"膈中觉有所碍，欲升不升，欲降不降，欲食不食，此谓气之横格也"，实为气机格拒、不能升降所致。治疗与小便不通大致相同，丹溪主张用吐法，以升提"气之横格"，通畅气机，则小便自通，呕吐可止。

淋 四十三

淋有五，皆属乎热。解热利小便，山栀子之类，山栀子去皮一合，白汤送下。淋者，小便淋沥，欲去不去，不去又来，皆属于热也。

入方　治老人气虚而淋者。

人参　白术　木通　山栀

地髓汤　治死血作淋，痛不可忍，此证亦能损胃不食。

杜牛膝一合

上以水五钟，煎耗其四而留其一，去滓，入麝香少许，空心服之。又只单以酒煎亦可，又名苦杖散。老人虚寒者，八味丸或六味地黄丸为要药。

又方　治气虚而淋者。

八物汤加黄芪、虎杖、甘草煎汤服，诸药中可加牛膝。

〔附录〕诸淋所发，皆肾虚而膀胱生热也。水火不交，心肾气郁，遂使阴阳乖舛①，清浊相干，蓄在下焦，故膀胱里急，膏血砂石，从小便道出焉。于是有欲出不出，淋沥不断之状，甚者窒塞其间，则令人闷绝矣。大凡小肠有气则小便胀，小肠有血则小便涩，小肠有热则小便痛，痛者为血淋，不痛者为尿血。败精结者为沙，精结散者为膏，金石结者为石，小便涩常有余沥者为气，揣本揆原②，各从其类也。执剂之法，并用流行滞气，疏利小便，清解邪热。其于调平心火，又三者之纲领焉。心清则小便自利，心平则血不妄行。最不可用补气之药，气得补而愈胀，血得补而愈涩，热得补而愈盛。水窦③不行，加之谷道闭遏，未见其有能生者也。虽然，肾气虚弱，囊中受寒，亦有挟冷而小便淋涩，其状先寒战而后溲便。盖冷气与正气交争，冷气盛则寒战而成淋，正气盛则寒战解而得便溺也。又有胞系转戾之不通者④，是不可不辨，胞转证脐下急痛，小便不通，凡强忍小便，或尿急疾走，或饱食忍尿，饱食走马，忍尿入房使水气上逆，气迫于胞，故屈戾而不得舒张也。胞落则殂⑤。

淋闭，古方为癃。癃者，罢也。不通为癃，不约为遗，小便滴沥涩痛者谓之淋，小便急满不通者谓之闭，宜五淋散、灯心汤调服。若脐下胀满，更加琥珀末一钱，甚效。

有淋病下诸通利药不能通者，或用木香流气饮，或别用通气香剂才愈者，此乃气淋，出于冷热淋之外。血淋一证，须看血色分冷热。色鲜者，心小肠实热；色瘀者，肾膀胱虚冷。若的是冷淋及下元虚冷，血色瘀者，并宜汉椒根锉碎，不以多少，白水煎，候冷服。若热极成淋，服药不效者，宜减桂五苓散加木通、滑石、灯心、瞿麦各少许，蜜水调下。

『注释』

①乖舛（chuǎn 喘）：不顺遂，不顺利。舛，错乱。
②揣本揆（kuí 奎）原：探求本源。揆，度量。
③水窍：水出入的孔道。本处当指膀胱或尿道。窍，水道口。
④胞系转戾之不通者：即转胞病，妊娠小便不通，见于《金匮要略》。戾，屈曲。
⑤殂（cú 粗二声）：死亡。这里引申为消失。

『按语』

《备急千金要方》提出"五淋"之名，《外台秘要》具体指明五淋的内容，即石淋、气淋、膏淋、劳淋、热淋五种。丹溪认为五淋"皆属乎热"，关于治则治法，他在《金匮钩玄》中指出"淋，解热利小便，诸药中皆加牛膝"，体现了"引热下行"之治疗观。

『原文』

〔附方〕
二神散　治诸淋急痛。
海金砂七钱半　滑石半两
上为末，每服二钱半，多用灯心、木通、麦门冬煎，入蜜少许，调下。
五淋散　治诸淋。
赤茯苓　赤芍　山栀仁　生甘草七钱半　当归　加黄芩五钱
每服五钱，水煎，空心服。
车前子散　治诸淋，小便痛不可忍。
车前子不炒，半两　淡竹叶　荆芥穗能通窍　赤茯苓　灯心各二钱半
上作二服，水煎。
又方　治小肠有热，血淋急痛。
生车前草洗净，臼内捣细，每服准一盏许，井水调，摅清汁，食前服。若沙

淋，则以煅寒水石为末，水调服。

茯苓调血汤 治酒面过度，房劳后，小便下血。

赤茯苓一两　赤芍　川芎　半夏曲各五钱　前胡　柴胡　青皮　枳壳　北梗　桑皮　白茅根　灯心　甘草炙。各二钱半

每服三钱，姜三片，蜜一匙，水煎服。

沙石淋方

黑豆一百二十粒　生粉草一寸

上以水煎，乘热入滑石末一钱，空心服。

木香汤 治冷气凝滞，小便淋涩作痛，身体冷。

木香　木通　槟榔　大茴香炒　当归　赤芍　青皮　泽泻　橘皮　甘草

上每服三钱，姜三片，入桂少许，煎服。

又方 治小便淋痛，下沙石，或赤涩。

萱草根

上用一握，捣取汁服。或嫩苗煮食之，亦可。

又方 治卒淋痛。

益元散二钱　茴香一钱，微炒黄

上为末，水煎服。

又方 治淋，茎中痛，是肝经气滞有热。

甘草梢子一味

上用水煎，空心服。

又方 治苦病淋而茎中痛不可忍者。

六君子汤，或四君子汤，加黄柏、知母、滑石、石苇、琥珀煎服。方见脾胃类。

《博济方》治五淋。

赤芍药一两　槟榔一个，面裹煨

上为末，每服一钱，水煎，空心服。

又方 治热淋、血淋效。

赤小豆不以多少，炒熟

上为末，每服二钱，煨葱一根，温酒调服。

通秘散 治血淋，痛不可忍。

陈皮　香附　赤茯苓等分

上锉散。每服二钱，水煎，空心服。

白薇散 治血淋、热淋。

白薇　赤芍等分

上为末，每服二钱，温酒调下，立效。或加槟榔。

发灰散 治血淋，若单小便出血，为茎衄，皆主之。乱发不以多少，烧灰，入麝香少许，每服用米醋泡汤调下。治淋，以葵子末等分，用米饮空心调下。最治妇人胞转不尿。

沉香散 治气淋，多因五内郁结，气不舒行，阴滞于阳，而致壅滞，小腹胀满，便溺不通，大便分泄，小便方利。

沉香　石苇去毛　滑石　王不留行　当归各半两　葵子　芍药七钱半　甘草　陈皮二钱半

上为末，每服二钱半，煎大麦汤调下。

又方 治淋。

人参一钱　白术一钱半　泽泻七分　麦门冬半钱　赤茯苓七分　甘草半钱　滑石半钱　竹叶三十片　灯心二十茎

上锉。作一服，水煎。

又方 海金沙七钱半　滑石五钱　煎木通、麦门冬、车前草，汤服二钱。

生附汤 治冷淋，小便秘涩，数起不通，窍中苦痛，憎寒凛凛。多因饮水过度，或为寒湿，心虚志耗，皆有此证。

附子去皮脐　滑石各半两　瞿麦　木通七钱半　半夏

上锉散。每服三钱，水一钟，生姜三片，灯心二十茎，蜜半匙，煎，空心服。

八正散 治大人小儿心经蕴热，脏腑秘结，小便赤涩，癃闭不通，热淋、血淋并宜。

车前　瞿麦　萹蓄　滑石　甘草　山栀　木通　大黄面裹煨。各等分　灯心二十茎

上每服五钱，水煎，空心服。

清心莲子饮 治上盛下虚，心火炎上，口苦咽干，烦渴微热，小便赤涩，或欲成淋。

黄芪　石莲肉　白茯苓　人参各七钱半　黄芩　甘草炙　地骨皮　麦门冬　车前子各五钱

上每服五钱，水煎。发热，加柴胡、薄荷。

又方 治诸淋。

五苓散二钱　益元散一钱　灯心三十茎

上水煎，空心服。或云益元散只加车前末一钱。又或去前二件，只加阿胶末一钱。

又方 治热淋血淋。

麻根十个

上以水四碗，煎去三留一，空心服，甚效。

又方 治淋疾。

石燕子十个，捣如黍米大　新桑白皮三两，锉，同拌匀

上将二物分作七帖，每用水一盏，煎七分，去粗，空心，午前至夜各一服。

参茯琥珀汤　治淋，茎中痛不可忍，相引胁下痛。

人参五分　茯苓四分　琥珀三分　川楝子炒，一钱　生甘草一钱　玄胡索七分　泽泻柴胡各五分　当归梢三分

上作一服，长流水煎，空心服。

灸法　治小便淋涩不通。用食盐不以多少，炒热，放温，填脐中，却以艾灸七壮，即通。

八味丸　见诸补损。

六味地黄丸　八物汤　并见补损。

五苓散　见中暑。

木香流气饮　见气类。

赤白浊四十四

　　浊主湿热，有痰、有虚。赤属血，白属气。痢带同治，寒则坚凝，热则流通。大率皆是湿痰流注，宜燥中宫①之湿，用二陈汤加苍术、白术，燥去其湿。赤者，乃是湿伤血也，加白芍药，仍用珍珠粉丸，加臭椿根白皮、滑石、青黛作丸药。虚劳用补阴药，大概不宜热（一作凉）药。肥白人必多痰，以二陈汤去其湿热。胃弱者，兼用人参，以柴胡、升麻升其胃中之气；丸药，用黄柏炒褐色，干姜炒微黑，滑石、蛤粉、青黛，糊丸服。胃中浊气下流为赤白浊，用二陈汤加柴胡、升麻、苍术、白术；丸药用樗皮末、蛤粉、炒干姜、炒黄柏。胃中浊气下流，渗入膀胱，青黛、蛤粉。肝脉弦者，用青黛以泻肝。又方：炒黄柏一两，生柏一两，滑石三两，神曲半两，为末，滴水丸。燥湿痰。南星、半夏、蛤粉、青黛为末，神曲糊丸，青黛为衣。有热者，青黛、滑石、黄柏之类，水丸。张子元气血两虚有痰，痛风时作，阴火间起，小便白浊，方在痛风类。

　　一人便浊经年，或时梦遗，形瘦，作心虚主治，用珍珠粉丸，和定志丸服。

　　一妇人年近六十，形肥奉养膏粱，饮食肥美，中焦不清，浊气流入膀胱，下注白浊，白浊即湿痰也。用二陈去痰，加升麻、柴胡升胃中清气，加苍术去湿，白术补胃，全在活法。服四帖后，浊减大半，却觉胸满。因柴胡、升麻升动胃气，痰阻满闷。又用本汤加炒曲、白术、香附。素无痰者，虽升动不满也。

『注释』

①中宫：指中焦。

『原文』

入方

青黛　蛤粉　椿末　滑石　干姜炒　黄柏炒褐色

上为末，神曲糊丸。仍用前燥湿痰丸子，亦治带下病。

法云：黄柏治湿热，青黛解郁热，蛤粉咸寒入肾，滑石利窍，干姜味苦，敛肺气下降，使阴血生，干姜监制。

又方

黄柏炒黑，一两　　生柏二两，一云生地黄　　蛤粉三两　　神曲半两

上为末，水丸服。

〔附录〕人之五脏六腑，俱各有精，然肾为藏精之府，而听命于心，贵乎水火升降，精气内持。若调摄失宜，思虑不节，嗜欲过度，水火不交，精元失守，由是而为赤白浊之患。赤浊，是心虚有热，因思虑得之；白浊肾虚有寒，过于淫欲而得之。其状漩白如油，光彩不定，漩脚澄下①，凝如膏糊。治法：赤者当清心调气，白者温补下元，又须清上，使水火既济，阴阳叶和②，精气自固矣。

『注释』

①漩脚澄下：随即清澈下泄。漩脚，义同"旋踵"，立即、马上。
②叶（xié 胁）和：和洽，相和。

『按语』

赤白浊是指小便浑浊，尿时无涩痛不利的病证。丹溪认为其病位在心与肾，由于水火不交，精元失守所致。根据其赤、白颜色不同，又有寒热之分。赤浊为心虚有热，治宜清心调气，方如清心莲子饮等；白浊为肾虚有寒，治宜温补下元，分清化浊，方如萆薢分清饮。另外，丹溪认为浊气只是湿痰，故主张以二陈汤燥湿化痰以治浊。

『原文』

〔附方〕

定志丸方

远志去心　　石菖蒲各二两　　人参　　白茯苓各三两

上为末，蜜丸梧子大，朱砂为衣。每服七丸，加至二十丸，空心，米汤送下。

半夏丸　治白浊神效。

半夏燥湿　　猪苓分水　　肝脉弦，加青黛。

二陈汤治浊，能使大便润而小便长。浊气只是湿痰。有白浊人，服玄菟丹不愈，服附子八味丸即愈者，不可不知。有小便如常，停久才方漩浊。

清心莲子饮　心虚有热，小便赤浊，或有沙膜。方见淋类。

萆薢分清饮　治真元不足，下焦虚寒，小便白浊，频数无度，漩白如油，光

彩不定，漩脚澄下，凝如膏糊。

益智　川萆薢　石菖蒲　乌药等分

上锉。每服五钱，水煎，入盐一捻，食前服。一方加茯苓、甘草。

茯菟丸　治思量太过，心肾虚损，真阳不固，便溺余沥，小便白浊，梦寐频泄。

菟丝子五两　白茯苓三两　石莲肉二两

上为末，酒糊丸如梧子大。每三十丸，空心盐汤下。

瑞莲丸　治思虑伤心，小便赤浊。

白茯苓　莲肉　龙骨　天门冬　麦门冬　远志去心　柏子仁另研　紫石英火煅七次，另研　当归酒浸　酸枣仁炒　龙齿各一两　乳香半两，研

上为末，蜜丸梧子大，朱砂为衣。服七十丸，空心温酒枣汤任下。

又方　治小便白浊出髓条。

酸枣仁炒　白术　人参　白茯苓　故纸炒　益智　大茴香　左顾牡蛎煅，各等分

上为末，青盐酒为丸梧子大。每三十丸，温酒下。

又方　心经伏暑，小便赤浊。

人参　白术　赤茯苓　香薷　泽泻　猪苓　莲肉去心　麦门冬去心。等分

上锉。水煎服。

珍珠粉丸　治白浊，梦泄遗精，及滑出而不收。

真蛤粉一斤　黄柏一斤，新瓦上炒赤

上为末，滴水丸，梧子大。每服一百丸，空心，温酒送下。法曰：阳盛阴虚，故精泄也。黄柏降心火，蛤粉咸而补肾阴。

玄菟丹

菟丝子酒浸，研焙，取末十两　五味子酒浸，研末七两　白茯苓　莲肉各三两

上为末，别研干山药末六两，将所浸酒余者，添酒煮糊搜和，捣数千杵，丸如梧子大。每服五十丸，米饮空心下。

附子八味丸　见补损。

梦遗四十五　　附精滑

专主乎热，带下与脱精同治法，青黛、海石、黄柏。内伤气血，虚不能固守，常服八物汤加减，吞樗树根丸。思想成病，其病在心，安神丸带补药。热则流通，知母、黄柏、蛤粉、青黛为丸。精滑，专主湿热，黄柏、知母降火，牡蛎粉、蛤粉燥湿。

戴云：因梦交而出精者，谓之梦遗；不因梦而自泄精者，谓之精滑。皆相火所动，久则有虚而无寒也。

入方

良姜三钱　黄柏二钱　芍药二钱。并烧灰存性　樗根白皮一两半

上为末，糊丸。每服三十丸。

〔附录〕遗精得之有四，有用心过度，心不摄肾，以致失精者；有因思色欲不遂，精乃失位，输精而出者；有欲太过，滑泄不禁者；有年高气盛，久无色欲，精气满泄者。然其状不一，或小便后出多，不可禁者；或不小便而自出；或茎中出而痒痛，常如欲小便者。并宜先服辰砂妙香散，或感喜丸，或分清饮，别以绵裹龙骨同煎。又或分清饮半帖，加五倍子、牡蛎粉、白茯苓、五味子各半钱，煎服。

梦遗，俗谓之夜梦鬼交，宜温胆汤去竹茹，加人参、远志、莲肉、酸枣仁、炒茯神各半钱。

『按语』

遗精是指不因性生活而精液遗泄的病证。其中因梦而遗精的称为"梦遗"；无梦而遗精，甚至清醒时精液自泄的称为"滑精"。朱丹溪首先将遗精分为梦遗及滑精，病位主要在心肾。针对遗精病因，他提出"相火论"，认为梦遗、滑精，"专主乎热""皆相火所动，久则有虚而无寒也"。治疗上，常用黄柏、知母等清泻相火。

『原文』

〔附方〕

妙香散　见溺血类。

感喜丸

黄蜡四两　白茯苓去皮，四两，作块，用猪苓一分，同于瓷器内，煮二十沸，取出。日干，不用猪苓

上以茯苓为末，溶蜡搜丸，如弹子大。每服一丸，空心细嚼，津液咽下，小便清为度。忌米醋。

八物汤　见补损。

分清饮　见浊类。

樗树根丸　即固肠丸。见妇人。

安神丸　见痫。

温胆汤

半夏　枳壳各一两　甘草四钱　茯苓三分　陈皮一两半

上㕮咀。每服四钱，水盏半，姜七片，枣一枚，竹茹一块，煎七分，去柤，食前热服。

消渴四十六

消渴，养肺、降火、生血为主，分上中下治。三消皆禁用半夏，血虚亦忌用。口干咽痛，肠燥大便难者，亦不宜用。汗多者不可用。不已，必用姜监制。消渴，若泄泻，先用白术、白芍药炒为末，调服后，却服前药即诸汁膏。内伤病退后，燥渴不解，此有余热在肺经，可用参、苓、甘草少许，生姜汁调，冷服。或以茶匙挑姜汁与之，虚者可用人参汤。天花粉，消渴神药也。上消者，肺也，多饮水而少食，大小便如常；中消者，胃也，多饮水而小便赤黄；下消者，肾也，小便浊淋如膏之状，面黑而瘦。

入方

黄连末　天花粉末　人乳汁又云牛乳　藕汁　生荸汁

上后二味汁为膏，入前三味拌和，佐以姜汁和蜜为膏，徐徐留舌上，以白汤少许送下。能食者，加软石膏、瓜蒌根。

〔附录〕水包天地，前辈尝有是说矣。然则中天地而为人，水亦可以包润五脏乎？曰：天一生水，肾实主之，膀胱为津液之府，所以宣行肾水，上润于肺，故识者肺为津液之脏，自上而下，三焦脏腑，皆囿乎天一真水之中①。《素问》以水之本在肾、末在肺者，此也。真水不竭，安有所谓渴哉！人惟淫欲恣情，酒面无节，酷嗜炙煿糟藏、咸酸酢醢②、甘肥腥膻之属，复以丹砂玉石济其私，于是炎火上熏，腑脏生热，燥炽盛，津液干焦，渴饮水浆而不能自禁。其热气上腾，心虚受之，心火散漫，不能收敛，胸中烦躁，舌赤唇红，此渴引饮常多，小便数而少，病属上焦，谓之消渴；热蓄于中，脾虚受之，伏阳蒸胃，消谷善饥，饮食倍常，不生肌肉，此渴亦不甚烦，但欲饮冷，小便数而甜，病属中焦，谓之"消中"；热伏于下，肾虚受之，腿膝枯细，骨节酸疼，精走髓空，引水自救，此渴水饮不多，随即溺下，小便多而浊，病属下焦，谓之消肾。又若强中消渴，其毙可立待也。治法总要，当以白术散养脾，自生津液，兼用好粳米煮粥，以膂肉③碎细煮服以养肾，则水有所司。又用净黄连湿锉，入雄猪肚中，密扎，于斗米上蒸烂，添些蒸饮，臼中杵，粘丸如桐子。服一百丸，食后米饮下，可以清心止渴。东垣曰：膈消者，以白虎加人参汤治之；中消者，以调胃承气汤、三黄丸治之；下消者，以六味地黄丸治之。

『注释』

①皆囿乎天一真水之中：五脏六腑都受肾阴之滋养。囿，局限。天一生水，肾实主之，而天一真水应指肾水，即肾阴。
②酢（cù 醋）：酸味，此处指醋。醢（hǎi 海）：酱。
③膂（lǚ 吕）肉：夹脊肉。膂，脊椎骨。

『按语』

消渴首见于《内经》，后世医家在临床实践的基础上，根据本病"三多"症状的孰轻孰重，将本证分为上、中、下三消，病机为阴虚为本，燥热为标。故丹溪言："三消皆禁用半夏。"对丹溪消渴认识影响最大的要属刘河间，他的《三消论》是论述消渴燥热病机的专著。丹溪在《金匮钩玄·三消之疾燥热胜阴》专篇中，结合自己的实践，阐释了刘河间对消渴的基本认识，提出了"消渴，养肺、降火、生血为主，分上中下治"的治疗原则。

『原文』

〔附方〕

茯菟丸 治三消渴通用，亦治白浊。

菟丝子酒浸，十两 北五味子七两 白茯苓五两 石莲肉三两

上为末，用山药六两为末，作糊和丸，梧子大。每服五十丸，米汤下。

麦门冬饮子 治膈消，胸满烦心，津液干少，短气而渴。

知母 甘草炙 瓜蒌 五味子 人参 葛根 生地 茯神 麦门冬去心。各等分

上㕮咀。水煎，入竹叶十四片。

加味钱氏白术散 治消渴不能食。

人参 白术 白茯苓 甘草炙 枳壳炒。各半钱 藿香一钱 干葛二钱 木香 五味 柴胡三分

上作一服，水煎服。

地黄饮子 治消渴咽干，面赤烦躁。

甘草炙 人参 生地 熟地 黄芪 天门冬 麦门冬去心 泽泻 石斛 枇杷叶炒

上每服五钱，水煎服。

加减八味丸　治肾虚消渴引饮。

本方内减附子，加五味子。《要略》治男子消渴，小便反多者，仍用本方。方见补损。

清心莲子饮　治渴而小便浊或涩。

黄芩　麦门冬　地骨皮　车前子　甘草各三钱　莲子　茯苓　黄芪　柴胡　人参各三钱半

上㕮咀。水煎服。

川黄连丸　治渴。

川黄连五两　天花粉　麦门冬去心。各二钱半

上为末，生地黄汁并牛乳夹和，捣丸梧子大。服三十丸，粳米汤送下。

玉泉丸　治烦渴口干。

麦门冬去心　人参　茯苓　黄芪半生半蜜炙　乌梅焙　甘草各一两　瓜蒌根　干葛各一两半

上为末，蜜丸弹子大。每服一丸，温汤嚼下。

白虎加人参汤　见中暑。

调胃承气汤　见痢类。

三黄丸

黄连去须　黄芩　大黄煨。各等分

上为末，炼蜜丸梧子大。每服四十丸，熟水下。

六味地黄丸　见补损。

发热四十七 附胸中烦热、虚热、虚烦不眠

阴虚发热证难治。戴云：凡脉数而无力者，便是阴虚也，四物汤加炒黄柏、黄芩、龟板。兼气虚，加人参、黄芪、黄芩、白术。四物汤加炒柏，是降火补阴之妙剂，甚者必加龟板。吃酒人发热，难治；不饮酒人因酒发热者，亦难治。一男子年二十三岁，因酒发热，用青黛、瓜蒌仁，入姜汁，每日数匙入口中，三日而愈。阳虚发热，补中益气汤。手足心热，属热郁，用火郁汤。伤寒寒热，当用表散。发热，柴胡；恶寒，苍术；虚人，用苍术恐燥。发热恶风，人壮气实者，宜先解表。发热恶寒，亦宜解表。

入方
苍术半两　片芩三钱　甘草一钱半
上为末，汤浸炊饼丸服。
治手心发热。
山栀　香附　或加苍术　白芷　半夏生用　川芎
上为末，神曲糊丸服。
治烦不得眠。
六一散加牛黄。
治大病后阴虚，气郁夜热。
酒芍药一两二钱半　香附一两　苍术半两　炒片芩三钱　甘草一钱半
上为末，炊饼丸服。
湿痰发热。
炒片芩　炒黄连半两　香附二两半　苍术二两
上为末，用瓜蒌穰丸。
湿痰夜发热。
以三补丸加白芍药为末。见补损。
退劳热食积痰。
上甲　下甲[①]　侧柏　瓜蒌子　半夏　黄连　黄芩　炒柏
上为末，炊饼为丸。
胸中烦热，须用栀子仁。有实热而烦躁者，亦用栀子仁；有虚热而烦躁者，

宜参、芪、麦门冬、白茯苓、竹茹、白芍药。若脉实数有实热者，神芎丸。

虚热用黄芪，止虚汗亦然。又云：肌热及去痰者，须用黄芩，肌热亦用黄芪。如肥白之人发热，宜人参、黄芪、当归、芍药、浮小麦炒，止虚汗同。补中益气汤，治虚中有热，或肌表之热。

『注释』

①上甲、下甲：指鳖甲与龟板。

『按语』

发热当分内伤发热与外感发热，内伤发热多表现为低热，但亦有高热，以及仅仅自觉发热而体温并不升高者。外感发热多伴有恶寒，体温多升高，一般为外邪袭表。正所谓有一分恶寒就有一分表证，故治当表散或先解表。对于胸中烦热，无论虚实，丹溪均用栀子仁，盖栀子有清热除烦之功，取法于张仲景栀子豉汤证。此外，其用补中益气汤治疗阳虚发热，与李东垣用补中益气汤治疗气虚发热有异曲同工、互相印证之妙。

『原文』

〔附方〕
火郁汤
升麻　葛根　柴胡　白芍各一两　防风　甘草各五钱
上㕮咀。每五钱，入连须葱白三寸煎，稍热，不拘时。
补中益气汤　　见内伤。
神芎丸　大黄　黄芩　滑石　牵牛
上为末，滴水为丸。

恶寒四十八 附面热、面寒

阳虚则恶寒，用参、芪之类，甚者加附子少许，以行参、芪之气。一妇人恶寒，用苦参、赤小豆各一钱为末，齑水调服，探吐之后，用川芎、南星、苍术、酒炒黄芩为末，曲糊丸，服五六十丸，白汤下。冬月芩减半，加姜汁调，曲煮糊丸。虚劳，冬月恶寒之甚，气实者可利，亦宜解表，柴胡、干葛。恶寒久病，亦用解郁。

戴云：凡背恶寒甚者，脉浮大而无力者，是阳虚也。

面热火起，寒郁热，面寒退胃热。

〔附录〕《内经》云：面热者，手阳明病，阳明经气盛有余，则身已前皆热。此经多血多气，本实则风热上行，诸阳皆会于头，故面热也。先以承气汤加黄连、犀角，彻其本热，次以升麻加黄连汤主之。

『按语』

此处恶寒当为畏寒。畏寒主里证，加衣或近火取暖其寒可缓解；恶寒则主表证，虽加衣取暖，其寒不减。因此治疗上，虚者寒者，当用参芪附子温补之法；实者积者，当以吐利之法。临床上两者亦可相兼为病，如阳虚外感，恶寒、畏寒并见，丹溪称之为"冬月恶寒之甚"，治"亦宜解表"。

『原文』

〔附方〕

升麻加黄连汤 升麻 葛根各一钱 白芷七分 甘草炙 白芍五分 黄连酒炒 川芎三分 荆芥 薄荷一分 生犀三分

上作一服，水煎。升麻汤加黄连，治面热。加附子，治面寒。

升麻附子汤 治阳明经本虚，气不足，则身已前皆寒，故面寒。

升麻 葛根一钱 白芷 黄芪七分 甘草炙 草豆蔻 人参二分 附子炒，七分 益智三分

上作一服，连须葱白同煎服。

承气汤 见痢类。

自汗四十九

自汗属气虚、血虚、湿、阳虚、痰。东垣有法有方,人参、黄芪,少佐桂枝。阳虚,附子亦可少用,须小便煮。火气上蒸胃中之湿,亦能汗,凉膈散主之。痰证亦有汗。自汗,大忌生姜,以其开腠理故也。

〔附录〕 或问湿之与汗,为阴乎,为阳乎?曰:西南,坤土也,在人则为脾胃也。人之汗犹天地之雨也,阴滋其湿则为露,露为雨也。阴湿下行,地之气也。汗多则亡阳,阳去则阴胜也。甚则寒中。湿胜则音声如从瓮中出,言其壅也,不出也,以明其湿审矣。《内经》曰:气虚则外寒。虽见热中,蒸蒸为汗,终传大寒,知始为热中。表虚亡阳,不任外寒,终传寒中,多成痹寒矣。色以候天,脉以候地,形者乃天地之阴阳也,故以脉气候之,皆有形无形之见者也。又云:心之所藏,在内者为血,发外者为汗。盖汗乃心之液,而自汗之证,未有不由心肾俱虚而得之者。故阴虚阳必凑,发热而自汗;阳虚阴必乘,发厥而自汗。故阴阳偏胜所致也。

『按语』

本篇阐述自汗病因及证治,并以自然界天地雨露来解释人体汗与湿之阴阳分属,具体见盗汗篇。

『原文』

〔附方〕

玉屏风散 治自汗。

防风 黄芪各一两 白术二两

上每服三钱,水一钟半,姜三片,煎服。

大补黄芪汤 治自汗,虚弱之人可服。

黄芪蜜炙 防风 川芎 山茱萸肉 当归 白术炒 肉桂 甘草炙 五味 人参各一两 白茯苓一两半 熟苄二两 肉苁蓉三两

上每服五钱,姜三片,枣一枚,水煎服。

调卫汤 治湿胜自汗，补卫气虚弱，表虚不任风寒。

麻黄根　黄芪各一钱　羌活七分　生甘草　归梢　生黄芩　半夏各五分　麦门冬　生苈各三分　猪苓　苏木　红花各二分　五味七个

上作一服，水煎热服。

温粉　牡蛎　麦皮　麻黄根　藁本　糯米　防风　白芷

上为末，周身扑之。

又方　何首乌末。津调封脐，妙。

黄芪建中汤

黄芪　肉桂各三两　甘草二两　白芍药六两

每服五钱，姜三片，枣一个，入饧少许，水煎服。

凉膈散　连翘一两　山栀　大黄　黄芩　薄荷叶各半两　甘草一两半　朴硝一分

上以水煎服。

盗汗五十

盗汗属血虚、阴虚。小儿不须治。忌用生姜。东垣有方，用当归六黄汤甚效。但药性寒，人虚者只用黄芪六一汤。盗汗发热，因阴虚，用四物汤加黄柏；兼气虚，加人参、黄芪、白术。

戴云：盗汗者，谓睡而汗出也，不睡则不能汗出。方其睡熟也，溱溱然①出焉，觉则止而不复出矣。非若自汗而自出也。杂病盗汗，责其阳虚，与伤寒盗汗非比之，亦是心虚所致。宜敛心气，益肾水，使阴阳调和，水火升降，其汗自止。

『注释』

①溱溱（zhēn 真）然：形容汗出的样子。

『按语』

自汗、盗汗是由于阴阳失调、腠理不固，而致汗液外泄失常的病证。不因外界环境因素的影响，而白昼时时汗出，动辄益甚的称为自汗；睡中汗出，醒来自止的称为盗汗。若睡时汗出，而醒来不止的仍是自汗而非盗汗。

丹溪认为自汗属气虚、血虚、湿、阳虚、痰；盗汗属血虚、阴虚。在治疗上推崇李东垣又不拘泥，主张根据阴虚、阳虚、气虚、血虚、湿、痰之不同辨证选方用药，不可执一而终。比如他提到杂病盗汗，责其阳虚。另外，丹溪强调，无论自汗、盗汗均忌用生姜，因其开腠理，可加重汗出。

『原文』

〔附方〕

当归六黄汤 治盗汗之神剂。

当归　生芐　熟芐　黄连　黄芩　黄柏　黄芪加倍

上用五钱，水煎服。或加甘草、麻黄根、炒栀子，去归。

黄芪六一汤

黄芪六两　甘草一两

上各用蜜炙十数次，出火毒。每服一两，水煎。

又方

白术四两，分作四分，一分用黄芪同炒，一分用石斛同炒，一分用牡蛎同炒，一分用麸皮同炒

上各微炒黄色，去余药，只用白术研细。每服三钱，粟米汤调下，尽四两妙。

正气汤 治盗汗。

黄柏炒　知母炒。各一钱半　甘草炙，五分

上作一服，水煎。食前热服。

麦煎散 治荣卫不调，夜多盗汗，四肢烦疼，肌肉消瘦。

知母　石膏　甘草炙　滑石　地骨皮　赤芍　葶苈　杏仁炒，去皮尖　人参　白茯苓　麻黄根

上为末，每服一钱，煎浮麦汤调下。

又方　治别处无汗，独心孔一片有汗。思虑多则汗亦多，病在用心，宜养心血。以艾煎汤，调茯苓末一钱服之。名曰心汗。又青桑第二叶，焙干为末，空心，米饮调服，最止盗汗。

补损五十一

大补丸 去肾经火，燥下焦湿，治筋骨软。气虚以补气药下，血虚以补血药下，并不单用。

川黄柏炒褐色

上以水丸服。

龙虎丸 补下焦。

白芍　陈皮各二两　锁阳　当归各一两半　虎骨酒浸，酥炙。各一两　知母酒炒　熟苄各三两　黄柏半斤，盐炒　龟板四两，酒浸，酥炙

上为末，酒煮羊肉捣汁，丸服。冬月加干姜半两。

补肾丸 治痿厥之重者，汤使与大补丸同。此冬令之正药，春夏去干姜。

干姜二钱　黄柏炒　龟板一两半，酒炙　牛膝一两　陈皮半两

上为末，姜汁和丸，或酒糊丸。每服七十丸，白汤下。

补天丸 治气血俱虚甚者，以此补之，多与补肾丸并行。若治虚劳发热者，又当以骨蒸药佐之。

紫河车洗净，用布缴干，同前补肾丸捣细，焙，碾末，酒米糊丸。夏加五味子半两。

虎潜丸 治痿，与补肾丸同。

黄柏半斤，酒炒　龟板四两，酒炙　知母二两，酒炒　熟地　陈皮　白芍各二两　锁阳一两半　虎骨一两，炙　干姜半两

上为末，酒糊丸，或粥丸。一方加金箔一片，一方用生地黄。懒言语者，加山药。加炒黄柏、酒知母、炙龟板各等分，干姜三分之一，酒糊丸，名补血丸。一方无干姜。冬月方，加有当归一两半，熟苄比前多一两，余同。

补虚丸

人参　白术　山药　枸杞　锁阳

上为末，面糊丸服。

汤药 补心肝脾肾

莲肉去心　枸杞　山药炒　锁阳各等分

上为细末，沸汤调服。若加酥油些少，尤妙。

补阴丸

侧柏　黄柏　乌药叶各二两　龟板酒炙，五两　苦参三两　黄连半两　冬加干姜，夏加缩砂。

上为末，地黄膏丸如梧子大。

又方

黄柏半斤，盐酒炒　知母酒浸炒　熟芐各三两　龟板四两，酒浸，炙　白芍炒　陈皮　牛膝各二两　锁阳　当归各一两半　虎骨一两，酒浸，酥炙

上为末，酒煮羊肉和丸。每服五十丸，盐汤下。冬加干姜半两。

又方

下甲二两　黄柏炒　牛膝　人参各半两　香附　白芍各一两　甘草二钱　砂仁三钱，春不用

上为末，酒糊丸。

又方

下甲二两　黄柏一两

上细切地黄，酒蒸熟，擂细丸。

又方

龟板二两，酒炙　黄柏七钱半　知母半两　人参三钱　牛膝一两

上为末，酒糊丸。

又方

龟板一两，酒煮　黄柏半两　知母三钱　五味三钱

上为末，酒糊丸。

又方　治抑结不散。

下甲五两　侧柏一两半　香附三两

上为末，姜汁浸地黄膏为丸。空心服。

三补丸　治上焦积热，泄五脏火。

黄芩　黄柏　黄连各等分

上为末，蒸饼丸。

又方　治酒色过伤少阴。

黄柏炒，一两半　黄连炒，一两　条芩炒，半两　龟板酒炒黑色，五两　冬加干姜炒黑色三钱，夏加砂仁三钱、五味五钱。

上用蒸饼丸。每三十丸，食前白汤下。

又方　治阴虚。

人参一钱　白术三钱　麦门冬半两　陈皮二钱

上作一服，水煎，吞补阴丸。

又方　治体弱，肌肥壮，血虚脉大。

龟板二两　侧柏七钱半，酒浸　生芐一两半　白芍一两，炒　乌药叶酒蒸，七钱半

上除生芐细切熬膏，余皆作末，同捣为丸。以白术四钱，香附一钱半，煎汤下。

又方　益少阴经血，解五脏结气。

山栀子炒令十分有二分焦黑

上为末，以姜汁入汤煎饮之。此方甚验于他方也。

五补丸

枸杞　锁阳各半两　续断　蛇床微炒。各一两　两头尖二钱半

上为末，糊丸。每服三十丸，淡盐汤下。

锁阳丸

龟板炙　知母酒炒　黄柏酒炒。各一两　虎骨炙　牛膝酒浸　杜仲姜炒　锁阳酒浸，五钱　破故纸　续断酒浸。各二钱半　当归　地黄各三钱

上为末，酒糊丸，梧子大。服五十丸。

诸补命门药，须入血药则能补精，阳生阴长故也。阳药若多则散火。

补心丸

朱砂二钱五分　瓜蒌五钱　黄连三钱　归身尾三钱五分

上为末，猪心血为丸。

又方　宁心益智。

人参　茯苓　茯神　牡蛎　酸枣仁　远志　益智各半两　辰砂二钱半

上为末，枣肉丸。

大补丸　降阴火，补肾水。

黄柏炒褐色　知母酒浸，炒。各四两　熟芐酒蒸　龟板酥炙。各六两

上为末，猪脊髓蜜丸。服七十丸，空心盐白汤下。

济阴丸

黄柏二两七钱，盐、酒拌炒　龟板炙，一两三钱半　陈皮七钱　当归一两，酒浸　知母一两，酒炒　虎骨七钱，酥炙　锁阳一两　牛膝一两三钱半　山药　白芍　砂仁　杜仲炒　黄芪各七钱，盐水拌炒　熟芐七钱　枸杞五钱　故纸三钱半，炒　菟丝子酒浸，一两三钱半

上为末，以芐膏如丸。每服七十丸。

『原文』

〔附方〕

充按：丹溪书并无补损专条，诸补阴药，兼见于各症之下。杨氏类集于此，

又取燥热兴阳诸方，混于其间。殊不知丹溪之补，乃滋阴益血之药，与燥烈壮阳之剂，其意天壤悬隔。欲并去之，而用者既久，今明白疏出，俾观者知其旨而自采择焉。

十全大补汤　治男子妇人，诸虚不足，五劳七伤。

人参　肉桂　川芎　地黄　茯苓　白术　甘草　黄芪　当归　白芍等分

上锉。水煎，姜三片，枣一个。

茯神汤　治脉虚极，或咳则心痛，喉中介介或肿。

茯神　人参　远志　通草　麦门　黄芪　桔梗　甘草等分

上锉。水煎，入姜三片。

金匮肾气丸　即六味地黄丸。加桂、附、车前、牛膝是金匮肾气丸，此方名曰老六味丸。治形体瘦弱，无力多困，肾气久虚，久新憔悴，寝汗发热，五脏齐损，瘦弱下血。

干山药　山茱萸肉各四两　泽泻　牡丹皮　白茯苓各三两　熟地黄八两

上为末，蜜丸梧子大。服五六十丸，空心温水下。

三才封髓丹　降心火，益肾水。

天门冬　熟地黄　人参各五钱　黄柏炒，三两　砂仁一两半　甘草七钱半。一方无

上为末，水糊丸梧子大。服五十丸，用苁蓉半两，切作片子，酒一盏，浸一宿，次日煎三四沸，去滓，空心送丸子。

八物汤　治心肺俱损，皮聚毛落，血脉虚损，妇人月水愆期，宜益气和血。

四君子合四物汤

上以水煎，温服。

八味丸　治肾气虚乏，下元冷惫，脐腹疼痛，夜多旋溺，脚膝缓弱，肢体倦怠，面皮痿黄或黧黑，及虚劳不足，渴欲饮水，腰重疼痛，少腹急痛，小便不利。

熟苄八两　泽泻　牡丹皮　白茯苓各三两　山茱萸肉　山药各四两　附子炮，一两　桂心一两

上为末，蜜丸梧子大。每五十丸，温酒送下，或盐汤下，妇人淡醋汤下。

无比山药丸　治诸虚百损，五劳七伤，肌体消瘦，肤燥脉弱。

赤石脂　茯苓各一两　山药三两　苁蓉四两，酒浸　巴戟去心　牛膝酒浸　泽泻　山茱萸肉一两　五味二两　杜仲炒，去丝　菟丝子　熟苄各三两

上为末，炼蜜丸梧子大。每服五十丸，空心温酒下。

还少丹　大补真气虚损，肌体瘦弱。

肉苁蓉　远志去心　茴香　巴戟　山药　枸杞　熟苄　石菖蒲　山茱萸肉　牛膝　杜仲炒　楮实　五味　白茯苓各等分

上为末，炼蜜同枣肉为丸，梧子大。每服三五十丸，温酒或盐汤送下，日三

服。此药平补，力衰体倦，小便浑浊，最宜服之。有热，加山栀子一两；心气不宁，加麦门冬一两；少精神，倍加五味一两；阳弱，加续断一两。

补益肾肝丸 治目中焰火，视物昏花，耳聋耳鸣，困倦乏力，寝汗憎风，行步不正，两足欹侧①，卧而多惊，脚膝无力，腰下消瘦。

柴胡 羌活 生地黄 苦参 防己炒，各半两 附子炮 肉桂各一钱 归身三钱

上为末，熟水丸如鸡头子大。服四十丸，温水下。

巴戟丸 治肾肝俱虚，收敛精气，补戢②真阳，充肌肤，进食止汗。

五味 巴戟去心 苁蓉 人参 菟丝 熟苄 覆盆子 白术 益智炒 骨碎补去毛 茴香各一两 白龙骨二钱半 牡蛎煅，二钱

上为末，蜜丸梧子大。服五十丸，空心盐汤下。

八味定志丸 补益心神，安定魂魄，治痰，去胸中邪热，理肺肾。

人参一两半 菖蒲 远志去心 茯神去心 茯苓各一两 白术 麦门冬各半两 牛黄二钱，另研 朱砂一钱

上为末，蜜丸梧子大。米饮下三十丸，无时。

若髓竭不足，加生苄、当归；若肺气不足，加天门冬、麦门冬、五味；若心气不足，加上党人参、茯神、菖蒲；若脾气不足，加白术、白芍、益智；若肝气不足，加天麻、川芎；若肾气不足，加熟苄、远志、牡丹；若胆气不足，加细辛、酸枣仁、地榆；若神昏不足，加朱砂、预知子、茯神。

海藏大五补丸 补诸虚不足。

天门冬 麦门冬 茯神 菖蒲 人参 益志 枸杞 地骨 远志 熟苄

上为末，蜜丸梧子大。空心酒下三十丸，服数服，以七宣丸泄之。

补肾丸 有效不燥。

熟苄八两 菟丝酒浸，八两 归身三两半 苁蓉酒浸，五两 黄柏酒炒一两 知母酒浸，一两 故纸酒炒，五钱 山萸肉三两半

上为末，酒糊丸，梧子大。服五十丸。

小菟丝子丸 治肾气虚损，目眩耳鸣，四肢倦怠，夜梦遗精。又云：心腹胀满，脚膝痿缓，小便滑数，股内湿痒，水道涩痛，小便出血，时有遗沥，并宜服。

石莲肉二两 菟丝子酒浸，五两 白茯苓一两 山药二两七钱半，打糊

上为末，山药打糊，丸如梧子大。服五十丸，空心盐汤下；脚无力，木瓜汤下。

十四味建中汤 治荣卫失调，血气不足，积劳虚损，形体羸瘦，短气嗜卧，欲成劳瘵。

当归 白芍 白术 麦门冬 甘草炙 肉苁蓉 人参 川芎 肉桂 附子炮 黄芪 半夏 熟苄 茯苓各等分

上锉。以水煎，姜三片，枣一个，空心服。

人参养荣汤 治积劳虚损，四肢倦怠，肌肉消瘦，面少颜色，汲汲短气，饮食无味。

白芍三两　当归　陈皮　黄芪　桂心　人参　白术　甘草炙。各一两　熟芐　五味　茯苓各七钱半　远志半两

上以水煎，生姜三片，枣一个。遗精，加龙骨；咳嗽，加阿胶。

价宝丹 治五劳七伤，四肢无力，腿脚沉困，下元虚惫，失精阳痿。

川楝子二两　牛膝酒浸，一两　槟榔一两　蛇床一两　穿山甲一大片，炙　莲心子　苁蓉酒浸　茯神　巴戟去心　五味各一两　乳香三钱，另研　菟丝子一两　沉香　白檀各五钱　鹿茸酥炙　大茴香各一两　仙灵脾三钱　故纸炒，五钱　凤眼草三钱　胡芦巴炒，五钱　人参　泽泻　白芍　山药　熟芐　麦门冬各一两

上为末，蜜丸梧子大。空心服七十丸，白汤下。

延寿丹

天门冬去心　远志去心　山药　巴戟各二两　赤石脂　车前子　菖蒲　柏子仁　泽泻　川椒去目炒　熟芐　生芐　枸杞　茯苓　覆盆子一两　牛膝酒浸　杜仲炒　菟丝子酒浸　苁蓉四两　当归酒洗　地骨　人参　五味各一两

上为末，蜜丸梧子大。服七十丸。

添精补髓丹

赤石脂二钱　茯苓一两　山药三两　苁蓉四两　巴戟一两，去心　杜仲三两　牛膝一两酒浸　五味一两　泽泻一两　菟丝三两　熟芐　山茱萸各一两　晚蚕蛾二两，如无，以鹿茸代　山甲七钱，酒炙　地龙一两，去土　柏子仁一两　枸杞　故纸各二两　川椒一两，去目　厚朴一两　人参二两　白术二两　仙灵脾一两半，羊脂炒

上为末，蜜丸。如腰痛，加小茴香。

滋血百补丸

芐半斤，酒蒸　菟丝半斤，酒浸　当归酒浸　杜仲酒炒。各四两　知母酒炒　黄柏酒炒。各二两　沉香一两

上为末，酒糊丸。

固精丸 治心神不安，肾虚自泄精。

知母炒　牡蛎三钱，煅　龙骨三钱　黄柏酒炒。各一两　芡实　莲蕊　茯苓　远志去心，各三钱　一方加山茱萸肉三钱。

上为末，煮山药糊丸，梧子大，朱砂为衣。服五十丸。

巨胜子丸

熟芐四两　生芐　首乌　牛膝酒浸　天门去心　枸杞　苁蓉　菟丝　巨胜子

茯苓　柏子仁　天雄炮　酸枣仁　破故纸炒　巴戟去心　五味　覆盆子　山药　楮实　续断各一两　韭子　鸡头实　川椒　莲蕊　胡芦巴各五钱　木香二钱半

上为末，蜜丸服。

如意丸

生苄　熟苄各二两　天门冬去心　麦门冬去心　川椒去目炒　胡芦巴酒炒　补骨脂炒　苁蓉酒浸　杜仲炒，去丝　白茯苓　小茴香炒　菟丝子酒浸　川楝肉　地龙酒浸，去土　石菖蒲　枸杞　远志去心，已上各一两　青盐半两，炒　山栀去皮二钱，炒　川山甲十四片，炙　甘菊花三钱半

上为末，用晋枣煮，去皮核，肉二两，核桃肉煮，去皮二两，各研如泥，余再炼蜜和丸，梧子大。每服七八十丸，白汤、温酒任下。

沉香百补丸

熟苄六两　菟丝子四两　杜仲炒，三两　知母炒，二两　黄柏二两，酒炒　人参二两　山药　当归　苁蓉各三两　沉香一两

上为末，酒糊丸。

滋肾百补丸

当归四两，酒浸　知母二两，酒浸　沉香五钱　黄柏酒炒褐色　山药　菊花　楮实各二两　青盐一两，炒　菟丝四两，酒浸　杜仲二两，炒　熟苄八两

上为末，酒糊丸，或炼蜜丸服。

明目益肾丸

枸杞一两　当归酒浸　生苄酒浸，一两　五味五钱　知母七钱，酒炒　黄柏七钱，酒炒　山药半两　茯神一两　巴戟去心，五钱　菟丝子一两，酒浸　人参五钱　甘菊五钱　天门冬五钱

上为末，蜜丸梧子大。空心盐汤下五十丸。

固真丸　治肾经虚损，真元不足。

鹿角霜一斤　白茯苓五两　鹿角胶二两

上为末，将胶水搜丸，梧子大。空心米汤，或酒服一百丸。

地芝丸　和颜色，利血气，调百节，黑发坚齿，逐风散气。

生地黄八两　天门冬八两　菊花四两　枳壳麸炒，四两

上为末，酒蜜面糊丸梧子大。空心服三十丸，酒下。

黄连茯苓丸　壮水原，降火。

黄连五两　白茯苓五两　故纸炒，五钱　菖蒲五钱

上为末，酒糊丸梧子大。服六十丸，空心温酒下。

延生护宝丹　补元气，壮筋骨，固精健阳。

菟丝子酒浸，二两　肉苁蓉酒浸，二两。二味浸药多著要熬膏子　韭子四两，用枣二两煮熟，去枣，将韭子再用酒浸一宿，焙干，用二两　蛇床子二两，用枣三两同煮熟，去枣，用二两　木香五钱　晚蚕蛾全者，二两，酥微炒　白龙骨一两，用茅香一两同煮一日，去茅香，用绵裹悬入井中浸一宿，取出用　鹿茸二两，酥炙黄　莲实一两，炒　桑螵蛸一两，炒　干莲蕊二两　胡芦巴二两　丁香五钱　乳香五钱　麝香一钱，另研

上一十五味，除乳、麝、菟丝子末外，十二味同为末，将前菟丝子末三两，用浸药酒二升，文武火熬至一半，入荞面两匙，用酒调匀，下膏子，搅匀，次下乳香、麝香，不住手搅。轻沸熬如稠糊，放冷。此膏子都要用尽。恐硬，再入酒少许成剂捣千余下，丸如桐子。服五十丸，空心温酒下。

柏子仁丸　补益元气，充实肌肤。

山茱肉四两　柏子仁半两，微炒　远志半两，去心　覆盆子一两　山药一两，取末

上为末，将山药、白面同酒煮，和丸梧子大。服三十丸，温酒下。

八物肾气丸　平补肾气，坚齿驻颜。

熟苄半斤　山药　山茱萸肉各四两　桂二两　泽泻三两　牡丹皮　白茯苓各三两　五味二两

上为末，蜜丸服。

延龄丹　脾肾不足，真气伤惫，肢节困倦，举动乏力，怠惰嗜卧，面无润泽，不思饮食，气不宣通，少腹内急，脐下冷痛，及奔豚③小肠气攻冲脐腹，其功不可具述。

牛膝酒浸　苁蓉酒浸　金铃子去皮及子，麸炒　补骨脂炒　川茴香已上各七钱半　鹿茸去毛酥炙　益智仁　檀香　晚蚕蛾炒　没药研　丁香　青盐　川山甲各五钱。酥炙　沉香　香附炒　姜黄　山药　木香　巴戟去心　甘草炙。各一两　乳香研　白术　青皮各三钱　苍术三两，酒浸，炒，用青盐炒，去青盐不用

上为末，酒糊丸，梧子大。空心服四十丸，温酒下，茴香汤亦可。

肉苁蓉丸　壮元气，养精神。

山茱萸一两　苁蓉二两，酒浸　楮实　枸杞　地肤子　狗脊去毛　五味　覆盆子　菟丝子　山药　故纸炒　远志去心　石菖蒲　萆薢　杜仲去皮炒　熟苄　石斛去根　白茯苓　牛膝酒浸　泽泻　柏子仁各一两。炒

上为末，酒糊丸梧子大。服六七十丸，空心温酒下。

益寿地仙丹　补五脏，填骨髓，续绝伤，黑髭发，清头目，聪耳听。

甘菊三两　枸杞二两　巴戟三两，去心　肉苁蓉四两，酒浸

上为末，蜜丸梧子大。服三十丸，空心盐汤下，温酒亦得。

秘真丸　治肾水真阴本虚，心火狂阳过甚，心有所欲，速于感动，应之于肾，

疾于施泄。此药秘固真元，降心火，益肾水。

莲蕊一两　白茯苓　砂仁半两　益智一两　黄柏二两,酒炒　甘草炙,二两　半夏泡,一两　猪苓二钱半

上为末，水浸蒸饼丸梧子大。服五十丸，空心酒下。

『注释』

①敧（qī 期）侧：倾斜。
②补戢（jí 及）：收敛。
③奔豚：病名。《金匮要略》称为"奔豚气"。豚，即小猪。奔豚一是由于肾脏寒气上冲；一是由于肝脏气火上逆。临床特点为发作性下腹气上冲胸，直达咽喉，腹部绞痛，胸闷气急，头昏目眩，心悸易凉，烦躁不安，发作过后如常，有的夹杂寒热往来或吐脓症状。因其发作时胸腹如有小豚奔闯，故名。

『按语』

由程充按语可知本篇为后人所加，列举治疗五脏虚损的方剂，丹溪治疗虚损本以滋阴降火居多，因后人增补，将温阳方药混于其中。正如程充所言："丹溪之补，乃滋阴益血之药，与燥烈壮阳之剂，其意天壤悬隔。"从所列滋阴益血之药可以看出，丹溪治疗虚损重视肝肾，主张滋阴降火。

六郁五十二

气血冲和，万病不生，一有怫郁，诸病生焉。故人身诸病，多生于郁，苍术、抚芎，总解诸郁，随证加入诸药。凡郁皆在中焦，以苍术、抚芎开提其气以升之。假如食在气上，提其气则食自降矣。余皆仿此。

戴云：郁者，结聚而不得发越也。当升者不得升，当降者不得降，当变化者不得变化也，此为传化失常。六郁之病见矣。气郁者，胸胁痛，脉沉涩；湿郁者，周身走痛，或关节痛，遇阴寒则发，脉沉细；痰郁者，动则喘，寸口脉沉滑；热郁者，瞀闷，小便赤，脉沉数；血郁者，四肢无力，能食便红，脉沉；食郁者，嗳酸，腹饱不能食，人迎脉平和，气口脉紧盛者是也。

入方

气郁　香附童便浸　苍术米泔浸　抚芎

湿郁　白芷　苍术　川芎　茯苓

痰郁　海石　香附　南星姜制　瓜蒌一本无南星、瓜蒌，有苍术、川芎、栀子

热郁　山栀炒　青黛　香附　苍术　抚芎

血郁　桃仁去皮　红花　青黛　川芎抚芎亦可　香附

食郁　苍术　香附　山楂　神曲炒　针砂醋炒七次，研极细

春加芎，夏加苦参，秋冬加吴茱萸。

越鞠丸　解诸郁。又名芎术丸。

苍术　香附　抚芎　神曲　栀子各等分

上为末，水丸如绿豆大。

『按语』

"气血冲和，万病不生，一有怫郁，诸病生焉。故人身诸病，多生于郁"。由此可见，情志所伤，失其常度，则气机郁滞，气郁日久，由气及血，变生诸端，引发多种病证，故有气郁、湿郁、痰郁、热郁、血郁、食郁"六郁"之说。六郁之中，又以气郁为先，故治郁以"疏通气机"为总则，即苍术、川芎总解诸郁。丹溪名方"越鞠丸"即出于此篇。在越鞠丸中，苍术燥湿郁，香附理气郁，川芎调血郁，神曲消食郁，栀子清热郁。越鞠丸解诸郁，独无祛痰之药，盖气机流畅，五郁得除，痰郁可随之而解，故方中不另加药。

内伤五十三

东垣《内外伤辨》甚详，世之病此者为多。但有挟痰者，有挟外邪者，有热郁于内而发者，皆以补元气为主，看所挟而兼用药。如挟痰者，则以补中益气汤加半夏、竹沥，仍少入姜汁传送。凡内伤发斑，因胃气虚甚，是火游行于外，亦痰热所致。火则补而降之，痰热则微汗以散之，切不可下，恐生危证。内伤病退后，燥渴不解者，有余热在肺家，可用参、苓、甘草少许，姜汁冷服，或茶匙挑姜汁与之。虚者可用人参。

〔附录〕内伤者，其源皆由喜怒过度，饮食失节，寒温不适，劳役所伤而然。元气者，乃生发诸阳上升之气。饮食入胃，有伤则中气不足，中气不足则六腑阳皆绝于外，是六腑之元气病也。气伤脏乃病，脏病形乃应，是五脏六腑真气皆不足也。惟阴火独旺，上乘阳分，故荣卫失守，诸病生焉。始受饮食劳倦所伤之病，必气高而喘，身热而烦，及短气上逆，鼻息不调，怠惰嗜卧，四肢困倦不收，无气以动，亦无气以言，皆为热伤元气。以甘温之剂以补元气，即是泻火之药。凡所受病，扪摸之，肌肤间必大热，必燥热闷乱，心烦不安，或渴，久病必不渴，或表虚恶风寒，慎不可以寒凉药与之。经言：劳者温之，损者温之，惟以补中益气汤温药，以补元气而泻火邪。《内经》云：温能除大热。正谓此也。

〔附方〕

补中益气汤

黄芪劳役病甚可用一钱半，嗽者减去一钱　人参一钱，有嗽去之　甘草炙，一钱　以上三味除燥热肌热之圣药　当归身酒洗，焙干，半钱，以和血脉　柴胡半钱，引清气行少阳之气上升　陈皮半钱，以导滞气又能同诸甘药益元气，独用泻脾　白术半钱　升麻三分，引胃气上腾而复其本位　葛根半钱，如渴用之，不渴不用　一方有白芍半钱，秋冬不用，红花三分，少加黄柏三分，以救肾水，泻伏火。

上作一服，水煎，午前稍热服。若病日久者，以权宜加减法。若头痛，加蔓荆子三分；痛甚加川芎五分。顶疼脑痛者，加藁本五分、细辛三分。诸头痛，并用此药四味。头痛有痰，沉重懒倦者，乃太阴厥阴头疼，加半夏半钱或一钱，生姜三片；若耳鸣、目黄、颊颔肿、颈肩臑肘臂外后廉痛、面赤、脉洪大者，加羌活一钱，防风七分，甘草三分，藁本五分，通其经血。加黄芩、黄连各三分，消其肿。嗌痛颔肿,脉洪大,面赤,加黄芩三分,桔梗七分,甘草三分。口干嗌干或渴者,加葛根五分,升胃气上行以润之。心下痞,督闷者,加芍药、黄连各一钱。如痞腹胀,加枳实三分,厚朴七分,木香、砂仁各三分。如天寒,加干姜。腹中痛,加白芍药炒半钱,炙甘草三分。如恶寒觉冷痛,加中桂即桂心半钱。夏月腹中痛,不恶寒不恶热者,加黄芩五分,芍药一钱,甘草五分,以治时热。脐下痛者,加真熟地黄半钱。如胸中滞气,加莲花青皮一分或二分,壅滞可用,气促少气者去之。如身体重疼,乃风湿相搏,加羌活半钱,防风半钱,升麻一钱,柴胡半钱,藁本根半钱,苍术一钱。如病去,勿再服。若大便秘涩,加当归梢一钱。若久病痰嗽者,去人参,冬月加不去节麻黄,秋凉亦加不去根节麻黄,春月天温,只加佛耳草三分,款冬花一分,勿加麻黄。若初病之人,虽痰嗽不去,人参必不增添。若久病肺中伏火者,去人参,以防痰嗽增益耳。

长夏湿土,客邪大旺,加苍术、白术、泽泻,上下分消其湿热之气。湿热大胜,主食不消,故食减,不知谷味,则加曲以消之,加五味子、麦门冬,助人参泻火,益肺气,助秋损也,在三伏中为圣药。胁下急或痛,俱加柴胡、甘草、人参。多唾,或唾白沫,胃口上停寒也,加益智仁。若胃脘当心痛,加草豆蔻仁三分。疲甚之人,参、芪、术有用至一两二两者。

枳术丸　治痞,消食强胃。又云:食过伤损元气,以此主之。

枳实炒,一两　白术二两

上用荷叶裹烧,饭丸。白术者,本意不取其食速化,但久令人胃气强实,不复伤也。

『按语』

内伤之名,取自李东垣《内外伤辨惑论》,丹溪对其推崇有加。内伤多由喜怒过度,饮食失节,寒温不适,劳役所伤而致。症见发热、气高而喘、短气、怠惰嗜卧、四肢困倦等,治疗上首推补中益气汤治之。丹溪略有发挥,认为内伤可兼有痰证、外邪或热郁,治疗上仍以补中益气汤补元气为主,其附方对补中益气汤组成用法及因人、因时及不同兼夹症加减用药,描述甚详。同时,丹溪强调内伤,切忌不能用下法,若热者慎不可用寒凉之剂,惟以补中益气汤温药"温能除大热",正所谓"劳者温之,损者温之"。可参阅李东垣《内外伤辨惑论》。

积聚痞块五十四

痞块在中为痰饮，在右为食—云痰。积在左为血块。气不能作块成聚，块乃有形之物也，痰与食积、死血而成也。用醋煮海石、醋煮三棱、蓬术、桃仁、红花、五灵脂、香附之类为丸，石碱白术汤吞下。瓦垄子能消血块，次消痰。石碱一物，有痰积，有块可用，洗涤垢腻，又能消食积。治块，当降火消食积，食积即痰也。行死血块，块去须大补。凡积病不可用下药，徒损真气，病亦不去，当用消积药，使之融化，则根除矣。凡妇人有块，多是血块。

戴云：积聚癥瘕，有积聚成块，不能移动者是癥；或有或无，或上或下，或左或右者是瘕。

积聚癥瘕，朱先生医台州潭浦陈家，用蜀葵根煎汤，去粗，再入人参、白术、青皮、陈皮、甘草梢、牛膝，煎成汤，入细研桃仁、玄明粉各少许，热饮之，二服当见块下。如病重者，须补接之后，加减再行。

入方

消块丸 即《千金方》硝石大黄丸，止可磨块，不令人困，须量度虚实。

硝石六两　人参三两　甘草三两　大黄八两

上为末，以三年苦酒三升又云三斗，置瓷器中，以竹片作准，每入一升，作一刻，柱竖器中，先纳大黄，不住手搅，使微沸。尽一刻，乃下余药。又尽一刻，微火熬，使可丸，则取丸如鸡子中黄大。每一丸，米饮下。如不能大丸，作小丸如桐子大。每三十丸，服后当下如鸡肝，如米泔，赤黑等色。下后避风冷，啖软粥将息之[①]。

三圣膏

未化石灰半斤为末，瓦器中炒令淡红色，提出火，候热稍减。次下大黄末一两，就炉外炒，候热减。下桂心末半两，略炒，入米醋熬，搅成黑膏，厚纸摊贴患处。痞块在皮里膜外，须用补气药香附开之，兼二陈汤加补气药，先须断厚味。

又方　琥珀膏　大黄　朴硝各一两

上为末，大蒜捣膏和贴。

又方　治茶癖。石膏　黄芩　升麻

上为末，沙糖水调服。

又方　一人爱吃茶。

白术　软石膏　片芩　白芍　牛胆星　薄荷圆叶大者

上为末，沙糖调作膏。食后津液化下。

又方　治胁下有块。

龙荟丸二钱半　姜黄五钱　桃仁五钱

上为末，蜜丸服。

又方：龙荟丸和鹁鸽粪，能大消食积。或入保和丸治块，看在何部分。

治血块丸　瓦垄子能消血块。

海粉醋煮　三棱　莪术醋煮　红花　五灵脂　香附　石碱

上为丸。白术汤吞下。

又方　治妇人血块如盘，有孕难服峻利。

香附醋煮，四两　桃仁去皮　白术各一两　海粉醋煮，二两

上为末，神曲糊丸。

又方　治妇人食块，死血痰积成块，在两胁动作，腹鸣嘈杂，眩晕身热，时作时止。男子亦可服。

黄连一两半，一半用吴茱萸炒，去茱萸；一半用益智炒，去益智　山栀炒　川芎　三棱　莪术醋煮　神曲　桃仁去皮。各半两　香附童便浸，一两　萝卜子炒，一两半　山楂一两

上为末，蒸饼丸服。

又方：有青皮半两，白芥子一两半炒。

保和丸　治一切食积。

山楂六两　神曲二两　半夏　茯苓各三两　陈皮　连翘　萝卜子各一两

上为末，炊饼丸如梧子大。每服七八十丸，食远白汤下。

又方　山楂四两　白术四两　神曲二两

上为末，蒸饼丸如梧子大。服七十丸，白汤下。

又方

山楂三两　白术二两　陈皮　茯苓　半夏各一两　连翘　黄芩　神曲　萝卜子各半两

上为末，蒸饼丸梧子大。每服五十丸，食后姜汤下。

阿魏丸　治肉积。诸阿魏丸，脾虚者，须以补脾药佐之，切不可独用。虚虚之祸，疾如反掌。

连翘一两　山楂二两　黄连一两二钱　阿魏二两，醋煮作糊

上为末，醋煮阿魏作糊丸。服三十丸，白汤下。

小阿魏丸

山楂三两　石碱三钱　半夏一两，皂角水浸透，晒干

上为末，粥糊丸。每服三十丸，白汤下。

又方　治饱食停滞，胃壮者宜此，脾虚勿服。

山楂　萝卜子　神曲　麦芽　陈皮　青皮　香附各二两　阿魏一两，醋浸软，另研

上为末，炊饼丸。

又阿魏丸　去诸积聚。

山楂　南星皂角水浸　半夏皂角水浸　麦芽炒　神曲炒　黄连各一两　连翘　阿魏醋浸　瓜蒌　贝母各半两　风化硝　石碱　萝卜子蒸　胡黄连二钱半，如无，以宣连代

上为末，姜汁浸蒸饼丸。一方加香附、蛤粉，治嗽。

佐脾丸

山楂三两　半夏　茯苓各一两　连翘　陈皮　萝卜子各半两

上为末，粥丸服。

小温中丸

青皮一两　香附四两，便浸　苍术二两　半夏二两　白术半两　陈皮一两　苦参半两　黄连一两，姜汁炒　针砂二两，醋炒

上为末，曲糊为丸。

又方

针砂醋煮三次　香附童便浸，四两　山楂二两　神曲炒，二两　黄连姜汁炒，一两半　山栀炒　厚朴姜汁炒　苍术一两　半夏一两　台芎半两

一方加人参、炒白术一两半，有苦参用白术，用苦参不用黄连。

枳实丸

白术二两　枳实　半夏　神曲　麦芽各一两　姜黄　陈皮各半两　木香一钱半　山楂一两

上为末，荷叶蒸饭为丸，梧子大。每服一百丸，食后姜汤下。

大温中丸　又名大消痞丸。

黄连炒　黄芩六钱　姜黄　白术一两　人参　陈皮　泽泻二钱　炙甘草　砂仁　干生姜　炒曲二钱　枳实炒，半两　半夏四钱　川朴三钱　猪苓一钱半

上为末，炊饼丸。

『注释』

①啖：吃。将息：调理。

『按语』

积（癥），有形，固定不移，痛有定处，属血分，病在五脏；聚（瘕），无形，聚散无常，痛无定处，属气分，病在六腑。另有"痞满"一证，是一种自觉症状，感觉腹部（主要是胃脘部）痞塞不通，胀满难忍，但不能触及包块状物。积和聚两者虽症状有异，轻重不一，聚浅而积深，但病因相类，都是因情志郁结、饮食所伤、寒邪外袭及病后体虚等，致肝脾受损，脏腑失和，气机阻滞，瘀血内停，或兼痰湿凝滞而成，故常并称积聚。治当消积导滞，渐消缓散，不可用下药。

『原文』

〔附录〕五脏之积曰五积，六腑之积曰六聚。积有定形，聚无定处。不问何经，并宜服十味大七气汤，吞下尊贵红丸子。凡木香、槟榔去气积，神曲、麦芽去酒积，虻虫、水蛭去血积，礞石、巴豆去食积，牵牛、甘遂去水积，雄黄、腻粉去涎积，硇砂、水银去肉积：各从其类也。肝积曰肥气，肺积曰息贲，心积曰伏梁，脾积曰痞气，肾积曰奔豚。其如积聚之脉，实强者生，沉小者死。

〔附方〕

乌梅丸　治酒毒，消食化痰。

乌梅一斤　半夏八两　白矾八两　生姜一斤

上件石臼捣细末，新瓦两片夹定，火上焙，三日三夜为度。次入神曲、麦芽、陈皮、青皮、莪术、枳壳、丁皮、大腹子各四两，用酒糊为丸。每服四五十丸，姜汤下。

备急丸　大治心腹厥痛，食积胸膈，下咽气便速行。

大黄一钱　巴豆去油膜心　干姜半钱

上用蜜丸。白汤下。

治吐虫有积。

上以黑锡灰、槟榔末，米饮调下。

大七气汤

三棱　莪术各一两半　青皮七钱半　陈皮一两半　藿香　桔梗　肉桂各七钱半　益智一两半　香附一两半　甘草炙，七钱半

上锉。水煎服。

散聚汤

半夏　槟榔　当归各七钱半　陈皮　杏仁炒　桂心各二两　茯苓　甘草炙　附子

炮　川芎　枳壳炒　厚朴　吴茱萸各一两

上锉。水煎，姜三片。大便不利，加大黄。

香棱丸　治五积六聚，气块。

三棱六两，醋炒　青皮　陈皮　莪术炮或醋炒　枳壳炒　枳实炒　萝卜子炒　香附子各三两，炒　黄连　神曲炒　麦芽炒　鳖甲醋制　干漆炒烟尽　桃仁炒　硇砂　砂仁　归梢　木香　甘草炙。各一两　槟榔六两　山楂四两

上为末，醋糊丸。每服三五十丸，白汤下。

龙荟丸　见胁痛类。

红丸子　见疟类。

脚气五十五 附足跟痛

脚气，须用升提之药，提起其湿，随气血用药。有脚气冲心者，宜四物汤加炒黄柏，再宜涌泉穴用附子末津唾调敷上，以艾灸，泄引热下。

入方　**防己饮**

白术　木通　防己　槟榔　川芎　甘草梢　犀角　苍术盐炒　黄柏酒炒　生芐酒炒

大便实加桃仁，小便涩加杜牛膝，有热加黄芩、黄连，大热及时令热加石膏，有痰，加竹沥、姜汁。如常肿者，专主乎湿热，先生别有方。

又方　治湿热食积痰，流注。

苍术　黄柏　防己　南星　川芎　白芷　犀角　槟榔

血虚，加牛膝、龟板。

上为末，酒糊丸服。肥人加痰药。

健步丸

生芐半两　归尾　芍药　陈皮　苍术各一两　吴茱萸　条芩各半两　牛膝一两　桂枝二钱　大腹子三个

上为末，蒸饼丸如梧子大。每服一百丸，空心，煎白术、木通汤下。

又方　一妇人足胫肿。

红花　牛膝俱酒洗　生芐　黄柏　苍术　南星　草龙胆　川芎

有筋动于足大指上，至大腿近腰结了，乃因奉养厚，遇风寒，宜四物汤加酒芩、红花、苍术、南星、生姜煎服。

湿热脚气，大便滑泄。

苍术二两　防风一两　槟榔六钱　香附八钱　川芎六钱　条芩四钱　活石一两二钱　甘草三钱

上为末，或丸或散，皆可服。

脚软筋痛

牛膝二两　白芍一两半　龟板酒炙　黄柏酒炒，一两　知母炒　甘草半两

上为末，酒糊为丸。

应痛丸　治脚气痛不可忍，此药为劫剂。

赤芍药半两，煨，去皮　草乌半两，煨，去皮尖

上为末，酒糊丸。空心服十丸，白汤下。

又方 治脚气肿痛。

芥子 白芷等分

上为末，姜汁和敷贴。或用仙术、羌活、独活、白芷、细辛为末，入帛内作袜用。

又方 煠洗①脚气。

威灵仙 防风 荆芥 地骨皮 当归 升麻 蒴藋

上煎汤煠洗。

〔附录〕脚气，有湿热，有食积流注，有风湿，有寒湿。胜湿以仙术、白术、防己、川芎为主，或六物附子汤，或当归拈痛汤。脚气，气郁甚者，舟车丸、除湿丹；有饮者，东垣开结导饮丸。脚气，解表用麻黄左经汤等药，随经选用。有兼痰气寒湿者，五积散加木瓜。若双解，以大黄左经汤、东垣羌活导滞汤；若理血，以八味丸，或四物加羌活、天麻，又或四物加黄柏、南星，或健步丸；若疏风养血，用独活寄生汤最效。

『注释』

①煠（zhá 闸）洗：指用煎好的汤药带渣清洗。菜入汤曰煠，词义接近于"煮"。

『按语』

脚气病，并非我们现在所说的由真菌感染所致的足癣（脚湿气）。东晋、六朝时称为"脚弱"，孙思邈称为"风毒脚气"。其特点是发作前多没有明显的征兆，猝然发作时双脚忽然屈弱不能动，并可伴有心悸气喘、恶心呕吐、神志恍惚等全身症状，严重者可导致死亡（脚气冲心）。本病病因多为水寒和湿热之邪侵袭下肢，流溢皮肉筋脉；或饮食失节，损伤脾胃，湿热流注足胫；或因病后体质虚弱，气血亏耗，经脉、经筋失于涵养所致。如湿毒上攻，心神受扰则心悸而烦，循经窜犯肺胃则喘满呕恶，治疗总以泻导湿热为主。

『原文』

〔附方〕

六物附子汤

附子 桂 防己各四钱 甘草炙，二钱 白术 茯苓各三钱

上㕮咀。每服半两，入姜煎。

当归拈痛汤

羌活半两 人参 苦参酒制 升麻 葛根 苍术各二钱 炙甘草 黄芩酒制 茵

陈酒炒。各半两　防风　归身　知母酒炒　泽泻　猪苓　白术一钱半

上㕮咀。每服一两，水煎，空心服，临睡再服。

舟车丸　见水气类。

除湿丹

槟榔　甘遂　威灵仙　赤芍　泽泻　葶苈各二两　乳香　没药各一两　牵牛半两　大戟炒，三两　陈皮四两

上为末，糊丸如梧子大。每服五十丸至七十丸，温水下。

东垣开结导饮丸

白术　陈皮　泽泻　茯苓　神曲炒　麦蘖①曲　半夏各半两　枳实炒　巴豆霜各一钱半　青皮　干生姜各半两

上为末，汤浸蒸饼丸如梧子大。每四五十丸，或七十丸，温水下。

麻黄左经汤

麻黄　干葛　细辛　白术　茯苓　防己　桂　羌活　甘草　防风

上㕮咀。每半两，入姜枣煎服。

五积散

白芷一两半　陈皮三两　厚朴姜制，二两　桔梗六两　枳壳三两　川芎　甘草炙　茯苓各一两半　桂　芍药　半夏泡。各两半　当归一两半　麻黄三两，去节　干姜三两　苍术泔浸去皮，十二两

上㕮咀。每服四钱，水一盏，姜三片，葱白三茎，煎至七分，热服。冒寒用煨姜，挟气加茱萸，妇人调经催产入艾醋。

大黄左经汤

细辛　茯苓　羌活　大黄煨　甘草炙　前胡　枳壳　厚朴制　黄芩　杏仁等分

上㕮咀。每服半两，入姜枣煎。

东垣羌活导滞汤

羌活　独活各半两　防己　当归各二钱　大黄酒浸，煨，一两　枳实炒，二钱

上㕮咀。每服五钱或七钱，水煎服。

八味丸　见诸虚类。

独活寄生汤　见腰痛类。

足跟痛，有痰，有血热。血热，四物加黄柏、知母、牛膝之类。

『注释』

①蘖：通"糵"，芽。

卷 四

痿 五十六

痿证断不可作风治，而用风药。有湿热、湿痰、气虚、血虚、瘀血。湿热，东垣健步丸，加燥湿降阴火苍术、黄芩、黄柏、牛膝之类；湿痰，二陈汤加苍术、白术、黄芩、黄柏、竹沥、姜汁；气虚，四君子汤加黄芩、黄柏、苍术之类；血虚，四物汤加黄柏、苍术，煎送补阴丸；亦有食积、死血妨碍不得下降者，大率属热，用参术四物汤、黄柏之类。

〔附录〕谨按：五痿等证，特立篇目，所论至详，后代诸方，独于此证盖多缺略，考其由，皆因混入中风条内故也。丹溪先生痛千古之弊，悯世之罹[1]此疾者，多误于庸医之手。有志之士，必当究其心[2]焉。夫陈无择谓，痿因内脏不足所致。诚得之矣！然痿之所不足，乃阴血也。而方悉是补阳补气之剂，宁免实实虚虚之患乎？且无择以三因立方，可谓诸方之冠。其余此证，尤且未明，况求于他者乎。

『注释』

①罹：患病。
②究其心：专心研究。

『按语』

痿证是指肢体筋脉弛缓，软弱无力，日久因不能随意运动而致肌肉萎缩的一种病证。《内经》对痿证的记载很详细，指出本病的主要病机为"肺热叶焦"，其指肺脏被郁热长期熏灼而发生痿证的病机。其病理有两种情况：肺痿，以咳吐浊唾涎沫为主症；手足痿弱，以皮毛，肌肉枯萎，四肢无力，不能举动为主症。丹溪纠正了"风痿混同"之弊，指出痿证断不可作风治，提出了"泻南方，补北方"的治痿原则。而在具体辨证施治方面又分列湿热、湿痰、气虚、瘀血之别，开启后世治痿源头。

『原文』

〔附方〕

健步丸　东垣方

防己酒洗，一两　羌活　柴胡　滑石炒　甘草炙　瓜蒌根酒洗。以上各半两　泽泻　防风各三钱　苦参酒洗　川乌各一钱　肉桂五分

上为末，酒糊为丸，梧桐子大。每服七十丸，葱白煎愈风汤下。见中风类。

补阴丸 见诸虚类。

清燥汤 治湿热成痿，以燥金受湿热之邪，是绝寒水生化之源，源绝则肾亏，痿厥之病大作，腰已下痿软瘫痪不能动。

黄芪一钱五分　苍术一钱　白术　橘皮　泽泻各半钱　人参　白茯苓　升麻各三分　麦门冬　归身　生芐　曲末　猪苓各二分　酒柏　柴胡　黄连各一分　五味子九个　甘草炙，二分

上每服半两，水煎，空心服。

厥五十七 附手足十指麻木

厥，逆也，手足因气血逆而冷也。因气虚为主，有因血虚。气虚脉细，血虚脉大，热厥脉数，外感脉沉实，有痰脉弦。因痰者，用白术、竹沥；气虚，四君子；血虚，四物；热厥，用承气；外感，用双解散加姜汁、酒。有阴厥阳厥，阴衰于下则热，阳衰于下则寒。

手足麻者，属气虚；手足木者，有湿痰死血；十指麻木，是胃中有湿痰死血。

〔附录〕厥者，甚也、短也、逆也、手足逆冷也。其证不一，散之方书者甚多，今姑撮大概。且如寒热厥逆者，则为阴阳二厥也。阳厥者，是热深则厥，盖阳极则发厥也。不可作阴证，而用热药治之，精魂绝而死矣。急宜大、小承气汤，随其轻重治之。所谓阴厥者，始得之身冷脉沉，四肢逆，足蜷卧，唇口青，或自利不渴，小便色白，此其候也。治之以四逆、理中之辈，仍速灸关元百壮。又尸厥、飞尸、卒厥，此即中恶之候，因冒犯不正之气，忽然手足逆冷，肌肤栗起，头面青黑，精神不守，或错言妄语，牙紧口噤，或昏不知人，头旋晕倒。此是卒厥客忤，飞尸鬼击，吊死问丧，入庙登冢，多有此病。以苏合丸灌之，候稍苏，以调气散和平胃散服，名调气平胃散。痰厥者，乃寒痰迷闷，四肢逆冷，宜姜附汤温通之，必以生附代熟附。蛔厥者，乃胃寒所生，经曰：蛔者，长虫也。胃中冷即吐蛔虫，宜理中汤加炒川椒五粒，槟榔半钱，吞乌梅丸效。蛔见椒则头伏故也。气厥者，与中风相似，何以别之，风中身温，气中身冷，以八味顺气散或调气散。如有痰，以四七汤、导痰汤服之。

『按语』

厥证是以突然昏倒，不省人事，四肢厥冷为主要表现的一种病证。与中风的主要区别是清醒后无偏瘫、失语、口眼㖞斜等后遗症。主要由于气机突然逆乱，升降乖戾，气血运行失常造成，常有明显的诱因。丹溪根据病因不同，提出厥之发生有阴、阳、气、血、热、痰、外感、中恶、蛔虫之分，并详列证治方药。另外，丹溪明确指出，阳厥为热深则厥（真热假寒），不可作阴证而用热药治之，值得注意。

『原文』

〔附方〕

八味顺气散　见中风类。

调气散

白豆蔻　丁香　檀香　木香各二钱　藿香　甘草炙。各八钱　砂仁四钱

上为末，每服二钱，入盐少许，沸汤点服。

平胃散

苍术泔浸，五斤　厚朴姜制，炒　陈皮各三斤　甘草炒，三十两

上为末，每服五钱，姜三片，枣一个，煎服，入盐一捻，沸汤点服亦得。

四七汤

厚朴二两　茯苓四两　半夏五两　紫苏二两

上每服四钱，水一钟，姜七片，枣一个，煎服。

承气汤　见痢类。

四逆汤　**理中汤**　**姜附汤**　并见中寒类。

乌梅丸　见心痛类。

导痰汤　见痰类。

痓 五 十 八

痓切不可作风治，兼用风药，大率与痫病相似，比痫为甚为虚，宜带补。多是气虚有火，兼痰，宜用人参、竹沥之类。

〔附录〕古方，风痓曰痓也。经云：诸痓项强，皆属于湿土。是太阳伤湿也。又云：诸暴强直，皆属于风。是阳明内郁，而阴行于外。又曰：阳痓曰刚，无汗。阴痓曰柔，有汗。亢则害，承乃制，故湿过极反兼风化制之。然兼化者虚象，实非风也。

『按语』

痓通"痉"，是以项背强急，四肢抽搐为主要表现。病机十九条有"诸痓项强，皆属于湿"及"诸暴强直，皆属于风"之论。丹溪认为本病基于太阳湿土，阳明内郁，是气虚生火，湿过极反兼风化制之，故应用补气之人参，化痰之竹沥治疗，切忌从风论治。充分体现了丹溪重视"从痰论治"的学术观点。

『原文』

〔附方〕
葛根汤 治痓病无汗而小便少，反恶寒者，名刚痓。
葛根四钱　麻黄三钱　桂枝二钱　芍药二钱　甘草三钱炙
上㕮咀。水二盏，生姜三片，枣一枚，煎服，覆取微汗。
桂枝加葛根汤 治痓病有汗，不恶寒者服之，此名柔痓。
葛根四钱　生姜三钱　桂枝　芍药　甘草各二钱
上作一服，水二盏，枣一个，煎服，二痓皆可用小续命汤加减服。若胸满，口噤咬齿，脚挛，卧不着床者，以大承气汤下之，无疑矣。
小续命汤 见中风类。
大承气汤 见痢类。

痫 五十九

惊与痰宜吐，大率行痰为主，用黄连、南星、瓜蒌、半夏，寻火寻痰，分多分少，治之无不愈者。分痰与热，有热者，以凉药清其心；有痰者，必用吐药，吐后用东垣安神丸。大法宜吐，吐后用平肝之剂，青黛、柴胡、川芎之类，龙荟丸正宜服之。且如痫，因惊而得，惊则神不守舍，舍空而痰聚也。

戴云：痫者，俗曰猪癫风者是也。

〔附录〕痫症有五：马、牛、鸡、猪、羊。且如马痫，张口摇头，马鸣；牛痫，目正直视，腹胀；鸡痫，摇头反折①，喜惊；羊痫，喜扬目吐舌；猪痫，喜吐沫。以其病状偶类之耳，非无痰涎壅塞，迷闷孔窍。发则头旋颠倒，手足搐搦，口眼相引，胸背强直，叫吼吐沫，食顷②乃苏。宜星香散加全蝎三个。

『注释』

①反折：颈项反折，颈项强直的表现。
②食顷：一顿饭的工夫。

『按语』

痫证俗称"羊痫风"，特征为发作性精神恍惚，甚则突然昏倒，昏不知人，口吐涎沫，两目上视，四肢抽搐，或口中如作猪羊叫声，移时苏醒，醒后如常。丹溪认为本证的形成是惊则神乱，舍空痰聚，迷闷孔窍所致，治以祛痰为要。

『原文』

〔附方〕

续命汤　主痫发顿闷无知，口吐沫出，四体角弓反张，目反上，口噤不得言。
竹沥一升二合　生荸汁一升　龙齿末　生姜　防风　麻黄去节。各四两　防己　附子炮。各二两　石膏　桂二两

上十味，水一斗，煮取三升，分三服。有气，加紫苏、陈皮各半两。

但小儿痫，《千金》有风、食、惊三种，《本事》方又有阴阳痫、慢脾风三证。慢脾即食痫，宜醒脾丸、人参散。

古方三痫丸　治小儿百二十种惊痫。

荆芥穗二两　白矾一两，半生半枯

上为末，面糊为丸，黍米大，朱砂为衣。姜汤下二十丸。如慢惊，用来复丹；急惊，三痫丸；食痫，醒脾丸可也。

本事人参散　治慢脾风，神昏痰盛。

人参半两　圆白大南星一两，切片以生姜汁并浆水各半，荫满煮，带性晒

上为末，每服一钱，水一盏，姜三片，冬瓜仁擂细少许，同煎，取半盏，作两三次灌下。

宁神丹　清热养气血，不时潮作者可服。

天麻　人参　陈皮　白术　归身　茯神　荆芥　僵蚕炒　独活　远志去心　犀角　麦门冬去心　酸枣仁炒　辰砂各半两。另研　半夏　南星　石膏各一两　甘草炙　白附子　川芎　郁金　牛黄各三钱　珍珠三钱　生地黄　黄连各半两　金箔三十片

上为末，酒糊丸。空心服五十丸，白汤下。

东垣安神丸

黄连一钱五分，酒洗　朱砂一钱，水飞　酒生苄　酒归身　炙甘草各五分

上除朱砂水飞外，四味捣为末，和匀，汤浸蒸饼丸，如黍米大。每服十五丸，食后津咽下。

星香散　见中风类。

癫狂六十

癫属阴，狂属阳，癫多喜而狂多怒，脉虚者可治，实则死。大率多因痰结于心胸间，治当镇心神，开痰结。亦有中邪而成此疾者，则以治邪法治之。《原病式》所论尤精。盖为世所谓重阴者癫，重阳者狂是也。大概是热。癫者，神不守舍，狂言如有所见，经年不愈，心经有损，是为真病，如心经蓄热，当清心除热；如痰迷心窍，当下痰宁志；若癫哭呻吟，为邪所凭，非狂也，烧蚕纸，酒水下方寸匕。卒狂言鬼语，针大拇指甲下即止。风癫引胁痛，发则耳鸣，用天门冬去心，日干作末，酒服方寸匕。癫证春治之，入夏自安，宜助心气之药。阳虚阴实则癫，阴虚阳实则狂。狂病宜大吐下则除之。

入方

治癫风。

麻仁四升

上以水六升，猛火煮至二升，去滓，煎取七合，旦空心服。或发或不发，或多言语，勿怪之，但人摩手足须定，凡进三剂，愈。

又方　治狂邪发无时，披头大叫，欲杀人，不避水火。

苦参不以多少

上为末，蜜丸如梧子大。每服十五丸，煎薄荷汤下。

『按语』

癫与狂都是精神失常类疾病，癫证以沉默痴呆，语无伦次，静而多喜为特征；狂证以喧扰不宁，躁妄打骂，动而多怒为特征。癫者静，狂者动；癫者多喜，狂者多怒。癫证可以转化为狂证，狂证日久往往又可转化为癫证。丹溪认为两者病位在心，多由痰结心胸所致，治当镇心祛痰为要。

惊悸怔忡六十一

惊悸者血虚，惊悸有时，以朱砂安神丸。痰迷心膈者，痰药皆可，定志丸加琥珀、郁金。怔忡者血虚，怔忡无时，血少者多。有思虑便动，属虚；时作时止者，痰因火动；瘦人多因是血少，肥人属痰，寻常者多是痰。真觉心跳者是血少，四物、朱砂安神之类。假如病因惊而得，惊则神出其舍，舍空则痰生也。

戴云：怔忡者，心中不安，惕惕然如人将捕者是也。

〔附录〕惊悸，人之所主者心，心之所养者血，心血一虚，神气不守，此惊悸之所肇端也。曰惊曰悸，其可无辨乎？惊者，恐怖之谓；悸者，怔忡之谓。心虚而郁痰，则耳闻大声，目击异物，遇险临危，触事丧志，心为之忤，使人有惕惕之状，是则为惊；心虚而停水，则胸中渗漉，虚气流动，水既上乘，心火恶之，心不自安，使人有怏怏之状，是则为悸。惊者，与之豁痰定惊之剂；悸者，与之逐水消饮之剂。所谓扶虚，不过调养心血，和平心气而已。

入方　治劳役心跳大虚证。

朱砂　归身　白芍　侧柏叶炒，各五钱　川芎　陈皮　甘草各二钱　黄连炒，一钱半

上为末，猪心血丸服。

『按语』

"有触而心动曰惊。无惊而自动曰悸，即怔忡也"。故丹溪认为，惊悸有时，怔忡无时，血少者多。治疗当首辨虚实，心血虚多为发病之本，而因"舍空""心虚"所致痰、水停聚则多为发病之标，即心虚而郁痰为"惊"，心虚而停水为"悸"，惊者治以豁痰定惊，悸者治以逐水消饮，但治病求本，终以调养心血、平心静气为要。

『原文』

〔附方〕

养心汤　治心虚血少，惊悸不宁。

黄芪炙　白茯苓　茯神　半夏曲　当归　川芎各半两　远志去心，姜汁炒　辣桂

柏子仁　酸枣仁炒　五味　人参二钱半　甘草炙,四钱

上每服三钱，水煎，姜三片，枣一个，食前服。治停水怔忡，加槟榔、赤茯苓。

宁志丸　治心虚血虚，多惊。若有痰惊，宜吐之。

人参　白茯苓　茯神　柏子仁　琥珀　当归　酸枣仁温酒浸半日,去壳,隔纸炒　远志各半两。炒　乳香　朱砂　石菖蒲二钱半

上为末，炼蜜丸如梧子大。服三十丸，食后煎枣汤吞下。

朱雀丸　治心病怔忡不止。

白茯神二两　沉香五钱

上为末，炼蜜丸小豆大。服三十丸，人参汤下。

加味四七汤　治心气郁滞，豁痰散惊。

半夏二两半　白茯苓　厚朴各一两半　茯神　紫苏各一两　远志炒　甘草炙,半两

上每服四钱，生姜五片，石菖蒲一寸，枣一个，水煎服。

朱砂安神丸

朱砂五钱水飞过,另研　黄连酒洗,六钱　甘草炙,二钱半　生地黄一钱半　当归二钱半

上四味为末，蒸饼丸如黍米大，朱砂为衣。服二十丸或五十丸，津下。

定志丸　见健忘类。

健忘六十二

健忘，精神短少者多，亦有痰者。

戴云：健忘者，为事有始无终，言谈不知首尾，此以为病之名，非比生成之愚顽不知人事者。

〔附录〕健忘者，此证皆由忧思过度，损其心胞，以致神舍不清，遇事多忘。乃思虑过度，病在心脾。又云：思伤脾，亦令朝夕遗忘，治之以归脾汤，须兼理心脾，神宁意定，其证自除也。

『按语』

健忘指记忆力减退，遇事善忘，亦称"喜忘""善忘"，多因忧思过度，伤及心脾所致。丹溪提出："健忘，精神短少者多，亦有痰者。"健忘虽以心脾虚者居多，但亦有因痰浊上扰之实证所致者，应当重视。

『原文』

〔附方〕

归脾汤　治思虑过度，劳伤心脾，健忘怔忡。

白术　茯神　黄芪　圆眼肉　酸枣仁炒。各一两　人参　木香各半两　甘草炙，二钱半

上每服四钱，姜三片，枣一枚，水煎服。

定志丸　治心气不定，恍惚多忘。

远志二两　人参一两　菖蒲一两　白茯苓三两

上为末，炼蜜丸如梧子大，朱砂为衣。服二十丸，米汤下。

痛风六十三 附肢节痛

四肢百节走痛是也，他方谓之白虎历节风证。大率有痰、风热、风湿、血虚。因于风者，小续命汤；因于湿者，苍术、白术之类，佐以竹沥；因于痰者，二陈汤加酒炒黄芩、羌活、苍术；因于血虚者，用芎、归之类，佐以红花、桃仁。大法之方，苍术、川芎、白芷、南星、当归、酒黄芩。在上者，加羌活、威灵仙、桂枝；在下者，加牛膝、防己、木通、黄柏。血虚，《格致余论》详言，多用川芎、当归，佐以桃仁、红花、薄桂、威灵仙。治痛风，取薄桂味淡者，独此能横行手臂，领南星、苍术等药至痛处。

『按语』

根据所描述的"四肢百节走痛"症状来看，本篇"痛风"当指"痹证"而言。痹证是由风寒湿热等邪气闭阻经络，影响气血运行，导致肢体筋骨、关节、肌肉等处发生疼痛、重着、酸楚、麻木，或关节屈伸不利、僵硬、肿大、变形等症状的一种疾病。《内经》中早有痹之病名，《金匮要略》称为"历节"，《诸病源候论》称为"历节风"，《外台秘要》中称为"白虎病"，《济生方》称之为"白虎历节"，皆因其"遍历关节疼痛"的特点而命名。偏于风者为行痹；偏于寒者为痛痹；偏于湿者为着痹。此外，尚有因风湿热之热痹。丹溪则提出痹证亦可因于痰及血虚，治疗上倡用引经药，即病"在上者，加羌活、威灵仙、桂枝；在下者，加牛膝、防己、木通、黄柏"，以及"取薄桂味淡者，独此能横行手臂"。

『原文』

入方 治上中下疼痛。

南星姜制 苍术泔浸 黄柏酒炒。各二两 川芎一两 白芷半两 神曲炒，一两 桃仁半两 威灵仙酒拌，三钱 羌活三钱，走骨节 防己半两，下行 桂枝三钱，行臂 红花酒洗，一钱半 草龙胆半钱，下行

上为末，曲糊丸梧子大。每服一百丸，空心白汤下。

张子元血气虚有痰，白浊，阴火痛风。

人参一两　白术　熟苄　黄柏炒黑，各二两　山药　海石　南星各一两　锁阳半两　干姜烧灰，半两，取其不走　败龟板酒炙，二两

上为末，粥丸。一云酒糊丸。

臂痛方

苍术一钱半　半夏　南星　白术　酒芩炒　香附各一钱　陈皮　茯苓各半钱　威灵仙三钱　甘草少许，别本加羌活一钱

上㕮咀。作一服，入生姜二三片。

二妙散　治筋骨疼痛因湿热者。有气加气药，血虚者加补药，痛甚者加生姜汁，热辣服之。

黄柏炒　苍术米泔浸，炒

上二味为末，沸汤，入姜汁调服。二物皆有雄壮之气，表实气实者，加酒少许佐之。若痰带热者，先以舟车丸，或导水丸、神芎丸下伐，后以趁痛散服之。

趁痛散

乳香　没药　桃仁　红花　当归　地龙酒炒　牛膝酒浸　羌活　甘草　五灵脂酒淘　香附童便浸　或加酒芩　炒酒柏

上为末，酒调二钱服。

八珍丸　治痛风走注，脚疾。

乳香　没药　代赭石　穿山甲生用。各三钱　羌活　草乌生用。各五钱　全蝎二十一个，炒　川乌生用，一两，不去皮尖

上为末，醋糊丸如梧子大。每二十一丸，温酒送下。

四妙散　痛风走注。

威灵仙酒浸，五钱　羊角灰三钱　白芥子一钱　苍耳一钱半，一云苍术

上为末，每服一钱，生姜一大片，擂汁，入汤调服。又二妙散同调服。

又方　治酒湿痰痛风。

黄柏酒炒　威灵仙酒炒。各五钱　苍术　羌活　甘草三钱　陈皮一钱　芍药一钱

上为末，每服一钱或二钱，沸汤入姜汁调下。

治气实表实，骨节痛方。

活石六钱　甘草一钱　香附　片芩各三钱

上为末，姜汁糊丸，如梧子大。每服五七十丸，白汤吞下。

又方

糯米一盏　黄蹢躅根一握　黑豆半合

上用酒水各一碗煎，徐徐服之。大吐大泻，一服便能行动。

治食积肩腿痛。

龟板酒浸，一两　酒柏叶　香附半两　辣芥子　凌霄花

上为末，酒糊丸，如梧子大。煎四物汤加陈皮、甘草汤下。

〔附方〕

控涎丹　治一身及两胁走痛，痰挟死血者。

甘遂面裹煨　大戟制　真白芥菜子炒。各等分

上为末，加桃仁泥糊丸，如梧子大。每服五七丸，渐加至十丸，临卧姜汤下。

龙虎丹　治走注疼痛，或麻木不遂，或半身痛。

草乌　苍术　白芷各一两，碾粗末，拌发酵，焙过入后药　乳香　没药各二钱。另研　当归　牛膝　各五钱

上为末，酒糊丸如弹大。每服一丸，温酒化下。

〔附录〕遍身骨节疼痛，昼静夜剧，如虎啮之状，名曰白虎历节风，并宜加减地仙丹，或青龙丸、乳香丸等服之。

又有痛风而痛有常处，其痛处赤肿灼热，或浑身壮热，此欲成风毒，宜败毒散。凡治臂痛，以二陈汤加酒炒黄芩、苍术、羌活。

如肢节痛，须用羌活，去风湿亦宜用之。如肥人肢节痛，多是风湿与痰饮，流注经络而痛，宜南星、半夏；如瘦人肢节痛，是血虚，宜四物加防风、羌活；如瘦人性急躁，而肢节痛，发热，是血热，宜四物汤加黄芩、酒炒黄柏。如肢节肿痛，脉滑者，当用燥湿，宜苍术、南星，兼行气药木香、枳壳、槟榔。在下者，加汉防己。若肢节肿痛脉涩数者，此是瘀血，宜桃仁、红花、当归、川芎及大黄微利之。如倦怠无力，而肢节痛，此是气虚，兼有痰饮流注，宜参、术、星、半。

丹溪无肢节痛条，此文又纯似丹溪语，姑书以俟知者。

『按语』

肢节痛，丹溪根据患者体质辨证分型，认为胖人多风湿、痰饮；瘦人多血虚、血热；根据脉象及临床表现又可分为痰湿、血瘀、气虚等，当分而治之。

『原文』

小续命汤　地仙丹　并见中风类。

舟车丸　见中湿类。

导水丸　见痢类。

神芎丸　见发热类。

败毒散 见瘟疫类。

乳香丸

白附子炮　南星　白芷　没药　赤小豆　荆芥　藿香去土　骨碎补去毛　乳香另研。各一两　五灵脂　川乌炮，去皮脐尖　糯米炒。各二两　草乌头炮，去皮尖　京墨煅。各五两　松脂半两，研

上为末，酒糊丸梧子大。每服十丸至十五丸，冷酒吞下，茶亦得，不拘时。忌热物。

疠风六十四 附身上虚痒

大风病，是受得天地间杀物之风，古人谓之疠风者，以其酷烈暴悍可畏耳。人得之者，须分在上在下。夫在上者，以醉仙散，取臭涎恶血于齿缝中出；在下者，以通天再造散，取恶物陈虫于谷道中出。所出虽有上下道路之殊，然皆不外乎阳明一经。治此病者，须知此意。看其疙瘩与疮，若上先见者，上体多者，在上也；若下先见者，下体多者，在下也；上下同得者在上复在下也。阳明经，胃与大肠也，无物不受，此风之入人也，气受之则在上多，血受之则在下多，气血俱受者甚重。自非医者神手，病者铁心，罕有免此。夫或从上或从下，以渐而来者，皆是可治之病。人见病势之缓多忽之，虽按此法施治，病已全然脱体。若不能绝味绝色，皆不免再发，再发则终不救矣。某曾治五人矣，中间惟一妇人得免，以其贫甚且寡，无物可吃也。余四人，三两年后皆再发。孙真人云：吾尝治四五百人，终无一人免于死。非孙真人不能治也，盖无一人能守禁忌耳。此妇人，本病外，又是百余帖加减四物汤，半年之上，方得月经行，十分安愈。

醉仙散

胡麻仁　牛蒡子　蔓荆子　枸杞子各半两，同炒黑色　防风　瓜蒌根　白蒺藜　苦参各半两

上为末，每一两半，入轻粉二钱拌匀。大人每用一钱，空心，日午临卧各一服，茶汤调下。吃后五七日间，先于牙缝内出臭涎水，浑身觉疼，昏闷如醉，利下臭屎为度。量大小虚实加减与之。证候重而急者，须先以再造散下之，候补养得还，复与此药吃。须断盐、酱、醋、诸般肉、鱼腥、椒料、水果、煨烧、炙煿及茄子等物，只宜淡粥，煮熟时菜，并乌梢菜花蛇用淡酒煮熟食之，以助药力也。

再造散

锦纹大黄一两　皂角刺一两半，独生经年黑大者　郁金半两，生　白牵牛头末六钱，半生半炒　一本无此二味

上为细末。每服二钱一云五钱，临卧冷酒调服一云日未出面东服，以净桶伺候，泄出虫。如虫黑色，乃是多年，赤色是为方近。三四日又进一服，直候无虫，则绝根矣。后用通圣散调理，可用三棱针刺委中出血。终身不得食牛马驴骡等肉，大忌房事，犯者必不救。

黄精丸

苍耳叶　紫背浮萍　大力子各等分　乌蛇肉中半酒浸,去皮骨　黄精倍前三味,生捣汁,和四味研细,焙干

上为末,神曲糊丸,如梧子大。每服五七十丸,温酒下。一方加炒柏、生节、甘草节。

又方

苍耳叶　浮萍　鼠粘子　乌蛇肉等分

上用豆淋酒炒,等分为末。每服一二钱,豆淋酒调下。

治麻风,脉大而虚者。

苦参七钱半　苍耳　牛蒡子　酒蒸柏一作酒柏。各二两　黄精　浮萍各一两

上为末,用乌蛇肉酒煮,如无蛇,以乌鲤鱼亦可,糊丸服之。候脉实,再用通天再造散取虫。

治麻风

四物汤加羌活、防风、陈皮、甘草。

又方

大黄　黄芩　雄黄各三两

上为末,用樟树叶浓煎汤,入药蒸洗。

〔附录〕此疾非止肺脏有之,以其病发于鼻,从俗呼为肺风也。鼻准[1]肿赤胀大而为疮,乃血随气化也。气既不施,则血为之聚,血既聚,则使肉烂而生虫也。生虫者,厥阴主之,以药缓疏之,煎局方升麻汤下泻青丸。余病各随经治之。

『注释』

[1]鼻准:即鼻尖,又名准头、面王。

『按语』

疠风,又称疬风、大风、癞病,即麻风病。初起患处麻木不仁,次发红斑,继则肿溃无脓,久之出现眉落、目损、鼻崩、唇裂、足底穿溃等临床表现,现代认为是由麻风分支杆菌感染引起的一种慢性传染病。丹溪认为本病治疗重在阳明,以祛风化湿、活血杀虫为要。

『原文』

〔附方〕

凌霄花散　治疠风。

蝉壳　地龙炒　僵蚕炒　全蝎各七个　凌霄花半两

上为末，每服二钱，酒调下。于浴室内，常在汤中住一时许，服药效。

东坡四神丹　治大风。

羌活　玄参　当归　熟芐

上等分，炼蜜丸，梧子大。每服七十丸。

浮萍散　治癞及风癣。

浮萍一两　荆芥　川芎　甘草　麻黄去根节。已上各半两，或加当归、芍药

上为末，每服一两，水二盏煎，入葱白、豆豉亦可，汗出则愈。

通圣散　见斑疹类。

局方升麻汤

熟半夏　茯苓　白芷　当归各三钱　苍术　干葛　桔梗　升麻各一两　熟枳壳　干姜各半钱　大黄蒸,半两　芍药七钱半　陈皮　甘草各一两半

上㕮咀。每服四钱，生姜灯心同煎，食前服。

泻青丸　见中风类。

身上虚痒，血不荣于腠理，所以痒也。

上用四物汤，加黄芩煎，调浮萍末服之。

又方

凌霄花末一钱酒调下。

缠喉风喉痹六十五　附咽痛、咽疮

喉痹，大概多是痰热，重者用桐油探吐。一方，射干，逆流水[①]吐之。又方，李实根皮一片，噙口内，更用李实根研水敷项上一周遭[②]用新采园中者。缠喉风，属痰热，戴云：谓其咽喉里外皆肿者是也，用桐油，以鹅翎探吐。又法，用灯油脚探吐。又用远志去心为末，水调敷项上一遭，立效，亦可吐。咽喉生疮痛，是虚热血虚，多属虚火，游行无制，客于咽喉也，用人参、荆芥、蜜炙黄柏。虚火用人参、竹沥；血虚，四物加竹沥；实热者，黄连、荆芥、薄荷、硝、蜜、姜汁调，噙化。治咽喉，用倒滴刺根净洗，入少些好酒同研，滴入喉中，痛立止。喉痹，风热痰，先以千缗汤，后以四物加黄芩、知母，养阴则火降。又方，猪牙皂角为末，和霜梅噙。又方，木鳖子用淡盐水浸，噙一丸。又方，茜草一两，一服，降血中之火。又方，焰硝半钱，枯矾半钱，硼砂一钱为末，杜仲、牛膝捣汁调。喉闭，或有中垂一丝，结成小血珠垂在咽喉中，用杜牛膝根，即鼓槌草直而独条者，捣碎，用好米醋些小和研，取汁三五滴，滴在鼻中即破。喉痛，必用荆芥。阴虚火炎上，必用玄参。又喉痹，陈年白梅，入蜒蚰令化，噙梅于口中。

入方

雄黄解毒丸　治缠喉急喉风，双蛾肿痛，汤药不下。

雄黄一两　巴豆去油，十四个　郁金一钱

上为末，醋糊丸，如绿豆大。热茶清下七丸，吐出顽涎即苏，大效。如口噤，以物斡开灌之，下咽无有不活者。

润喉散　治气郁夜热，咽干硬塞。

桔梗二钱半　粉草一钱　紫河车四钱　香附三钱　百草煎一钱半

上为末，敷口内。

又方　治喉痛。

硼砂　胆矾　白僵蚕　陈霜梅

上为末，和噙。

『注释』

①逆流水：流动过程中回旋倒流的水。古人认为其性逆而倒流，作用多偏于

上而不下,所以多用来煎煮发吐痰饮的药物。

②敷项上一周遭:绕颈部敷药。

『按语』

喉痹病名最早见于帛书《五十二病方》。《素问·厥论》曰:"手阳明、少阳厥逆,发喉痹,嗌肿。"本病即现代医学所说的急、慢性咽炎。

喉痹指因外邪犯咽,或邪滞于咽日久,或脏腑虚损,咽喉失养,或虚火上灼,咽部气血不畅所致。其是以咽部红肿疼痛,或干燥、有异物感,咽痒不适等为主要表现的咽部疾病。丹溪认为本病的发生多属痰热,亦有阴虚、血虚、虚火和实热之别。

头风六十六

属痰者多，有热，有风，有血虚。在左属风，荆芥、薄荷；属血虚，川芎、当归；在右属痰，苍术、半夏；属热，酒芩为主。又属湿痰，川芎、南星、苍术。偏头风，在左而属风者，用荆芥、薄荷。此二味，即是治之主药。有君臣佐使之分，凡主病者为君而多，臣次之，佐又次之，须要察其兼见何症而佐使之。如有痰，即以二陈汤治痰而佐之，他症皆仿此。又须察识病情，全在活法，出入加减，不可执方。

入方

酒片芩一两　苍术　羌活　防风各五钱　细辛二钱　苍耳三钱

上为末，每服三钱，生姜一大片，同擂匀。茶汤荡起服之。

又方

酒片芩五钱　苍术二钱半　羌活　苍耳　川芎　生甘草　酒黄连各一钱半　半夏曲炒，三钱半

上为末，服法同前。

又方

酒片芩一两　苍术　羌活　川芎各五钱　苍耳　细辛各三钱

上为末，服法同前。

又方　湿痰头风。

片芩酒炒，三钱　苍术酒炒，一两　川芎　细辛各二钱　甘草一钱

上为末，服法同前。

瘦人搐药。

软石膏　朴硝各五钱　脑子　荆芥　檀香皮　薄荷各一钱　白芷　细辛各二钱

上为末，搐鼻内。

头痒风屑发黄方。

用大黄酒浸，炒为末，茶调服。

一粒金搐鼻方　治偏头风。

荜茇不以多少，研细，用獖猪胆汁拌匀，再入胆内，悬阴干　藁本　玄胡索　白芷　川芎各一两　青黛二两

上为末，入制莐茇末一两半，用无根水丸。每用一粒，长流水①化开嗅鼻。以铜钱二三文口咬定，出涎。

治头风。

乌头尖七个　荆芥　防风　甘草　蔓荆子　台芎　桔梗　麻黄

上为末，茶调。

一人头风鼻塞。

南星　苍术　酒芩　辛荑　川芎

上为末，茶调。

〔附录〕头风用热药多，间有挟热而不胜热剂者，宜消风散、茶调散服之。头风发动，顶后两项筋紧吊起痛者，看其人挟寒挟虚，宜三五七散。头风，九月取菊花作枕，最良。《素问》论头风者，本于风寒入于脑髓耶。《本事方》论妇人患头风者，十居其半，或者妇人无巾以御风寒焉耳。男子间有患者。若经年不愈者，宜灸囟会、百会、前顶、上星等穴，差。

『注释』

①长流水：指河水。

『按语』

头风，当指头痛。《内经》中称为"首风""脑风"："新沐中风，则为首风"；"风气循风府而上，则为脑风"。后世部分医书有称之为头风者。王肯堂在《证治准绳·头痛》中说："医书多分头痛头风为二门，然一病也，但有新久去留之分耳。浅而近者名头痛，其痛卒然而至，易于解散速安也。深而远者为头风，其痛作止不常，愈后遇触复发也。"由此可见，头风病程较长，难愈；头痛病程较短，易愈。丹溪认为，本病的发生因痰者多，有因风、热和血虚之分。在本篇中，丹溪还记录了偏头风，当指偏头痛而言。

『原文』

〔附方〕

消风散

荆芥穗　甘草炙　川芎　羌活　人参　茯苓　防风　白僵蚕炒　藿香　蝉退去土，炒。各二两　厚朴姜制，半两　陈皮去白，半两上为末,每服二钱,荆芥汤或茶清调下。

茶调散

薄荷去梗,不见火,八两　川芎四两　羌活　甘草　白芷各二两　细辛去叶,一两　防风二两半　荆芥去梗,四两

上为细末。每服二钱,食后,茶清调下。常服清头目。

三五七散

细辛一斤半　干姜炮,二斤　防风四斤　山茱萸去核　茯苓各三斤　附子三十五个,炮,去皮脐

上为细末。每服二钱,温酒食前调下。

头眩六十七

头眩，痰挟气虚并火。治痰为主，挟补气药及降火药。无痰则不作眩，痰因火动。又有湿痰者，有火痰者。湿痰者，多宜二陈汤。火者，加酒芩。挟气虚者，相火也，治痰为先，挟气药降火，如东垣半夏白术天麻汤之类。眩晕不可当者，以大黄酒炒为末，茶汤调下，火动其痰，用二陈加黄芩、苍术、羌活，散风行湿。左手脉数热多，脉涩有死血；右手脉实有痰积，脉大是久病久一作虚。久病之人，气血俱虚而脉大，痰浊不降也。昔有一老妇，患赤白带一年半，头眩，坐立不得，睡之则安。专治赤白带，带愈，其眩亦安。

〔附录〕眩者，言其黑晕转旋，其状目闭眼暗，身转耳聋，如立舟船之上，起则欲倒。盖虚极乘寒得之，亦不可一途而取轨也。又风则有汗，寒则掣痛，暑则热闷，湿则重滞，此四气乘虚而眩晕也。又或七情郁而生痰动火，随气上厥，此七情致虚而眩晕也。淫欲过度，肾家不能纳气归元，使诸气逆奔而上，此气虚眩晕也。吐衄漏崩，肝家不能收摄荣气，使诸血失道妄行，此血虚眩晕也。要寻致病之因，随机应敌。其间以升降镇坠行汗为最，不可妄施汗下，识者将有采薪之忧①。有早起眩晕，须臾②自定，日以为常者，正元饮下黑锡丹。伤湿头运，肾著汤加川芎，名除湿汤。疏风，川芎茶调散；有痰，青州白丸子。

『注释』

①采薪之忧：患病的温婉说法。出自《孟子·公孙丑下》，"昔者有王命，有采薪之忧，不能造朝"。朱熹集注："采薪之忧，言病不能采薪。"

②须臾：片刻。

『按语』

头眩，即眩晕。本证的成因及其治疗，历代医籍多有涉及。针对其病因，《素问·至真要大论》有"诸风掉眩，皆属于肝"的论述。丹溪则偏主于痰，主张"无痰则不作眩"，痰为主因，提出"治痰为主"的大法。

『原文』

〔附方〕

头晕方 利痰清热降火，或滚痰丸亦可。

南星五分，制 半夏一钱 桔梗七分 枳壳一钱 陈皮一钱 甘草五分 茯苓一钱 黄芩七分

上作一服，生姜七片，水煎，食后服。

香橘饮 治气虚眩晕。

木香 白术 半夏曲 橘皮 茯苓 砂仁各半两 丁香 甘草炙，二钱半

上锉散。水二盏，生姜五片，煎服。加当归、川芎、官桂，治血虚眩晕。

白附子丸 治风痰上厥，眩晕头疼。

全蝎半两，炒 白附子炮 南星炮 半夏 旋复花 甘菊 天麻 川芎 橘红 僵蚕炒 干姜生。各二两

上为末，生姜半斤取汁，打糊丸梧子大。煎荆芥汤下五十丸。

人参前胡汤 治风痰头晕目眩。

半夏曲 木香 枳壳炒 紫苏 赤茯苓 南星炮 甘草炙。各五钱 人参三钱 前胡五钱 橘红五钱

上锉散。每服五钱，生姜五片，水煎服。

芎术除眩散 治感湿感寒，头重眩晕。

附子生 白术 川芎各半两 官桂 甘草炙。各二钱半

上锉。每服三钱，姜七片，水煎服。

茯苓桂枝白术甘草汤 治气上冲胸，战摇眩晕。

茯苓一两 桂枝七钱半 白术 甘草炙。各半两

上锉。每服四钱，水煎服。风症加川芎、细辛，湿症加川芎、苍术，寒症加干姜、良姜。

半夏白术天麻汤 见头痛类。

正元散

红豆炒，三钱 人参二两 肉桂半两 附子炮，去皮尖 川芎 山药姜汁炒 乌药 干葛各一两 川乌炮，去皮脐，半两 干姜炮，三钱 白术 甘草炙 茯苓各二两 陈皮二钱 黄芪炙，一两半

上咬咀。每服三钱，水一盏，姜三片，枣一个，入盐少许煎服。

黑锡丹

肉桂半两 沉香 附子炮，去皮脐 故纸 胡芦巴酒浸炒 茴香炒 肉豆蔻面裹煨

阳起石研细，水飞　金铃子蒸，去皮核　木香各一两　硫黄　黑锡去滓。各二两

上用黑盏或新铁铫内，如常法，结黑锡、硫黄、砂子，地上出火毒，研令极细，余药并杵罗为末，一处和匀，自朝至暮，以研至黑光色为度，酒糊丸，如桐子大，阴干，入布袋内，擦令光莹。每服四十粒，空心，盐姜汤或枣汤下，女人艾枣汤下。

肾著汤　见腰痛类。

川芎茶调散　见头痛类。

头痛六十八

头痛多主于痰，痛甚者火多。有可吐者，可下者。清空膏治诸头痛，除血虚头痛不可治出《东垣试效方》。血虚头痛，自鱼尾上攻头痛，用芎归汤。古方有追涎药。

〔附录〕头痛须用川芎，如不愈。各加引经药。太阳川芎，阳明白芷，少阳柴胡，太阴苍术，少阴细辛，厥阴吴茱萸。如肥人头痛，是湿痰，宜半夏、苍术；如瘦人，是热，宜酒制黄芩、防风。如感冒头痛，宜防风、羌活、藁本、白芷；如气虚头痛，宜黄芪、酒洗生地黄、南星、秘藏安神汤；如风热在上头痛，宜天麻、蔓荆子、台芎、酒制黄芩；如苦头痛，用细辛；如形瘦苍黑之人头痛，乃是血虚，宜当归、川芎、酒黄芩；如顶颠痛，宜藁本、防风、柴胡。东垣云：颠顶痛须用藁本，去川芎。且如太阳头痛，恶风，脉浮紧，川芎、羌活、独活、麻黄之类为主；少阳头痛，脉弦细，往来寒热，柴胡为主；阳明头痛，自汗，发热恶寒，脉浮缓长实，升麻、葛根、石膏、白芷为主；太阴头痛，必有痰，体重或腹痛，脉沉缓，以苍术、半夏、南星为主；少阴头痛，足寒气逆，为寒厥，其脉沉细，麻黄、附子、细辛为主；厥阴头痛，或吐痰沫，厥冷，其脉浮缓，以吴茱萸汤主之。血虚头痛，当归、川芎为主；气虚头痛，人参、黄芪为主；气血俱虚头痛，调中益气汤内加川芎三分，蔓荆子三分，细辛二分，其效如神。又有痰厥头痛，所感不一。是知方者体也，法者用也，徒知体而不知用者弊，体用不失，可谓上工矣。

〔附方〕

清空膏 治偏正头痛，年深不愈者。又治风湿热，头上壅①及脑痛，除血虚头痛不治。

川芎五钱　柴胡七钱　黄连酒炒　防风　羌活各一两　炙甘草一两五钱　细挺子黄芩三两，去皮，一半酒制，一半炒

上为末，每服二钱，热盏内入茶少许，汤调如膏。抹在口内，临卧少用白汤送下。如苦头痛，每服加细辛二分；痰厥头痛，脉缓，减羌活、防风、川芎、甘草，加半夏一两五钱；如偏正头痛，服之不愈，减羌活、防风、川芎一半，加柴胡一倍；如发热，恶热而渴，此阳明头痛，只与白虎汤，加粉葛、白芷。

安神汤 治头痛,头旋眼黑。

生甘草　炙甘草各二钱　防风二钱五分　柴胡　升麻　酒生芐　酒知母各五钱　酒柏　羌活各一两　黄芪二两

上锉,每服五钱,水煎。加蔓荆子五分,川芎三分,再煎,临卧热服。

彻清膏

蔓荆子　细辛各一分　薄荷叶　川芎各三分　生甘草　炙甘草各五分　藁本一钱

上为末,茶清调下二钱。

顺气和中汤 治气虚头痛,此药升阳补气,头痛自愈。

黄芪一钱半　人参一钱　甘草炙,七分　白术　陈皮　当归　芍药各五分　升麻　柴胡各三分　细辛　蔓荆子　川芎各二分

上作一服,水煎。食后服。

不卧散 治头痛。

猪牙皂角一钱　玄胡　青黛些少

上为末,吹鼻中取涎。

半夏白术天麻汤 治脾胃证,已经服疏风丸下二三次,原证不瘳[2],增以吐逆,痰唾稠粘,眼黑头旋,目不敢开,头苦痛如裂,四肢厥冷,不得安卧。

黄柏二分,酒洗　干姜三分　泽泻　白茯苓　天麻　黄芪　人参　苍术各五分　炒神曲　白术各一钱　麦芽　半夏汤洗　陈皮各一钱半

上每服五钱,水煎热服。

芎归汤 见肠风类。

调中益气汤 见脾胃类。

治头痛。

片芩酒浸透,晒干为末,茶清调。治诸般头痛,亦治血虚头痛。

治头痛连眼痛,此风痰上攻,须用白芷开之。

雨前茶　川芎　白芷　防风　藁本　细辛　当归

治头痛如破。

酒炒大黄半两,一半茶煎。

『注释』

①雍:通"痈"。
②瘳:病愈。

『按语』

头痛是临床常见的自觉症状,可单独出现,也可以出现于多种急慢性疾病之中。根据病因病机的不同,历代医家对本病有不同的称谓、分类和治法。《东垣十书》在《内经》和《伤寒论》的基础上加以发挥,补充了太阴头痛和少阴头痛,形成了头痛分经用药的开始。丹溪认为头痛病因仍主于痰,即"头痛多主痰,痛甚者火多。有可吐者,可下者"。

本篇附录提出:"头痛须用川芎,如不愈。各加引经药。太阳川芎,阳明白芷,少阳柴胡,太阴苍术,少阴细辛,厥阴吴茱萸。"明确提出头痛的分经用药,至今对临床仍有重要的指导意义。

眉眶痛六十九

眉眶痛，属风热与痰。作风痰治，类痛风。

入方

黄芩酒浸，炒　白芷一本作白术

上为末，茶清调二钱。

又方

川乌　草乌二味为君，童便浸，炒去毒　细辛　羌活　黄芩　甘草等分。为佐

上为细末。茶清调服。一本加南星。

〔附录〕痛有二证，眼属肝，有肝虚而痛，才见光明，则眶骨痛甚，宜生熟地黄丸。又有眉棱骨痛，眼不可开，昼静夜剧，宜导痰汤，或芎辛汤入牙茶，或二陈汤，吞青州白丸子，良。

〔附方〕

选奇方　治眉骨痛不可忍，大有效。

羌活　防风各二钱　甘草二钱，夏月生，冬炒　酒黄芩一钱，冬月不用，有热者用

上每服三钱，水煎，食后温服。

生熟地黄丸

生苄　熟苄各一两　玄参　金钗石斛各一两

上为末，蜜丸。

导痰汤　见痰类。

芎辛汤

附子生，去皮脐　乌头生　天南星　干姜　甘草炙　川芎　细辛等分

上锉。每服四钱，姜五片，芽茶少许，煎服。

青州白丸子　见《和剂》及《瑞竹堂方》。

四神散　治妇人血风，眩晕头痛。

菊花　当归　旋覆花　荆芥穗

上等分，为细末。每服二钱，葱白三寸，茶末二钱，水一盏半，煎至八分，去滓，食后温服。

『按语』

眉眶痛，即眉棱骨痛，指眼眶上缘额骨作痛。丹溪认为本病病机多属风热与痰，治当疏风清热化痰。后人补充，眉眶痛又有因肝虚而痛者，当滋补肝肾。

心脾痛七十

心痛，即胃脘痛，虽日数多不吃食，不死。若痛方止便吃物，还痛，必须三五服药后，方吃物。痛甚者，脉必伏，用温药附子之类，不可用参、术。诸痛不可补气。大凡心膈之痛，须分新久。若明知身受寒气，口吃寒物而得病者，于初得之时，当与温散或温利之药。若曰病得之稍久则成郁，久郁则蒸热，热久必生火，《原病式》中备言之矣。若欲行温散湿利，宁①无助火添病耶？古方中多以山栀子为热药之向导，则邪易伏，病易退，正易复而病安。然病安之后，若纵恣口味，不改前非，病复作时，反咎医之失，良②可叹哉！一方用山栀子炒，去皮，每服十五枚，浓煎汤一呷，入生姜汁令辣，再煎小沸，又入川芎一钱，尤妙。山栀子大者，或七枚，或九枚，须炒黑。大概胃口有热而作痛者，非山栀子不可，须佐以姜汁，多用台芎开之。病发者，或用二陈汤加川芎、苍术，倍加炒栀子。痛甚者，加炒干姜从之，反治之法也。轻者，川芎一两，苍术一两，山栀子炒去皮二两，姜汁蒸饼糊丸，梧桐子大，服七八十丸，热辣姜汤下。重者，桂枝、麻黄、石碱各等分，姜汁和，蒸饼丸桐子大，服五十丸，热辣姜汤下。一本：轻者散之，麻黄、桂枝之类；重者加石碱、川芎、苍术、炒山栀子去皮，作丸服。凡治此证，必要先问平日起居何如，假如心痛，有因平日喜食热物，以致死血留于胃口作痛，用桃仁承气汤下之，切记！轻者用韭汁、桔梗，能开提其气，血药中兼用之。以物柱按痛处则止者，挟虚，以二陈汤加炒干姜和之。有虫痛者，面上白斑，唇红能食，属虫，治以苦楝根、锡灰之类。痛定便能食，时作时止者，是虫。上半月虫头向上易治，下半月虫头向下难治。先以肉汁及糖蜜食下，则引虫头向上，然后用药打出。楝树根皮、槟榔、鹤虱，夏取汁饮，冬浓煎汤，下万应丸最好。脉坚实不大便者，下之。心痛，用山栀并劫药止之。若又复发，前药必不效，可用玄明粉一服，立止。左手脉数热多，脉涩有死血；右手脉紧实痰积，弦大必是久病。胃脘有湿而痛者，宜小胃丹下之。

『注释』

①宁：岂不，难道。
②良：的确。

『按语』

此处心脾痛即胃脘痛，是以上腹部近心窝处经常发生疼痛为主症。丹溪详述其治疗原则及饮食宜忌，需细辨寒热、虚实，以及瘀血、虫积等而治之，并列出方药。强调治疗须分新久，新病宜温散温利，久病则郁热内存，可以栀子为热药之向导。另，丹溪提出，痛甚者，不可用参、术，诸痛不可补气的观点。

古代文献多把属于胃脘痛的心痛和属于心经本身病变的心痛混称，后世医家认识到两者的不同并进行了明确的区分。如《证治准绳·心痛胃脘痛》曰："或问丹溪言痛即胃脘痛然乎？曰心与胃各一脏，其病型不同，因胃脘痛处在心下，故有当心而痛之名，岂胃脘痛即心痛者哉？"心痛，古常称真心痛，《灵枢·厥论》言："真心痛手足青至节，心痛甚，旦发夕死，夕发旦死。"若能详审病情，两者常不难分辨，但需提醒，临床有心脏病患者是以胃痛为初诊症状的，需详审以免贻误病情。

『原文』

入方
黄连炒　山栀炒　吴茱萸汤洗。各五钱　荔枝核烧存性，三钱　滑石五钱
上为末，姜汁和丸服。
又方
山栀子仁炒黄色
上为末，姜汤调，粥丸亦得。冷痛者，加草豆蔻仁炒末，姜汁炊饼丸服。
又方
白术五钱　白芍　砂仁　半夏　当归各三钱　桃仁　黄连　神曲炒　陈皮各二钱　吴茱萸一钱半　僵蚕　人参　甘草各一钱
上为末，蒸饼丸服。
又方
白术三钱半　白芍炒　陈皮　归尾各二钱半　人参　黄连炒，一钱半　吴茱萸半钱
上为末，蒸饼丸。
又方　治气实心痛者。
山栀子炒焦，六钱　香附一钱　吴茱萸一钱
上为末，蒸饼丸，如花椒大。以生地黄酒洗净，同生姜汤煎，送下二十丸。
又方
胡椒　荜茇各半两

上为末，以醋调，捏作团子吞下。

又方 治心痛，亦治哮喘。又见痰类。

半夏切碎，香油炒

上为末，姜汁炊饼丸。姜汤下二三十丸。

又方

黄荆子炒焦为末，米汤调下。亦治白带。

一人脉涩，心脾常痛。

白术一两 半夏一两 苍术 枳实 神曲 香附 茯苓 台芎各半两

上为末，神曲糊丸。

治死血留胃脘作痛者。

玄胡一两半 桂 滑石 红花 红曲各五钱 桃仁三十个

上为末，汤浸，蒸饼和丸。

治痰饮积胃脘痛。

螺蛳壳墙上年久者，烧 滑石炒 苍术 山栀 香附 南星各二两 枳壳 青皮 木香 半夏 砂仁各半两

上为末，生姜汁浸，蒸饼为丸，绿豆大。每服三四十丸，姜汤下。春加芎，夏加黄连，冬加吴茱萸半两。有痰者用明矾，溶开就丸，如鸡头大，热姜汤吞下一丸。青黛亦治心痛。蓝叶槌碎取汁，姜汁和服亦可。如无叶处，用水一小瓶，用蓝安在刀头，火中烧红，淬水服。治脾痛，用海粉，佐以香附末，用川芎、山栀、生姜汁煎辣汤，调服为佳。又方，治脾痛气实者，可用牡蛎煅为粉，用酒调一二钱服。有脾痛，大小便不通者，此是痰隔中焦，气聚下焦。

〔附录〕夫心痛，其种有九：一曰虫痛，二曰疰痛，三曰风痛，四曰悸痛，五曰食痛，六曰饮痛，七曰寒痛，八曰热痛，九曰来去痛。其痛甚，手足青过节者，是名真心痛，旦发夕死，夕发旦死，非药物所能疗。若蛔虫攻啮心痛，令人恶心而吐，用川椒十粒煎汤，下乌梅丸，良。有肾气上攻以致心痛，用生韭研汁和五苓散为丸，空心茴香汤下。时作时止，或饮汤水咽下而作哕者，是有死血在其中，以桃仁承气汤下之。草豆蔻丸，多治气馁弱人心痛妙。

〔附方〕

草豆蔻丸 治客寒犯胃痛者，宜此丸。热亦可服，止可一二服。

草豆蔻一钱四分，面裹煨，去皮 益智 橘皮 僵蚕 人参 黄芪各八分 吴茱萸汤洗去苦，八分 生甘草三分 炙甘草三分 归身 青皮各六分 神曲炒 姜黄各四分 泽泻一钱，小便数者减半 桃仁七个，去皮尖，另研 麦芽炒，一钱五分 柴胡四分，详胁下加减用 半夏洗，一钱

上除桃仁另研，余为末，浸蒸饼丸，如桐子大。服三十丸，白汤下，食远，旋斟酌多少用之。

丁香止痛散 治心气痛不可忍。

良姜五两 茴香炒 甘草各一两半 丁香半两

上为末，每服二钱，沸汤点服。

失笑散 治心气痛不可忍，小肠气痛。

蒲黄炒 五灵脂酒研，淘去砂土。各等分

上先以醋调二钱，煎成膏，入水一盏煎，食前热服。

二姜丸 治心脾疼，温养脾胃，冷食所伤。

干姜炮 良姜

扶阳助胃汤 治寒气客于肠胃，胃脘当心而痛，得热则已。

干姜炮，一钱半 拣参 草豆蔻 甘草炙 官桂 白芍各一钱 陈皮 白术 吴茱萸各五分 附子炮，二钱 益智五分

上锉作一服，水煎，生姜三片，枣二枚。有积聚，备急丹良。

乌梅丸 治胃冷，蛔虫攻心痛，呕吐，四肢冷。

乌梅三百个 黄柏炙 细辛 肉桂 附子炮。各六两 黄连十六两 人参六两 蜀椒炒，去闭口者及目 当归各四两 干姜炮，十两

上为末，取乌梅肉和蜜丸，桐子大。每服五十丸，空心盐汤下。

桃仁承气汤 见吐血类。

小胃丹 见痰类。

五苓散 见中暑类。

胁痛七十一

胁痛，肝火盛，木气实，有死血，有痰流注，肝急。木气实，用苍术、川芎、青皮、当归之类；痛甚者，肝火盛，以当归龙荟丸姜汁下，是泻火之要药；死血，用桃仁、红花、川芎；痰流注，以二陈汤加南星、苍术、川芎；肝苦急，急食辛以散之，用抚芎、川芎、苍术。血病，入血药中行血。治咳嗽胁痛，以二陈汤加南星、香附、青皮、青黛，入姜汁。胁痛有瘀血，行气药中加桃仁不去尖，并香附之类。有火盛者，当伐肝木，左金丸治肝火，有气郁而胸胁痛者，看其脉沉涩，当作郁治。痛而不得伸舒者，蜜丸龙荟丸最快。胁下有食积一条扛起，用吴茱萸、炒黄连。控涎丹，一身气痛及胁痛，痰挟死血，加桃仁泥，丸服。右胁痛，用推气散，出《严氏方》；左胁痛，用前药为君，加柴胡或小柴胡，亦可治。

『按语』

胁痛是指以一侧或两侧胁肋部疼痛为主要表现的病证，病位主要在肝胆。总体依"通则不痛"之理而常用理气、活血、疏肝、清肝、化痰等法。丹溪则明确指出其病因为肝火盛，木气实，有死血，有痰流注，肝急，并详列治法方药。然而，本处丹溪辨治胁痛着眼于邪实为主。后世《续名医类案》之一贯煎，治疗阴虚肝郁胁痛，弥补了前文的不足。

『原文』

入方

小龙荟丸

当归　草龙胆酒洗　山栀炒　黄连炒　川芎各半两　大黄煨,半两　芦荟三钱　木香一钱　一方有黄芩、柴胡各半两，无大黄、木香。一方有甘草、柴胡、青皮，无当归、栀子。

上为末，入麝香少许，粥糊丸如绿豆大。每服五十丸，姜汤下。仍以琥珀膏贴痛处。龙荟丸亦治有积，因饮食大饱，劳力行房胁痛。

当归龙荟丸　治内有湿热，两胁痛。先以琥珀膏贴痛处，却以生姜汁吞此丸。痛甚者，须炒令热服。

草龙胆　当归　大栀子　黄连　黄芩各一两　大黄　芦荟各半两　木香一钱半　黄柏一两　麝香半钱

上十味为末，面糊丸。一方，加柴胡、川芎各半两。又方，加青黛半两。蜜丸，治胁痛；曲丸，降肝火。

抑青丸　泻肝火。

黄连半斤

上为末，蒸饼糊丸服。

〔附录〕胁下痛，发寒热，小柴胡汤。肥白人因气虚而发寒热，胁下痛者，补虚用参、芪，退热用柴胡、黄芩，调气止痛用青木香、青皮。瘦人胁下痛，发寒热，多怒者，必有瘀血，宜桃仁、当归、红花、柴胡、青皮、大黄、栀子、草龙胆。

〔附方〕

推气散　治右胁疼痛，胀满不食。

枳壳　桂心　片子姜黄各半两。一本作僵蚕　甘草炙，一钱半

上为末，每服二钱，姜枣汤调下，酒亦可。

枳芎散　治左胁痛，刺不可忍者。

枳实炒　川芎各半两　粉草炙，一钱半

上为末，每服二钱，姜枣汤下，酒亦可。

十枣汤　治胁痛，甚效。病人气实可用，虚人不可用。

甘遂　芫花慢火熬紫色　大戟各等分

上为末，水一大盏，枣十枚，切开，煮取汁半盏，调半钱，人实更加一钱，量虚实加减。

控涎丹　见痛风类。

小柴胡汤　见疟类。

琥珀汤　见积聚类。

腹痛七十二 附腹中窄狭、绞肠痧

腹痛有寒、积热、死血、食积、湿痰。脉弦，食；脉滑，痰一作涩。清痰多作腹痛，台芎、苍术、香附、白芷为末，以姜汁入汤调服，大法之方若此。腹痛者，气用气药，如木香、槟榔、香附、枳壳之类；血用血药，如当归、川芎、桃仁、红花之类。初得时，元气未虚，必推荡之，此通因通用之法。久必难。壮实与初病，宜下；虚弱衰与久病，宜升之消之。腹中水鸣，乃火击动其水也，用二陈汤加黄芩、黄连、栀子。亦有脏寒而鸣者。凡心腹痛者，必用温散，此是郁结不行，阻气不运故痛。在上者多属食，食能作痛，宜温散之，如干姜、炒苍术、川芎、白芷、香附、姜汁之类，不可用峻利药攻下之。盖食得寒则凝，热则化，更兼行气快气药助之，无不可者。一老人腹痛，年高不禁下者，用川芎、苍术、香附、白芷、干姜、茯苓、滑石之类。

戴云：寒痛者，绵绵痛而无增减者是；时痛时止者，是热也；死血痛者，每痛有处，不行移者是也；食积者，甚欲大便，利后痛减者是；湿痰者，凡痛必小便不利。

入方　治酒积腹痛者，宽气紧要。

槟榔　三棱　莪术　香附　官桂　苍术　厚朴　陈皮　甘草　茯苓　木香

上为末，神曲糊丸。每服五十丸，白汤下。

〔附录〕或曰：痰岂能痛？曰：痰因气滞而聚，既聚则碍其路，道不得运，故作痛也。诸痛不可用参、芪、白术，盖补其气，气旺不通而痛愈甚。白芍药，只治血虚腹痛，诸痛证不可用，以酸收敛。脐下忽大痛，人中黑色者，多死。

绞肠痧作痛，以樟木煎汤大吐，或白矾调汤吐之，盐汤亦可探吐。宜刺委中出血。腹痛须用芍药，恶寒而痛加桂，恶热而腹痛者，亦加黄柏。凡腹痛，以手重按者，属虚，宜参术、姜、桂之属；凡腹痛，以手不可按者，属实，宜大黄、芒硝下之。凡肥人腹痛者，属气虚兼湿痰，宜参、二术、半夏。如感寒而腹痛，宜姜、桂，呕者，丁香；如伤暑而腹痛，宜玉龙丸；如饮食过伤而痛者，宜木香槟榔丸下之；如禀受弱，饮食过伤而腹痛者，当补脾胃而消导，宜参、术、山楂、曲蘖、枳实、木香；如攧扑损伤而腹痛者，乃是瘀血，宜桃仁承气汤加当归、苏木、红花，入酒、童子便，煎服下之。有全不思食，其人本体素弱而腹冷痛者，以养胃汤，仍加桂、茱萸各半钱，木香三分，又或理中汤、建中汤皆可用，内加吴茱萸良。

『按语』

丹溪归纳腹痛病因为寒、积热、死血、食积、湿痰，其病机为气机阻滞，气血运行不畅，经脉痹阻，即"不通则痛"。治疗上以"通"立法，气滞者行气，血瘀者活血，即"气用气药""血用血药"。另外，丹溪指出腹痛还需辨别虚实而治，"壮实与初病，宜下；虚弱衰与久病，宜升之消之"。戴元礼则对丹溪五种腹痛做了鉴别。

附录补充阐释了痰湿所致腹痛之病机，"痰因气滞而聚，既聚则碍其路，道不得运，故作痛也"，亦属"不通则痛"之理。

『原文』

〔附方〕

玉龙丸 又名黄龙丸，见中暑。

木香槟榔丸 见痢类。

桃仁承气汤 见吐血类。

养胃汤 见疟类。

理中汤 见中寒类。

小建中汤

芍药三两　甘草一两　生姜一两半　大枣六个　桂枝去皮，一两半　胶饴半斤，旧有微溏或呕者去胶

上锉。每服五钱，水盏半，姜三片，大枣一个，煎八分，去滓，下饴胶两匙许，再煎化，温服。

腹中窄狭，须用苍术。若肥人自觉腹中窄狭，乃是湿痰流灌脏腑，不升降。燥饮用苍术，行气用香附。如瘦人自觉腹中窄狭，乃是热气熏蒸脏腑，宜黄连、苍术。

腰痛七十三　附肾着

腰痛主湿热、肾虚、瘀血、挫闪、有痰积。脉大者肾虚，杜仲、龟板、黄柏、知母、枸杞、五味之类为末，猪脊髓丸服；脉涩者瘀血，用补阴丸加桃仁、红花；脉缓者湿热，苍术、杜仲、黄柏、川芎之类。痰积作痛者，二陈加南星、半夏。腰曲不能伸者，针人中。

凡诸痛皆属火，寒凉药不可峻用，必用温散之药。

诸痛不可用参，补气则痛愈甚。人有痛，面上忽见红点者，多死。

戴云：湿热腰疼者，遇天阴或久坐而发者是也；肾虚者，疼之不已者是也；瘀血者，日轻夜重者是也。

入方　治湿痰腰痛，大便泄。

龟板一两，炙　苍术　椿皮　滑石半两　白芍酒炒　香附各四钱

上为末，糊丸。如内伤，白术山楂汤下。

又方　治腰腿湿痛。

龟板酒炙　黄柏酒炙　苍术　苍耳　威灵仙酒浸。各一两　扁柏半两

上为末，酒糊丸。每用黑豆汁煎四物汤加陈皮、甘草，生姜煎汤下。久腰痛，必用官桂以开之，方止。腹胁痛亦可。

又方

龟板酒炙，一两半　炒柏　白芍一两　陈皮　威灵仙　知母　苍术　苍耳

上为末，调服。

又方

龟板酒炙，半两　酒炒柏四钱　青皮三钱　生甘草一钱半

上为末，姜一大片，同前药末一钱研匀，以苍耳汁荡起，煎令沸服之。

摩腰膏　治老人虚人腰痛，并妇人白带。

附子尖　乌头尖　南星各二钱半　雄黄一钱　樟脑　丁香　干姜　吴茱萸各一钱半　朱砂一钱　麝香五粒，大者

上为末，蜜丸如龙眼大。每用一丸，姜汁化开如粥厚，火上炖热，置掌中，摩腰上。候药尽粘腰上，烘绵衣包缚定，随即觉热如火，日易一次。

〔附录〕腰者，肾之外候，一身所恃，以转移阖辟者也。盖诸经皆贯于肾，而

络于腰脊，肾气一虚，凡冲寒受湿、伤冷蓄热、血涩气滞、水积堕伤，与失志作劳，种种腰疼，叠见而层出矣。脉若弦而沉者为虚，沉者为滞，涩者瘀血，缓者为湿，滑与伏者是痰。

气痛，一身腔子尽痛，皆用少许木香于药内行气。若寒湿腰痛，见热则减，见寒则增，宜五积散加吴茱萸半钱，杜仲一钱。若湿腰痛，如坐水中，或为风湿雨露所著，湿流入肾经，以致腰痛，宜渗湿汤；不效，宜肾著汤。肾虚腰痛，转侧不能，以大建中汤加川椒十粒，仍以大茴香盐炒为末，破开猪腰子，作薄片，勿令断，层层散药末，水纸裹煨熟，细嚼，酒吃下。闪挫腰痛，宜复元通气散，酒调服，或五积散加牵牛头末一钱，或桃仁七枚。

〔附方〕

青娥丸　治肾虚腰痛，益精助阳。

破故纸四两，炒　杜仲四两，炒，去丝　生姜二两半，炒干

上为末，用胡桃肉三十个研膏，入蜜丸，桐子大。每服五十丸，盐酒下。

独活寄生汤　治肾气虚弱，为风湿所乘，流注腰膝，或挛拳掣痛，不得屈伸，或缓弱冷痹，行步无力。

独活一两　桑寄生如无，以续断代之　细辛　牛膝　秦艽　茯苓　白芍　桂心　川芎　防风　人参　熟芐　当归　杜仲炒　甘草炙。各二两

上锉。每服三钱，水煎，空心服。下利者，去地黄；血滞于下，委中穴刺出血，妙。仍灸肾俞、昆仑，尤佳。

治腰疼。

黑丑四两，半生半炒

上研细，取头末，水丸桐子大，硫黄为衣。每服三十丸，空心盐、酒送下，四服即止。

补阴丸　见诸虚类。

五积散　见脚气类。

大建中汤　见斑疹类。

复元通气散　见气类。

肾著为病，其体重，腰冷如冰，饮食如故，腹重如物在腰，治宜流湿，兼用温暖之药以散之。

肾著汤　治肾虚，伤湿身重，腰冷，如坐水中，不渴，小便自利。

干姜炮　茯苓各四两　甘草炙　白术各二两

上㕮咀。每服五钱，水煎，空心服。

渗湿汤　治寒湿所伤，身体重著，如坐水中。

苍术　白术　甘草炙。各一两　茯苓　干姜炮。各一两　橘红　丁香各二钱半

上每服五钱，水一盏，生姜三片，枣一枚，煎服。

『按语』

腰痛，外感内伤跌仆挫伤皆可引发，其基本病机为筋脉痹阻，腰府失养。丹溪认为本病多因湿热、肾虚、瘀血、挫闪、痰积而致。舌脉不同，各有所治，并强调肾虚的重要作用。戴元礼补充了湿热、肾虚、瘀血、腰痛的症状及主治方药。另需说明的是，腰痛尚有肾著一证，肾著首见于《金匮要略》，"肾著之病，其人身体重，腰中冷，如坐水中"。肾著乃寒湿腰痛，治当温散寒湿，药用甘、姜、苓、术，即肾著汤。

疝痛七十四 附木肾、肾囊湿疮

疝痛，湿热痰积流下作病，大概因寒郁而作，即是痰饮、食积并死血。专主肝经，与肾经绝无相干，大不宜下。痛甚者，不宜参、术。癞，湿多。疝气宜灸大敦穴，在足大指爪甲后一韭叶聚毛间是穴。食积与死血成痛者，栀子、桃仁、山楂、枳子一作枳实、吴茱萸并炒，以生姜汁顺流水煎汤调服。一方加茴香、附子。却有水气而肿痛者，又有挟虚者，当用参、术为君，佐以疏导之药，其脉沉紧豁大者是。按之不定者属虚，必用桂枝、山栀炒、乌药细切炒。上为末，姜汁糊丸，每服三四十丸，姜汤下，大能劫痛。

戴云：疝，本属厥阴肝之一经，余常见。俗说小肠、膀胱下部气者，皆妄言也。

入方 治诸疝，定痛速效。

枳实十五片，一作橘核 山栀炒 山楂炒 吴茱萸炒。各等分 湿胜，荔枝核炮

上为末，酒糊丸服。或为末，生姜水煎服，或长流水调下一二钱，空心。

守效丸 治癞之要药不痛者。

苍术 南星 白芷散水 山楂各一两 川芎 枳核又云枳实,炒 半夏 秋冬加吴茱萸，《衣钵》有山栀。

上为末，神曲糊丸服。又云：有热加山栀一两，坚硬加朴硝半两，又或加青皮、荔枝核。

又方 治诸疝，发时服。

海石 香附

上为末，生姜汁调下。亦治心痛。

又方 治阳明受湿热，传入太阳，恶寒发热，小腹连毛际间闷痛不可忍。

山栀炒 桃仁炒 枳子炒 山楂

上各等分，研入姜汁，用顺流水荡起，同煎沸，热服。一方加茱萸。

橘核散

橘核 桃仁 栀子 川乌细切,炒 吴茱萸

上研，煎服。橘核散，单止痛。此盖湿热因寒郁而发，用栀子仁以除湿热，用乌头以散寒郁。况二药皆下焦之药，而乌头又为栀子所引，其性急速，不容胃中留也。

又方 治疝劫药。

用乌头细切，炒　栀子仁炒。等分　为末，或加或减，白汤丸。

又方　治疝。

枇杷叶　野紫苏叶　椒叶　水晶葡萄叶

上以水煎，熏洗。

肾气方

茴香　破故纸　吴茱萸盐炒。各五钱　胡芦巴七钱半　木香二钱半

上为末，萝卜捣汁丸。盐汤下。

积疝方

山楂炒，一两　茴香炒　柴胡炒，三钱　牡丹皮一钱

上为末，酒糊丸，如桐子大。服五六十丸，盐汤下。

疝病、黄病久者，皆好倒仓。

又方　治疝痛。

山楂炒，四两　枳实炒　茴香炒　山栀炒。各二两　柴胡　牡丹皮　桃仁炒　八角茴香炒，一两　吴茱萸炒，半两

上为末，酒糊丸，桐子大。服五十丸，空心盐汤下。

又方　治疝作痛。

苍术盐炒　香附盐炒　黄柏酒炒，为君　青皮　玄胡索　益智　桃仁为臣　茴香佐　附子盐炒　甘草为使

上为末，作汤服后，一痛过，更不再作矣。

又方　治癞疝。

南星　山楂　苍术二两　白芷　半夏　枳核　神曲一两　海藻　昆布半两　玄明粉　茱萸二钱

上为末，酒糊丸。

一人疝痛作，腹内块痛止；疝痛止，块痛作。

三棱　莪术醋煮　炒曲　姜黄　南星各一两　山楂二两　木香　沉香　香附各三钱　黄连用茱萸炒，去茱萸，用五钱，净　萝卜子　桃仁　山栀　枳核炒。各半两

上为末，姜汁浸，蒸饼为丸。

予尝治一人，病后饮水，患左丸痛甚。灸大敦穴，适有摩腰膏，内用乌附、丁香、麝香，将与摩其囊上横骨端，火温帛覆之，痛即止。一宿肿亦消。予旧有柑橘积，后因山行饥甚，遇橘芋食之，橘动旧积，芋复滞气，即时右丸肿大，寒热。先服调胃剂一二帖。次早注神思，气至下焦呕逆，觉积动吐复，吐后和胃气，疏通经络而愈。

〔附录〕木肾者，心火下降，则肾水不患其不温；真阳下行，则肾气不患其不

和温。温且和，安有所谓木强者哉？夫惟嗜欲内戕，肾家虚惫，故阴阳不相交，水火不相济，而沉寒痼冷凝滞其间，胀大作痛，顽痹结硬，势所必至矣。不可纯用燥热，当温散温利以逐其邪。邪气内消，荣卫流转，盎如寒谷回春，盖有不疾而速，不行而至者矣。

入方　治木肾。

楮树叶又云杨树，雄者晒干为末，酒糊丸桐子大。空心，盐汤下五十丸。

又方　治木肾不痛。

枸杞子　南星　半夏　黄柏酒炒　苍术盐炒　山楂　白芷　神曲炒　滑石炒　昆布　吴茱萸

上为末，酒糊丸桐子大。空心，盐汤下七十丸。

治小肠气，又木肾偏坠。

黑牵牛一斤，用猪尿胞装满，以线缚定口子，好酒、米醋各一碗，于砂锅内煮干为度，取出黑牵牛，用青红娘子各十九个，于铁锅内炒燥。去青红娘子，将牵牛碾取头末四两，另入猪苓、泽泻细末各二两，醋糊丸，如梧桐子大。每服三十丸，空心盐酒送下。不可多服，多服令人头眩。如头眩，可服黑锡丹。

肾囊湿疮

密陀僧　干姜　滑石

上为末，擦上。

又方　先用吴茱萸煎汤洗。

吴茱萸半两　寒水石三钱　黄柏二钱　樟脑半两　蛇床子半两　轻粉十盝①　白矾三钱　硫黄二钱　槟榔三钱　白芷三钱

上为末，麻油调搽。

又方　治肾上风湿疮及两腿。

全蝎一钱　槟榔一钱　蛇床子一钱　硫黄一钱

上四味，研如细末。用麻油调，入手心搽热，吸三口，用手抱囊一顷，次搽药两腿上。

『注释』

①盝（lù 录）：竹箱或小匣。

『按语』

疝，俗称疝气。疝气是阴囊、小腹疼痛肿起，涉及腰、胁、背等处，伴有四肢厥冷，冷气抢心，止作无时为主要表现的疾病。丹溪认为其由湿热、痰积、瘀血所致，病在足厥阴肝经，与足少阴肾经不相干。列出守效丸、橘核散、肾气方、积疝方等治疗用药。

木肾，指睾丸肿大，坚硬麻木之病，多由下焦沉寒痼冷凝滞所致。肾囊湿疮，又称肾囊风，是生于阴囊部的湿疹。

耳聋七十五

耳聋皆属于热，少阳、厥阴热多，当用开痰散风热，通圣散、滚痰丸之类。大病后耳聋，须用四物汤降火。阴虚火动耳聋者，亦用四物汤。因郁而聋者，以通圣散内大黄酒煨，再用酒炒三次，后入诸药，通用酒炒。耳鸣因酒遏者，大剂通圣散加枳壳、柴胡、大黄、甘草、南星、桔梗、青皮、荆芥。不愈，用四物汤妙。耳鸣必用龙荟丸，食后服。气实人，槟榔丸或神芎丸下之。聋病必用龙荟丸、四物汤养阴。湿痰者，神芎丸、槟榔丸。耳湿肿痛，凉膈散加酒炒大黄、黄芩、酒浸防风、荆芥、羌活服，脑多麝少。湿加枯矾吹。耳内哄哄然，亦是阴虚。

戴云：亦有气闭者，盖亦是热。气闭者，耳不鸣也。

入方

蓖麻子四十九粒　枣肉十个

上入人乳汁，捣成膏，石上略晒干，便丸如指大，绵裹，塞于耳中。

又方

鼠胆汁滴入耳中，尤妙。

又方

将龟放漆桌上，尿出用绵渍之，捏入青葱管中，滴入耳中。

〔附录〕耳属足少阴之经，肾家之寄窍于耳也。肾通乎耳，所主者精。精气调和，肾气充足，则耳闻而聪。若劳伤气血，风邪袭虚，使精脱肾惫，则耳转而聋。又有气厥而聋者，有挟风而聋者，有劳损而聋者。盖十二经脉上络于耳，其阴阳诸经适有交并，则脏气逆而为厥，厥气搏入于耳，是谓厥聋，必有眩晕之证。耳者，宗脉之所附。脉虚而风邪乘之，风入于耳之脉，使经气痞而不宣，是谓风聋。必有头痛之证。劳役伤于血气，淫欲耗其精元，瘦悴力疲，昏昏瞶瞶[1]，是为劳聋。有能将息得所，血气和平，则其聋暂轻。又有耳触风邪，与气相搏，其声嘈嘈，眼见光，为之虚聋。热气乘虚，随脉入耳，聚热不散，浓汁出，为之脓耳。人耳间有津液，轻则不能为害，若风热搏之，津液结聊[2]成核塞耳，亦令暴聋，为之耵耳。前是数者，肾脉可推。风则浮而盛，热则洪而实，虚则涩而濡。风为之疏散，热为之清利，虚为之调养，邪气屏退，然后以通耳调气安肾之剂主之。于此得耳中三昧。

『注释』

①瞆：通"聩"，耳聋。
②鞕：同"硬"，坚。

『按语』

耳聋系多种原因所致之耳窍闭塞。丹溪认为：实者多因急性热病以致邪热蒙窍，或因痰火、肝热上扰，即"耳聋皆属于热，少阳、厥阴热多"，治当开痰散风热；虚者因大病后耳聋及阴虚火动耳聋，均当以四物汤养阴。充分体现丹溪重视从痰论治及滋阴降火的学术思想。耳聋多与肝、胆、脾、肾诸脏功能失调有关，尤与肾的关系密切。治肝胆从实、治脾肾从虚，上宜清疏、中宜升补、下宜滋降。

『原文』

〔附方〕

《和剂》流气饮　治厥聋。

方见气类，内加菖蒲、生姜、葱同煎服。治聋皆当调气。

桂星散　治风虚耳聋。

辣桂　川芎　当归　细辛　石菖蒲　木通　白蒺藜炒　木香　麻黄去节　甘草炙。各二钱半　南星煨　白芷梢各四钱　紫苏一钱

上锉。每服二钱，水煎，葱二茎，食后服。

地黄丸　治劳损耳聋。

熟节　当归　川芎　辣桂　菟丝子　川椒炒　故纸炒　白蒺藜炒　胡芦巴炒　杜仲炒　白芷　石菖蒲各一钱半　磁石火烧，醋淬七次，研，水飞，一钱二分半

上为末，炼蜜丸，如桐子大。服五十丸，葱白温酒下。

益智散　治肾虚耳聋。

磁石制如前　巴戟去心　川椒各一两。炒　沉香　石菖蒲各半两

上为末，每服二钱，用猪肾一枚细切，和以葱白、少盐并药，湿纸十重裹，煨令熟。空心嚼，以酒送下。

芎芷散　治风入耳虚鸣。

白芷　石菖蒲炒　苍术　陈皮　细辛　厚朴　半夏　桂　木通　紫苏茎叶　甘草炙。各二钱半　川芎五钱

上锉散。每服三钱，姜三片，葱二枝，水煎，食后临卧服。

耳鸣方

草乌烧　石菖蒲

上等分为末。用绵裹塞耳，一日三度。

耳鸣暴聋方

川椒　石菖蒲　松脂各二钱半　山豆肉半钱

上为末，溶蜡丸，如枣核大。塞入耳。

蔓荆子散　治内热，耳出脓汁。

甘草炙　川升麻　木通　赤芍　桑白皮炒　麦门冬去心　生地　前胡　甘菊　赤茯苓　蔓荆子

上等分，每服三钱，姜三片，枣一枚煎，食后温服。

又方　治耳内出脓。

真龙骨　枯白矾　赤小豆　黄丹　乌贼骨　胭脂一钱一分

上为末，掺耳。

又方　治耳内脓出或黄汁。

石膏新瓦上煅　明矾枯　黄丹炒　真蚌粉　龙骨各等分　麝香少许

上为末，绵缠竹签拭耳，换绵，蘸药入耳。

耵耳方　治风热搏之，津液结聊成核塞耳。

生猪脂　地龙　釜下墨等分

上件细研，以葱汁和捏如枣核。薄绵裹入耳，令润，即挑出。

耳烂

贝母为末，干掺。

桃花散　治耳中出脓。

枯矾　干胭脂各一钱　麝香一字

上为末，绵杖子蘸药捻之。

通圣散　见斑疹类。

滚痰丸

大黄半斤　黄芩半斤　青礞石一两　沉香五钱

上为末，水丸，桐子大。

龙荟丸　见胁痛类。

槟榔丸　见痢类。

神芎丸　见痛风类。

凉膈散　见自汗类。

鼻病七十六

酒渣鼻，是血热入肺。治法用四物汤加陈皮又云柏皮、红花、酒炒黄芩煎。入好酒数滴，就调炒五灵脂末同服。《格致论》中，于上药有茯苓、生姜，气弱者，加黄芪。

入方

用桐油入黄连末，以天吊藤烧灰，热傅之。一云用桐油，入天吊藤烧油熟，调黄连末，拌傅之。

又方

用山栀为末，蜜蜡丸，弹子大。空心嚼一丸，白汤送下。

治鼻中息肉，胃中有食积，热痰流注，治本当消食积。

蝴蝶矾二钱　细辛一钱　白芷五钱

上为末，纳鼻中。

治鼻渊。

南星　半夏　苍术　白芷　神曲　酒芩　辛夷　荆芥

上水煎，食后服。

〔附录〕酒渣者，此皆壅热所致。夫肺气通于鼻，清气出入之道路，或因饮酒，气血壅滞，上焦生热，邪热之气，留伏不散，则为之鼻疮矣。又有肺风，不能饮而自生者，非尽因酒疱①耳，宜一味渐米泔，食后用冷饮，外用硫黄入大菜头内煨，碾涂之。若鼻尖微赤，及鼻中生疮者，辛夷碾末，入脑麝少许，绵裹纳之。或以枇杷叶拭去毛，锉煎汤候冷，调消风散，食后服。一方，以白盐常擦，妙。又以牛、马耳垢敷，妙。

〔附方〕

白龙丸末，逐日洗面，如澡豆法。更罨少时，方以汤洗法②，食后常服龙虎丹一帖，方见《和剂》风门。

白龙丸

川芎　藁本　细辛　白芷　甘草各等分

上为细末，每四两入煅石膏末一斤，水丸。

又方　黄柏、苦参、槟榔等为末，敷以猪脂调，尤妙。

又方　以青黛、槐花、杏仁研，敷之。

又方　以杏仁研乳汁，敷之。

铅红散　治风热上攻，面鼻紫赤，刺瘾疹，俗呼肺风。

舶上硫黄　白矾枯。各半两

上为末，黄丹少许，染与病人面色同。每上半钱，津液涂之，临卧再涂。兼服升麻汤下泻青丸，服之除其根本也。二方见疠风类

轻黄散　治鼻中瘜肉。

轻粉一钱　雌黄半两　杏仁一钱，汤浸，去皮尖、双仁　麝香少许

上于乳钵内，先研杏仁如泥，余药同研细匀，瓷合盖定。每有患者，不问深浅，夜卧用箸点粳米许紝③鼻中。隔夜一次，半月效。

消风散　见中寒类。

『注释』

①齇：酒糟鼻上的红斑。

②法：据文义，当作"去"。

③许：大小。紝（rèn 任）：充填。

『按语』

酒渣鼻，亦名"酒齇鼻""酒皶鼻"，因鼻色紫红如酒渣而名。表现为鼻头发红，久则呈紫黑色，甚至可延及鼻翼，鼻部油腻起疹，色赤肿痛，破溃后出粉白汁，日久皆成白屑。重者皮肤增厚，鼻头增大，表面隆起，高低不平，形成鼻赘。故依据临床症状分为红斑期、丘疹脓疱期及鼻赘期。丹溪指出："酒渣鼻，是血热入肺。"治当以四物汤加黄芩、红花，清热凉血解毒。

眼目七十七

眼黑，睛有翳，皆用黄柏、知母。眼睛痛，知母、黄柏泻肾火，当归养阴水，眼中风泪出，食后吞龙荟丸数粒，日三次。冬月，眼暴发痛，亦当解散，不宜用凉药。

入方

神效七宝膏 治暴发眼，热壅有翳膜者。

蕤仁去油、心、膜　白硼砂　朱砂　片脑

蜜调成膏。点眼。

烂眶眼。

薄荷　荆芥　细辛

上为粗末，如烧香状烧之。以青碗涂蜜少许于内，覆香烟上，取烟尽之，后以小青礶收烟藏之。凡眼有风热多泪者，皆可点。此是阳明经有风热所致。

生熟地黄丸 治血虚眼。方见眉眶痛类。

龙荟丸 见胁痛类。

一人病眼，至春夏便当作郁治。

黄芩酒浸　南星姜制　香附童便浸　苍术童便浸。各二两　川芎便浸，两半　山栀炒，一两　草龙胆酒浸　陈皮　连翘　萝卜子蒸　青黛各半两　柴胡三钱

上为末，神曲糊丸。

『按语』

黑睛有翳，是指黑睛上出现细小星点，渐成翳障的表现；眼睛痛，通常表现为目珠胀痛；丹溪认为，两者常因肝肾阴虚、相火内动所致，主张以黄柏、知母泻相火。眼中风泪出，即迎风流泪，多见于肝经风热，丹溪以龙荟丸泻肝火治之。

『原文』

〔附方〕

泻热黄连汤 治眼暴发赤肿疼痛。

黄连酒炒　黄芩酒炒　草龙胆　生苄各一两　升麻半两　柴胡一两

上㕮咀。每服四钱，水煎，日午前，饭后热服。

上清散　治上热鼻壅塞，头目不清利。

川芎　薄荷　荆芥穗各半两　盆硝　石膏　桔梗各一两

上为末，每服一字，口噙水，鼻内搐之，神效。加龙脑三分尤妙。

东垣熟干地黄丸

人参二钱　炙甘草　天门冬去心　地骨皮　五味子　枳壳炒　黄连各三钱　归身酒洗，焙　黄芩各半两　生苄酒洗，七钱半　柴胡八钱　熟干地黄一两

上为末，炼蜜丸桐子大。每服百丸，茶清下，食后，日二服。

口齿七十八

口疮，服凉药不愈者，因中焦土虚，且不能食，相火冲上无制，用理中汤。人参、白术、甘草补土之虚，干姜散火之标。甚则加附子，或噙官桂亦妙。一方，生白矾为末，贴之极效。或噙良久，以水漱之，再噙。一方，治口疮甚者，用西瓜浆水，徐徐饮之。冬月无此，用西瓜皮烧灰敷之。又方，黄连好酒煮之，呷下立愈。又方，远志，醋研，鹅毛扫患处，出涎。

入方
细辛　黄柏炒，一云黄连。等分
上为末，贴之，或掺舌上，吐涎水再敷，须旋合之。
治满口白烂。
荜茇一两，为末　厚朴一两
上用柏，火炙为末，米醋煎数沸，后调上药。漱涎，再用白汤漱口即愈。重者三次。
舌上生疮　用白荷花瓣贴之。
〔附录〕口舌生疮，皆上焦热壅所致，宜如圣汤，或甘桔汤，加黄芩一钱，仍用柳花散掺之。
〔附方〕
黑参丸　治口舌生疮，久不愈。
黑参　天门冬　麦门冬去心。各炒一两
上为末，炼蜜丸如弹子大。每服一丸，绵裹噙化，咽津。
柳花散　治口舌生疮。
玄胡索一两　黄柏　黄连各半两　密陀僧二钱　青黛二钱
上为末，敷贴口内，有津即吐。
增损如圣汤
桔梗二两　甘草炙，一两半　防风半两　枳壳汤浸去穰，二钱半
上为末，每服三钱，水煎，食后服。
甘桔汤
桔梗二两　甘草一两

上水煎，食后温服。

理中汤 见中寒类。

牙痛，梧桐泪为末，少加麝香擦之。牙大痛，必用胡椒、荜茇，能散其中浮热。间以升麻、寒水石，佐以辛凉，荆芥、薄荷、细辛之类。又方，用清凉药，便使痛不开，必须从治，荜茇、川芎、薄荷、荆芥、细辛、樟脑、青盐。

治牙痛甚者。

防风　羌活　青盐入肉　细辛　荜茇　川椒

上为末，擦噙。

又方

南星为末，霜梅五个，取其引涎。以荆芥、薄荷散风热，青盐入肾入骨。擦噙。

又方

蒲公英烧灰　香附末　白芷　青盐

上为末，擦噙。

治阴虚牙出鲜血，气郁。

用四物汤加牛膝、香附、生甘草、侧柏。

蛀牙

芦荟、白胶香，塞蛀孔中。

阳明热而牙痛。

大黄、香附。各烧灰存性为末，入青盐少许，不时擦牙上。

固齿

用羊胫骨烧灰存性二钱，当归、白芷、猪牙皂角、青盐各一钱为末，擦牙上。

刷牙药

烧白羊骨灰一两　升麻一两　黄连半钱　擦用。

『 按语 』

丹溪认为，口疮之证，皆"上焦热壅"所致，但有虚实之分。实火当苦寒直折，虚火当温当补。故其指出若以寒凉泻火不效者，因脾胃虚弱，不能固守，导致相火上炎而生口疮，治当温补脾胃，以理中汤。又有牙痛，丹溪倡用"从治"法，以辛温之剂散浮火，不主张用凉药，清凉易致火热冰伏，不得升散，反加重疼痛。这种辛温散火之法即"火郁发之"之理。

破滞气七十九 附气刺痛、诸气

破滞气，须用枳壳，高者用之。夫枳壳者，损胸中至高之气，二三服而已。又云：滞气用青皮，勿多用，多则泻真气。如实热在内，相火上冲，有如气滞，宜知母、黄柏、黄连、黄芩。如阴虚气滞者，宜四物加玄参、黄柏以补血。

气刺痛，用枳壳，看何部分，以引经药导使之行，则可。若禀受素壮，而气刺痛，宜枳壳、乌药；若肥白气虚之人，气刺痛者，宜参、术加木香。若因事气郁不舒畅，而气刺痛，当用木香。

〔附录〕充按：丹溪无治气条，后人增入。姑存以便阅者。

人以气为主，一息不运则机缄①穷，一毫不续则穹壤判②。阴阳之所以升降者，气也；血脉之所以流行者，亦气也；荣卫之所以运转者，此气也；五脏六腑之所以相养相生者，亦此气也。盛则盈，衰则虚，顺则平，逆则病。气也者，独非人身之根本乎？人有七情，病生七气。七气者，寒、热、怒、恚、喜、忧、愁。或以为喜、怒、忧、思、悲、惊、恐，皆通也。然则均调是气，将何先焉？曰：气结则生痰，痰盛则气愈结。故调气必先豁痰，如七气汤，以半夏为主，而官桂佐之，盖良法也。况夫冷则生气，调气须用豁痰，亦不可无温中之剂。其间用桂，又所以温其中也。不然，七情相干，痰涎凝结，如絮如膜，甚如梅核，窒碍于咽喉之间，咯不去，咽不下，或中艰食，或上气喘急，曰气隔，曰气滞，曰气秘，曰气中，以至五积六聚，疝癖癥瘕，心腹块痛，发则欲绝，殆无往而不至矣。怒则气上，喜则气缓，惊则气乱，恐则气下，劳则气耗，悲则气消，思则气结，此七者皆能致疾。寒气郁于中作痛者，以七气汤、盐煎散、东垣升阳顺气汤。逆者抑之，以木香流气饮、降气汤。有热者，须加凉剂抑之，所谓从阴引阳也。

『注释』

①机缄：机关开闭，代指推动事物发生变化的力量。
②穹壤判：天地分开。以上"一息不运则机缄穷，一毫不续则穹壤判"两句，均说明人生之气，升降出入，无所不至，贵乎往来不穷，乃能生生不息。

『按语』

本篇遍举治气、调气之方药，有很多值得借鉴之处。如破滞气，须用枳壳，尤其是胸中之气；青皮多用可泻真气；气滞刺痛选用枳壳、乌药等。因丹溪常论阴血，少谈及气，所以据程充分析，本篇为后人所加，非丹溪之作。

『原文』

〔附方〕

《和剂》七气汤　七气所伤，痰涎结聚，心腹刺痛，不能饮食。

半夏五两　人参　桂各一两　甘草炙，半两

上每服三钱，水煎，姜五片，枣一枚。

《三因》七气汤　治如前。

半夏五两　茯苓四两　厚朴三两　紫苏二两

上锉以水煎，姜七片，枣二个。

《指迷》七气汤　治七情相干，阴阳不得升降，气道壅滞，攻冲作疼。

青皮　陈皮　桔梗　莪术　桂　藿香　益智各一两　香附一两半　甘草炙，七钱半　半夏七钱半

上锉。每服三钱，水煎，姜三片，枣一个。

加减七气汤

莪术炮　三棱炮　青皮　陈皮　香附　藿香　益智　甘草炙　桔梗　官桂　木香　槟榔　枳壳炒　白果　萝卜子炒　紫苏

上以水煎，姜三片。

流气饮子　治男妇五脏不和，三焦气壅，心胸闷痞，咽塞不通，腹胁膨胀，脚气肿痛，肩背走注疼痛，呕吐不食，气喘，咳嗽痰盛，面目浮肿及四肢，大便秘涩，小便不通。

木香二钱半　槟榔　青皮　半夏　茯苓　枳壳　桔梗　当归　芍药　防风　川芎　紫苏　枳实　黄芪　乌药　腹皮　甘草炙　陈皮七钱半

上锉。每服五钱，水煎，姜三片，枣一枚。

《和剂》流气饮　调荣卫，利三焦，行痞滞，消肿胀。

陈皮　青皮　紫苏　厚朴姜制　香附炒　甘草炙，各四两　木通二两　腹皮　丁皮　槟榔　桂　木香　草果　莪术炮　藿香各一两半　麦门冬去心　人参　白术　木瓜　赤茯苓　石菖蒲　白芷　半夏　枳壳炒。各一两

上每服三钱，水煎，姜四片，枣二枚。一方，有大黄，无藿香。

大七气汤 治积聚，随气上下，发作有时，心腹疞痛，大小便不利。

三棱炮 莪术炮 青皮炒 陈皮 藿香 桔梗 肉桂 益智各一两半 甘草炙，七钱半 香附炒，一两半

上锉。以水煎，姜五片。

分心气饮 治男妇一切气不和，心胸痞闷，胁肋胀满，噎塞不通，噫气吞酸，呕哕恶心，头目昏眩，四肢倦怠，面色痿黄，口苦舌干，饮食减少，日渐羸瘦，大肠虚秘，并皆服之。

紫苏茎叶俱用，四两 羌活 半夏 肉桂 青皮 陈皮 腹皮 桑白皮炒 木通 芍药 甘草炙 赤茯苓各一两

上锉。每服三钱，水煎，生姜三片，枣一枚，灯心十茎。若气秘，加枳壳、萝卜子、皂角子各半钱。咳嗽不利，加人参一钱，五味子七粒，桔梗一钱。气滞腰疼，加木瓜二片，枳壳一钱。水气面目浮肿，加车前、麦门冬、葶苈子、泽泻、猪苓。

分心气饮 治一切气，留滞于胸膈之间，不能流畅，以致痞闷，噎塞不通，大便虚秘。

木香 丁皮各二钱 人参 麦门冬去心 腹皮 槟榔 桑白皮 草果 桔梗 厚朴 白术各半两 香附 藿香 陈皮 紫苏各一两半 甘草炙，一两

上锉。每服姜三片，枣一枚，水煎服。

分心气饮真方 治忧思郁怒，诸气痞满停滞，通利大小便。

紫苏茎叶，三两 半夏 枳壳各一两半 青皮 橘红 腹皮 桑白皮炒 木通 赤茯苓 木香 槟榔 莪术煨 麦门冬去心 桔梗 桂 香附 藿香各一两 甘草炙，一两五钱

上锉。每服三钱，水煎，入姜三片，枣二枚，灯心十茎。

苏子降气汤 治虚阳上攻，气不升降，上盛下虚，痰涎壅盛头目，腰痛，大便风秘，冷热气泻，肢体浮肿。

紫苏子 半夏五两 当归 甘草炙 前胡 厚朴各二两 官桂 陈皮三两

上锉。姜三片，枣一枚，水煎服。

三和散 和畅三焦，治痞胀浮肿，肠胃涩秘。

腹皮炒 紫苏茎叶 沉香 木瓜 羌活各二两 白术 川芎 木香 甘草炒 陈皮 槟榔湿纸煨，各七钱半

上每服三钱，水煎服。加茯苓，利水。

蟠葱散 治男妇脾胃虚冷，气滞不行，攻刺心腹，痛连胸胁膀胱小肠肾气，及妇人血气刺痛。

玄胡索　肉桂　干姜炮。各一两　苍术　甘草炙。各八两　砂仁　丁皮　槟榔各四两　蓬术　三棱　茯苓　青皮各六两

上每服二钱，水煎，入连茎葱白一茎，空心温服。

治气六合汤

当归　芍药　川芎　地黄　木香　槟榔

上以水煎服。

分气紫苏饮　治脾胃不和，胸膈噎塞，腹胁疼痛，气促喘急，心下胀闷。

枳壳　茯苓　腹皮　陈皮　甘草　苏子　草果　白术　当归　紫苏　半夏　桑皮　五味子

上锉。姜三片，水煎。

木香化滞散

木香　白术　陈皮　桔梗　腹皮　茯苓　人参　砂仁　青皮　藿香　姜黄　檀香　白果

聚香饮子　治七情所伤，遂成七疝，心胁引痛，不可俯仰。

檀香　木香　丁香　乳香　沉香　藿香各一两　玄胡索　川乌炮　桔梗炒　桂心　甘草炙　片子姜黄各十两

上姜三片，枣一枚，煎服。

沉香降气汤　治三焦痞满，滞气不宣，心腹痛满，呕吐痰沫，五噎五膈。

沉香　木香　丁香　藿香　人参　甘草　白术各一两　肉豆蔻　桂花　槟榔　陈皮　砂仁　川姜炮　枳实炒　白檀各二两　白茯苓　青皮　白豆蔻

上每服三钱，水煎，入盐少许。

乌药平气散　治脚气上攻，头目昏眩，脚膝痠①疼，行步艰苦，诸气不和，喘满迫促。

人参　白术　茯苓　甘草　天台乌药　当归　白芷　川芎　麻黄　木瓜　五味子

上姜三片，水煎服。

复元通气散　治气不宣流，或成疮疖，并闪挫腰痛，诸气滞闭，耳聋耳疼。止痛活血。

茴香　穿山甲蛤粉炒。各二两　白牵牛炒　玄胡索　甘草炒　陈皮各一两　木香一两半

上为末，每服一钱，热酒调服。

手拈散　治心脾气痛。

草果　没药　玄胡　五灵脂

上为末，酒调二钱。

枳壳煮散　治悲哀伤肝气，痛引两胁。

防风　川芎　枳壳　细辛　桔梗　甘草　葛根

上用水煎服。

盐煎散　治男子妇人，一切冷气攻冲，胸胁刺痛不已，及脾胃虚冷，呕吐泄泻，膀胱小肠气，妇人血气痛。

羌活　砂仁　甘草炙　茯苓　草果　肉豆蔻煨　川芎　茴香　荜澄茄　麦芽炒　槟榔　良姜油炒　枳壳炒　厚朴　陈皮　苍术等分

上用水煎，加盐少许。

东垣升阳顺气汤

升麻　柴胡　陈皮各一钱　半夏　人参各三钱　黄芪四钱　甘草　柏皮各五分　当归一钱　草豆蔻一钱　神曲炒，一钱半

上㕮咀。每半两，入姜煎。

分气紫苏饮　治脾胃不和，气逆喘促，心下胀满，呕逆不食。

五味子　桑白皮　茯苓　甘草炙　草果　腹皮　陈皮　桔梗各一斤　紫苏十五两

上锉。每服四钱，水煎，姜三片，入盐少许。

鸡舌香散　治脏腑虚弱，阴阳不和，中脘气滞，停积痰饮，胸膈胀闷，心脾引痛。

台乌　香附　良姜　芍药　甘草　肉桂

上以水煎服。

大玄胡汤

莪术　三棱　当归　芍药　官桂　槟榔　厚朴　木香　玄胡　大黄　桔梗　川楝子　川芎　甘草炙　黄芩

上以水煎服。

化气散　治诸食积，并宿食不消，此剂至为稳当。

三棱　莪术　青皮　陈皮　厚朴　神曲　麦芽　甘草　台乌　香附

上以水煎服。

东垣木香顺气散　治浊气在上，则生䐜胀。

木香三分　厚朴四分　青皮　陈皮　益智　茯苓　泽泻　生姜　吴茱萸　半夏各二分　当归五分　升麻　柴胡一分　草豆蔻三分，煨　苍术三分

上作一服，水煎温服。

匀气散　治气滞不匀，胸膈虚痞，宿食不消，心腹刺痛，胀满噎塞，呕吐恶心。调脾胃，进饮食。

生姜　沉香　丁香　檀香　木香各一两　藿香四两　甘草炙，四两　砂仁二两　白果仁二两

上为末，每服二钱，沸汤调下，或水煎服。

顺气木香散　治气不升降，胸膈痞闷，时或引痛，及酒食过伤，噫气吞酸，心脾刺痛，女人一切血气刺痛。

砂仁　官桂　甘草炙　陈皮　厚朴　丁皮　茴香　桔梗　苍术　木香　干姜　良姜

上以水煎服。

快气散　治一切气，心腹胀痛，胸膈噎塞，噫气吞酸，胃中痰逆呕吐，及宿酒不解。

砂仁　甘草炙　香附　生姜

上为末，盐汤调下。

异香散　治肾气不和，腹胁胀满，饮食难化，噫气吞酸，一切冷气结聚，腹中刺痛。

石莲肉一两　莪术炮　益智　甘草炙　三棱各六两　青皮　陈皮各三两　厚朴二两

上锉。每服三钱，水煎，姜三片，枣一枚，入盐一捻，同煎服。

化气汤　治一切气逆，胸膈噎塞，心脾卒痛，呕吐酸水，丈夫小肠气，妇人血气。

沉香　胡椒各一两　砂仁　桂心　木香各二两　陈皮炒　干姜炮　莪术炮　青皮去瓤炒　茴香炒　甘草　丁皮各四两

上为末，每服二钱，姜苏盐汤调下，妇人淡醋汤下。

降气汤　治中脘不快，心腹胀满，气不升降，噎塞喘促，干哕咳嗽，嗜卧减食，停积不消。专治脚气上冲，肢体浮肿，有妨饮食。

紫苏　厚朴　官桂　半夏　当归　前胡　柴胡　甘草　姜

上以水煎服。

木香化滞汤　治因忧气，食湿盐面，结于中脘，及腹底微痛，心下痞满不食。

草豆蔻　甘草五钱，炙　半夏一两　当归梢　枳实炒。各二钱　红花半两

上每用五钱，水煎，姜三片，枣一个，热服。

『注释』

①瘥：同"酸"。

脾胃八十 附胃风

〔附方〕

调中益气汤

升麻二分　黄芪一钱　甘草五分　苍术五分　木香二分　人参五分　柴胡五分　陈皮二分　加黄柏二分

水煎服。

四君子汤　治脾胃不调，不进饮食。

人参　白术　茯苓　甘草炙

上以水煎服。

六君子汤　治脾胃不和，不进饮食，上燥下寒，服热药不得者。

人参　白术　茯苓　甘草　砂仁　陈皮

又方加半夏。

上以水煎，姜三片，枣一枚。

胃苓汤

甘草　茯苓　苍术　陈皮　白术　官桂　泽泻　猪苓　厚朴

上锉。每服五钱，水煎，姜五片，枣二枚。

参苓白术散　治脾胃虚弱，饮食不进，或致呕吐泄泻，及大病后调理脾胃。

白扁豆一斤，炒　白茯苓　山药　人参　白术各二斤　莲子　砂仁一斤　甘草炙，二斤　薏苡　桔梗各一斤，炒黄色

上为末，每服二钱，煎枣汤调下。

治中汤　治脾胃不和，呕逆霍乱，中满虚痞，或泄泻。

人参　甘草炙　干姜炮　白术　青皮　陈皮等分

上每服五钱，水煎。如呕，加半夏等分。加丁香，减半夏，名丁香温中汤。

丁沉透膈汤　治脾胃不和，痰逆恶心，或时呕吐，饮食不进，十膈五噎。

白术二两　香附炒　砂仁　人参各一两　丁香　麦芽　木香　肉豆蔻　白豆蔻　青皮各半两　沉香　厚朴　藿香　陈皮各七钱半　甘草炙，一两　半夏　神曲炒　草果各二钱半

上锉。每服四钱，水煎，姜三片，枣一个，不拘时候温服。忌生冷瓜果。

五膈宽中散　治七情四气，胸膈痞满，停痰气逆，遂成五膈。

青皮　陈皮　丁皮　厚朴　甘草炙　白果　香附　砂仁　木香

上以水煎，生姜三片，入盐少许。

枳缩二陈汤　理脾胃，顺气宽膈，消痰饮。

砂仁　枳实　茯苓　半夏　陈皮　甘草炙

水煎，生姜五片。

八珍汤　和血气，理脾胃。

当归　赤芍　川芎　熟节　人参　白茯苓　甘草　砂仁等分

上以水煎，姜三片，枣二枚。

凝神散　收敛胃气，清凉肌表。

人参　白术　茯苓　山药各一两　粳米　扁豆炒　知母　生节　甘草炙，半两　淡竹叶　地骨　麦门冬各二钱半

上水煎，姜三片，枣一枚。

胃风，此因初饮食讫，乘风凉而致。其证胀满，食饮不下，形瘦腹大，恶风，头多汗，膈塞不通，胃风汤正治。然此亦看挟证加减，脉右关弦而缓带浮。

胃风汤　见痢证类。

『按语』

本篇遍举调补脾胃方剂，有方无论。篇后附胃风之证，是因饱食后感受风寒所致的恶风、汗出、胃胀满的病证，最早见于《素问·风论》，治宜祛风散寒，温中理气。

瘿气八十一 附结核

瘿气先须断厚味。

入方

海藻一两　黄连二两，一云黄柏，又云黄药

上为末，以少许置掌中，时时舐之，津咽下。如消三分之二，止后服。

结核或在项、在颈、在臂、在身，如肿毒者，多是湿痰流注，作核不散。

入方　治耳后项间各一块。

僵蚕炒　酒大黄　青黛　胆南星

上为末，蜜丸。嚼化。

又方　治项颈下生痰核。

二陈汤加大黄酒炒　连翘　桔梗　柴胡

上以水煎。食后服。

又方　治臂核作痛。

二陈汤加连翘　防风　川芎　皂角刺　酒黄芩　苍术

上以水煎服。

『按语』

瘿气，即瘿病，是以颈前喉结两旁结块肿大为主要临床特征的一类病证，病因主要是情志内伤和饮食及水土失宜，但也与体质因素有密切关系。气滞痰凝血瘀是其基本病机。丹溪重视痰邪致病，认为本病主要因痰湿聚集而成，所以提出"先须断厚味"，以杜绝肥甘生痰。

跌扑损伤八十二

跌扑损伤，须用苏木和血，黄连降火，白术和中，童便煎炒。在下者，可先须补接，后下瘀血；在上者，宜饮韭汁，或和粥吃。切不可饮冷水，血见寒则凝，但一丝血入心即死。

入方　治擤扑伤损。

跌伤出血者，姜汁、香油各四两，酒调服之。

治擤伤骨折及血出者。

用滑石、甘草为末，人参汤调服。次用生姜自然汁一盏，米醋一盏，独核肥皂四个敲破，按于姜汁米醋中，纱片滤过，去柤，入牛皮胶，煎成膏药贴之，遍身者皆可。

接骨散

没药　乳香各半两　自然铜一两，煅淬　滑石二两　龙骨三钱　赤石脂三钱　麝香一字另研

上为末，好醋浸没，煮多为上，干就炒燥为度，临睡服。时入麝香，抄以茶匙，留舌上，温酒下，分上下食前后服。若骨已接尚痛，去龙骨、赤石脂，而服多尽好，极效。世以自然铜为接骨药，然此等方尽多，大抵在补气、补血、补土，俗工惟在速效以罔利，迎合病人之意。而铜非煅不可服，若新出火者，其火毒、金毒相扇，挟香挟药毒，虽有接伤之功，而燥散之祸，甚于刀剑，戒之！

又方

冬瓜皮　阿胶等分

上炒干为末。以酒调饮，醉为度。

『按语』

跌扑损伤的主要病机为瘀血停滞，治疗总以活血化瘀为要。苏木、韭汁均有活血化瘀之功效。但因瘀久易化热，当少佐清解之品、如黄连、童便之属。不过，丹溪亦强调，跌扑损伤"切不可饮冷水"，因为血遇寒则凝，血行不畅，加重瘀血。

破伤风八十三

破伤风多死。防风、全蝎之类。非全蝎不开,十个为末,酒调,日三次。

破伤风,血凝心,鸦翅烧灰存性,研细,酒调一钱。

入方　破伤风发热。

瓜蒌子九钱　滑石一钱半　南星　苍术　赤芍　陈皮一钱　黄连　炒柏　黄芩　白芷五分　甘草些少

上姜一片,煎服。

〔附方〕

天麻丸　治破伤风神效。

天麻　川乌生,去皮。各三钱　草乌生　雄黄各一钱

上为末,酒糊丸梧子大。每服十丸,温酒下,无时。

《元戎》治破伤风欲死者。

川乌　南星　半夏并生　天麻去芦,等分

上为细末。每服一钱,豆淋酒调下,稍温服,次以酒三盏投之。

『按语』

破伤风,多因风邪侵入伤口处或疮口所致。初期四肢无力、头痛、两腮酸痛、口噤、颈部转动不灵、发热发冷。进而面肌痉挛,呈苦笑面容,牙关紧闭,舌强口噤,流涎,甚则全身肌紧张,角弓反张,频频发作。最后语言、吞咽、呼吸困难,甚或窒息而死。治疗宜祛风止痉。丹溪以防风祛风、以全蝎息风止痉。

诸疮痛八十四　附天泡疮、冻疮

诸疮痛不可忍者，用苦寒药加黄连、黄芩，详上下根梢用，及引经药则可。又云：诸疮以当归、黄连为君，连翘、甘草、黄芩为佐。诸痛痒疮疡属火，若禀受壮盛，宜四物加大承气下之。若性急，面黑瘦，血热之人，因疮而痛，宜四物加黄连、黄芩、大力子、甘草。在下焦加黄柏。若肥胖之人，生疮而痛，乃是湿热，宜防风、羌活、荆芥、白芷、苍术、连翘，取其气能胜湿。

诸疮药：脓窠，治热燥湿为主，用无名异。干疥，开郁为主，用茱萸。虫疮如癣状，退热杀虫为主，芫荑、黑狗脊、白矾、雄黄、硫黄、水银。杀虫，樟脑、松香。头上多，加黄连、方解石，蛇床定痒杀虫，松皮炭主脓。肿多者，加白芷开郁；痛多，加白芷、方解石；虫多，加藜芦、斑蝥；痒多，加枯矾；阴囊疮，加茱萸；湿多，香油调；干痒出血多，加大黄、黄连，猪脂调；红色，加黄丹；青色，加青黛；虫多，加锡灰、芫荑、槟榔。在上多服通圣散，在下多须用下。脚肿出血，分湿热用药。

入方　疮有三种。

脓泡疮，治热为主。

黄芩　黄连　大黄各三钱　蛇床　寒水石三两　黄丹半钱　白矾一钱　轻粉　白芷　无名异少许，炒　木香少许，痛者用

上为末，油调傅。

沙疮

芫荑二钱　剪草二钱　蛇床三钱　白矾枯　吴茱萸　黄柏各一钱　苍术　厚朴　雄黄各五分　寒水石二钱　轻粉十贴

上为末，油调傅。

疥疮药　春天发疮疥，开郁为主，不宜抓破傅。

白矾二钱　吴茱萸二钱　樟脑半钱　轻粉十蓥　寒水石二钱半　蛇床三钱　黄柏　大黄　硫磺各一钱　槟榔一个

又方

芫荑　白矾枯　软石膏　大黄　樟脑各半两。另入　贯众　蛇床各一两　硫黄　雄黄各二钱半

上为末，香油调。须先洗疮去痂，傅之。

一上散

雄黄三钱半　寒水石一两　蛇床　白胶香　黑狗脊各一两　黄连五钱　硫黄三钱半　吴茱萸三钱　白矾枯，五钱　斑蝥十四个，去翅足

上硫黄、雄黄、寒水石，另研如粉，次入斑蝥和匀，蛇床、狗脊等为极细末，同研匀。洗疮，令汤透去痂，用腊猪油调，手心中擦热，鼻中臭三二次，却擦上，一上即愈。如痛甚，肿满高起，加寒水石一倍；如不苦痒，只加狗脊；如微痒，只加蛇床子；如疮中有虫，加雄黄；如喜火炙汤洗，加硫黄。口臭不止，亦可愈也。

『按语』

"诸痛痒疮皆属于火"，故疮痛必治以苦寒药以清热泻火。若形体盛壮者，治宜大承气汤泻下火毒；若性急面黑瘦者，属血热，治宜苦寒兼凉血活血；若肥胖之人，属湿热，治宜苦寒兼祛风胜湿。

『原文』

〔附方〕

四物汤　见妇人类。

大承气汤　见痢类。

郭氏升麻牛蒡子散　治时毒疮疹，脉浮，红在表者，疮发于头面胸膈之际。

升麻　牛蒡子　甘草　桔梗　葛根　玄参　麻黄各一两　连翘一钱

上㕮咀。姜三片，水二盏，作一服。

升麻和气饮　治疮肿，疥癣痒痛。

甘草　陈皮各一两半　芍药七钱半　大黄半两，煨　干葛　苍术　桔梗　升麻各一两　当归　半夏　茯苓　白芷各二钱　干姜　枳壳各半钱　《三因》有厚朴半两

上㕮咀。每服一两，水煎。

当归饮子　治疮疥、风癣、湿毒、燥痒疮。

当归　白芍　川芎　生苄　白蒺藜　防风　荆芥各一两　何首乌　黄芪　甘草各半两

上㕮咀。每服一两，水煎。或为末，每服一二钱亦可。

天泡疮　用防风通圣散末，及蚯蚓泥，略炒，蜜调傅，极妙。从肚皮上起者，

是里热发于外也，还服通圣散。见斑疹类。

冻疮　用煎热桐油，调密陀僧末敷。

脚上烂疮久不愈，先以豆腐浆水，洗三两次，悬钩柤叶，地暴柤叶捣细，入盐些少盦之。

痈疽八十五

痈疽只是热胜血。六阳经、六阴经，有多气少血者，有少气多血者，有多气多血者，不可一概论也。若夫要害处，近虚怯薄处，前哲已曾论及，惟分经之言未闻，诸经惟少阳、厥阴经生痈疽，理宜预防，以其多气少血，肌肉难长，疮久未合，必成死症。遽用驱毒利药，以伐其阴分之血，祸不旋踵①。阳滞于阴，脉浮洪弦数；阴滞于阳，脉沉细弱涩。阳滞以寒治之，阴滞以热治之。人中年以后，不可生痈，才有痛肿，参之脉证，但见虚弱，便与滋补气血，可保终吉。若用寻常驱热拔毒纾②气之药，虚虚之祸，如指诸掌③。内托之法，河间治肿焮于外，根盘不深，形证在表，其脉多浮，病在皮肉，非气盛则必侵于内，急须内托以救其里，宜复煎散，除湿散郁，使胃气和平。如或未已，再煎半料饮之。如大便秘及烦热，少服黄连汤。如微利及烦热已退却，与复煎散半两。如此，使荣卫俱行，邪气不能内伤也。然世俗多用排脓内补十宣散，若用之于此小疮，与冬月时令即可。若溃疡于夏月用之，其桂朴之温散，佐以防风、白芷，吾恐虽有参、芪，难为倚仗。一妇年七十，形实性急而好酒，脑生疽，才五日，脉紧急且涩，急用大黄酒煨细切，酒拌炒为末。又酒拌人参炒，入姜煎，调一钱重。又两时再与。得睡而上半身汗，睡觉病已失。此内托之意。又一男子，年五十，形实色黑，背生红肿，及胛骨下痛，其脉浮数而洪紧，食亦呕。正冬月，与麻黄桂枝汤加酒黄柏、生附、瓜蒌子、甘草节、羌活、青皮、人参、黄芩、半夏、生姜，六帖而消。此正内托之法，非《精要》内托散、乳香、绿豆等药。想此方专为服丹石而发疽者设，不因丹石而发，恐非必用之剂。疮先发为肿，气血郁积，蒸肉为脓，故其痛多少，疮之在始作时也。脓溃之后，肿退肌宽，痛必渐减。而反痛者，此为虚宜补。亦有秽气所触，宜和解。风寒逼者，宜温散。

肠痈，大肠有痰积死血流注，桃仁承气汤加连翘、秦艽。近肛门破入风者难治，防风之类。

乳痈，乳房阳明所经，乳头厥阴所属。乳子之母，不知调养，怒忿所逆，郁闷所遏，厚味所酿，以致厥阴之气不行，故窍不得通而汁不得出；阳明之血沸腾，故热甚而化脓。亦有所乳之子，膈有滞痰，口气焮热，含乳而睡，热气所吹，遂生结核。于初起时，便须忍痛，揉令稍软，吮令汁透，自可消散。失此不治，必成痈疖。治法：疏厥阴之滞，以青皮清阳明之热，细研石膏，行污浊之血，以生甘草之节，消肿导毒，以瓜蒌子，或加没药、青橘叶、皂角刺、金银花、当归，或汤或散，或加减，随意消息④，然须以少酒佐之。若加以艾火两三壮于肿处，其效尤捷。不可辄用针刀，必至危困。若不得于夫，不得于舅姑⑤，忧怒郁闷，昕夕积累，脾气消阻，肝气横逆，遂成隐核，如大棋子，不痛不痒。数十年后，方为疮陷，名曰妳⑥岩，以其疮形嵌凹似岩穴也。不可治矣。若于始生之际，便能消释病根，使心清神安，然后施之治法，亦有可安之理。

『注释』

① 祸不旋踵：比喻灾祸很快到来。旋踵，转动脚跟。
② 纾（shū 书）：疏理。
③ 虚虚：使虚证更虚。指诸掌：用手指在自己的掌上指点，比喻显而易见。
④ 消息：斟酌。
⑤ 舅姑：丈夫的父母，俗称公婆。
⑥ 妳（nǎi 乃）：同"奶"，乳。

『按语』

"痈"者，"壅"也，"疽"者，"阻"也，均是气血为毒邪壅塞而不通而发生化脓性疾病。痈有内、外之分，内痈生于脏腑，外痈发于体表皮肉之间。其特点是局部红肿热痛，发病迅速，易肿、易脓、易溃、易敛，或有恶寒、发热、口渴等全身症状，一般不会损伤筋骨，也不会造成陷证。疽的特点是局部漫肿，不热少痛，易向四周扩展，溃烂之后，状如蜂窝，难消、难溃、难敛。凡皮肤厚而坚韧的地方都可发生，病位较深，但多发于项后及背部。丹溪指出：痈疽有多气少血者，有少气多血者，有多气多血者，不可一概而论，需因人、因时辨证治之，并强调多气少血者，肌肉难长，不可遽用驱毒药以伐其阴分之血，以及中年以上，但见虚弱，便予滋补气血，以免虚虚之祸。

肠痈，是指肠内生痈，相当于现代医学的急性阑尾炎、阑尾周围脓肿等疾病。

乳痈，是指发生于乳房的一种急性化脓性疾病，相当于急性化脓性乳腺炎，多由乳汁郁积或肝郁胃热所致。此外，已认识到"若其疮形嵌凹似岩穴也（乳岩，相当今之乳腺癌）。不可治矣"。

『原文』

乳痈方

青皮　瓜蒌　橘叶　连翘　桃仁　皂角刺　甘草节破多加参、芪

上以水煎。入酒服。

乳痈妳劳焮肿

石膏煨　桦皮烧　瓜蒌子　甘草节　青皮

上以水煎服。

治乳有核。

南星　贝母　甘草节　瓜蒌各一两　连翘半两

上以水煎。入酒服。

又方

人参　黄芪　川芎　当归　青皮　连翘　瓜蒌　白芍　甘草节

乳岩小破，加柴胡、川芎。

上以水煎，入酒服。

乳硬痛。

没药一钱　甘草三钱　当归三钱

上作一服，水煎，入酒少许，热饮。

吹妳。

金银花　大荞麦　紫葛藤等分

上以醋煎。洗患处立消。如无下二物，只金银花亦可。

乳栗破，少有破，必大补。

人参　黄芪　白术　当归　川芎　连翘　白芍　甘草节

上以水煎服。

附骨痈

热在血分之极细，初觉，先以青皮、甘草节；后破，当养血。初腿肿，以人参、黄连、茯苓各二钱，瓜蒌子四十八粒，作二贴，入竹沥，热饮之。

治环跳穴痛不已，防生附骨疽。

以苍术佐黄柏之辛，行以青皮。冬月加桂枝，夏月加条子芩，体虚者加牛膝，以生甘草为使，大料煎。入姜汁带辣，食前饮之。病深者，恐术、柏、桂枝十数帖发不动，加少麻黄。二三帖又不动，恐痈将成矣。急掘地坑，以火煅红，沃以小便，赤体坐其上，以被席围抱下截，使热气熏蒸，腠理开，气血畅而愈。

铁围散　治痈疽肿毒。

乳香　没药半两　大黄　黄柏　黄连　南星　半夏　防风　皂角刺　木鳖子　瓜蒌　甘草节　草乌　阿胶

上为末，醋调成膏。砂石器内火熬黑色，鹅翎傅之。

围药　诸般痈疽，傅上消散。

乳香　没药　大黄　连翘　黄芩　黄连　黄柏　南星　半夏　防风　羌活　瓜蒌　阿胶　皂角刺

上研为细末，好醋煎黑色成膏。寒者热用，热者寒用。

围药铁井栏

贝母　南星各七钱　连翘　五倍子　经霜芙蓉叶各一两

上碾为细末。用水调傅四向肿处，止留中间一窍出毒气。

隔皮取脓法

驴蹄细切，一两　荞麦面一两　白盐半两　草乌四钱，去皮

上为末，水调作饼子，慢火炙微黄色，出火毒，研末，醋调成膏。用白纸摊贴患处，水自毛孔而出，其肿自退。

『按语』

附骨痈是由于邪气深入，结于骨而发。初起病势急骤，全身不适、倦怠，继而寒战、高热、汗出而热不减，患处疼痛如锥，色红、肿胀、焮热、拒按，活动受限，类似现代医学的急性化脓性骨髓炎。

骑马痈

用大粉草带节四两，长流水一碗，以甘草淬焙水尽为末，入皂角炭少许，作四服，汤调顿服效。

又方

甘草节、白芷、黄连，破者龙骨、枯矾、赤石脂并用。

敷疽疖方

草乌　黄连　紫荆皮　白芷　大黄　芙蓉皮　朴硝　糯米各等分

上为末，蜜水调敷。如疮盛，以蜜调雄黄末，围定疮穴，大小[1]前后，敷前药末。

一人肛门生疖，久不收口，有针窍三孔，劳力则有脓。

黄芪　条芩　连翘　秦艽

上为末，神曲糊为丸。

取朽骨，久疽及痔漏者有之。

取乌骨鸡胫骨，以上等雄黄实之，盐泥固济，火煅通红取出，地上出火毒，

去泥用骨，研细，饭丸如粟大。以纸撚②送入孔中窍内，更用膏药贴之。

便毒。

山栀子　大黄　乳香　没药　当归五分　瓜蒌仁三钱　代赭石一钱

上作一服煎。

又方

木鳖子　大黄　瓜蒌　桃仁　草龙胆

上㕮咀。浓煎，露星月一宿，清早温服，立愈。

又方，白僵蚕、槐花为末，酒调服。一方加酒大黄。

〔附方〕

消毒饮　治便毒初发，三四日可消。

皂角刺　金银花　防风　当归　大黄　甘草节　瓜蒌仁等分

上㕮咀。水酒各半煎，食前温服。仍频提擎顶中发，立效。

机要内托复煎散　痈疽托里，健胃。

地骨皮　黄芩　茯苓　白芍　人参　黄芪　白术　桂　甘草　防己　当归各一两　防风三两

上㕮咀。先以苍术一斤，水五升，煎至三升，去术，入前十二味，再煎至三四盏，取清汁，分三四次，终日饮之。又煎苍术相为汤，去柤，依前又煎前十二味柤，分饮之。

内疏黄连汤　治疮皮色肿硬，发热而呕，大便闭，脉洪实者。

黄连　芍药　当归　槟榔　木香　黄芩　栀子　薄荷　桔梗　甘草各一两　连翘二两　大黄二两半

上㕮咀。每服一两，入姜煎。

『注释』

①大小：委婉修辞，指大便、小便。

②撚（niǎn 捻）：搓捻。

『按语』

骑马痈，又称骑马漏、悬痈、海底漏、海底痈等，指会阴部肿胀、疼痛，之后破溃流脓的一种疾病。

疔病八十六

疔病，用针刀镞①破头上，以蟾酥敷之。后用绿豆、野菊、莎末，酒调，饮醉睡觉，即定痛热除，不必去疔自愈也。

治一切疔疮，用紫梗菊花，根茎叶皆可，研碎取汁，滴口中饮之。瘰疬，血气痰热，以牡蛎煅过为末，玄参捣膏为丸。桑椹黑熟者，捣汁熬膏，汤调服。红者晒干为末，汤调服。师云：大田螺连肉，烧灰存性为末，入麝香少许，湿则干敷，干则油调敷。夏枯草，大能散结气，而有补养血脉之功，能退寒热。虚者尽可倚仗，若实者，以行散之药佐之，外施艾灸，亦渐取效。

『注释』

①镞（zú族）：箭头。

『按语』

疔，即疔疮，疮疡的一种，因其形小、根深、坚硬如钉而得名。疬，即瘰疬，是发生在颈部等处的阴性疮疡，因其结核累累如贯珠之状故名，相当于现代医学的颈部淋巴结结核。丹溪分别给出治法方药。

『原文』

入方　治瘰疬。

海藻洗去砂土，晒干　昆布揉去土同上，二味先研为末　何首乌木臼捣为末　皂角刺炒令黄色　公蛇退树上或墙上是雄，用一条。平地上者是雌

上五味，为细末，和匀一处。猪项下刀口肉烧熟，蘸前药末吃。食后倒患处眠一伏时。每核灸七壮，口中觉烟起为度，脓尽即安。初生起时灸曲池，男左女右。

〔附方〕

《宝鉴》保生锭子　治疔疮、背疽、瘰疬，一切恶疮。

金脚信　雄黄　硇砂各二钱　麝香一钱　轻粉半大匣半大盏　巴豆四十九粒，文武火炒，研

上为极细末。用黄蜡五钱溶开，将药和成锭子，冷水浸，少时取出，旋丸捏作饼子，如钱眼大。将疮头拨开，安一饼子，次用神圣膏贴，后服托里散。若疮气入腹，危者服破棺丹。

神圣膏　治一切恶疮。

当归　藁本各半两　没药二钱　黄丹　黄蜡各二两　乳香二钱　琥珀二钱半　胆矾粉霜各一钱　白胶香二两　清油二斤　木鳖子五十个，去皮　巴豆十五个，去壳　槐枝　柳枝各一百二十条

上作一处，先将槐枝、柳枝下油内熬焦，取出不用。后下余药，熬至焦黑，亦漉出不用，将油澄清，下黄丹，再熬成膏，用绯帛[①]摊之，立效。

千金托里散　治疗疮发背，一切恶肿。

官桂　人参　甘草　川芎　白芷　芍药各一两　木香　没药各三钱　乳香二钱　当归半两　连翘一两二钱　黄芪一两半　防风　桔梗　厚朴各二两

上十五味为细末。每服三钱，酒一大盏，煎三二沸，和粗温服，无时。

破棺丹　治疮肿，一切风热。

大黄二两，半生半熟　芒硝　甘草各一两

上为末，炼蜜丸如弹子大。每服半丸，食后茶清、温酒任化下。童便半盏研化服，亦得。忌冷水。

太乙膏　治疬子疮神效。

脑子一钱，研　轻粉　乳香各二钱研　麝香三钱，研　没药四钱，研　黄丹五两

上用清油一斤，先下黄丹熬，用柳枝搅。又用憨儿葱七枝，先下一枝熬焦，再下一枝，葱尽为度。下火不住手搅，觑[②]冷热得所，入脑子等药搅匀，瓷器盛之，用时旋摊。

克效散　治疬子疮。

官桂　硇砂各半钱　赤小豆　粳米各四十九粒　斑蝥四十九个，不去翅足

上五味，研为末。初服一字，次服二字，次服三字，次服四字，煎商陆根汤送下，空心服，小便淋沥为效。如恶心呕吐黄水，无妨。瘰疬日日自消矣。

玉烛散　治瘰疬，和血通经，服之自消。日进一服，七八日取效。方见妇人类。

东垣升阳调经汤

治瘰疬绕颈，或至颊车，此皆出足阳明胃经中来。若疮深远隐曲肉底，是足少阴肾经中来，乃戊脾传于癸肾。是夫传于妻，俱作块子，坚硬大小不等，并皆治之。或作丸亦可。

升麻八钱　葛根　草龙胆酒制　酒芩　莪术酒洗，炒　三棱酒炒　甘草炙　黄连酒洗　连翘　桔梗以上各五钱　生黄芩四钱　归梢　芍药各三钱　黄柏酒炒，二钱　知母酒洗，炒，一两

上另秤一半作末，炼蜜为丸，绿豆大。每服百余丸。一半作㕮咀，每服五钱。若能食，大便硬，可旋加至七八钱，水二盏，先浸半日，煎至一盏，去柤，临卧热服。足高，去枕仰卧，噙一口，作十次咽下，留一口在后，送下丸药。服毕，其卧如常。

『注释』

①绯帛：红色的丝织品。
②觑：看。

金汤疳癣诸疮八十七

金疮

五倍子、紫苏等分。

又方　白胶香三钱，龙骨一钱。

金疮狗咬

五月五日午时，用陈石灰一斤，捣为末，韭一斤，捣汁，和成饼，阴干为细末。敷之。

治阳证肿毒并金疮。

大粉草锉细，用竹筒一段，割去青，两头留节，节上开一窍，入粉草在内。满后，用油灰塞孔窍，从立冬日放粪缸内，待立春先一日取起，竖立在有风无日阴处二十一日，多最好。却破竹取草为细末，用傅金疮。干者水调。

火烧

桐油二钱　水二钱

上二件，以桃柳枝不住手搅成膏，再入少水溶。外用猫儿肚底毛细剪掺上。

汤浇

以淋了第三次灰相敷患处。

汤火疮　腊月猪胆，涂黄柏，炙干为末，敷之。

臁疮

乳香　没药　水银　当归各半两　川芎　贝母　黄丹二钱半　真麻油五两

上咬咀。除黄丹、水银外，先将余药用香油熬黑色，去相，下黄丹、水银，又煎黑色，用柳桃枝搅成膏，油纸摊贴。

又方

龙骨生用　血竭　赤石脂共一两　头发如指大　黄蜡一两　白胶香　香油不拘多少

上件，先以香油煎头发三五沸，去发，入黄蜡、白胶香，却入龙骨、血竭、赤石脂搅匀，安在水盘内，候冷取起，以瓷器盛之。每遇一疮，捻作薄片，贴疮口，以竹箸①贴在外。三日后翻过再贴。仍服活血药。

又方

用砂糖水煎冬青叶三五沸，捞起，石压平，将叶贴疮上，日换二次。

又方

以头垢烧灰，和枣肉捣作膏。先以葱椒叶煎汤洗净，用轻粉掺上，却以前膏，雨伞纸摊贴之。

又方

地骨皮一两　白醋半两　甘草节半两

上以香油入地骨皮、甘草节，文武火熬熟，去相，入黄丹一两半，紧火熬黑提起，白纸摊贴之，次用冬青叶醋煎过，以药贴之。

『注释』

①竹箬（ruò 若）：笋皮。

杖疮疼

黄柏、生地黄、紫荆皮，皆要药。热血作痛，凉血、去瘀血为先，须下鸡鸣散之类。生地黄、黄柏为末，童便调敷，或加韭汁。不破者，以韭菜、葱头舂碎，炒热贴。冷则易。膏药，紫荆皮、乳香、没药、生地黄、黄柏、大黄之类。

又方

用大黄、黄柏为末，生地黄汁调敷，干即再敷。

又方

野生苎麻根，嫩者不拘多少，洗净，同盐擂，傅疮上，神效。伤重多用盐。

癣疮

防风通圣散去硝、黄，加浮萍、皂角刺。又紫苏、樟树、苍耳、浮萍煎汤洗。

又方

浮萍一两　苍耳二两　苍术二两　苦参一两半　黄芩半两　香附二钱半

上为末，酒糊丸。

又方

芦荟　大黄　轻粉　雄黄　蛇床子　槿树皮　槟榔

上为末，先刮癣，用米醋调药末涂之。

又方

芦荟研，三钱　江子去壳，十四粒　蓖麻子去壳，十四粒　斑蝥七个，去翅足　白蜡

上以香油二两，熬江子、蓖麻、斑蝥三药，以黑为度。去药入蜡，并芦荟末在内，用磁罐盛贮，微微刮癣令破，以油涂上，过夜略肿，即愈。

下疳疮

蛤粉　蜡茶　苦参　密陀僧

上为末，河水洗净，腊猪油调敷。兼治臁疮。
又方
米泔水洗疮净。用头发，以盐水洗净，去油，再用清汤洗，晒干烧灰，敷疮上，实时生靥。

『按语』

本篇列举部分外伤及外科疾病的治法。其中，金疮为由金属器刃所致创伤，杖疮、指古代杖刑所致创伤，火烧、汤烫为烧烫伤，臁疮为发于小腿下部的慢性溃疡；癣疮为皮癣破溃生疮，下疳疮为男女生殖器早期梅毒疮。

『原文』

〔附方〕

冰霜散 治火烧燎损伤，油热浇伤，皮烂肉大痛。

寒水石生　牡蛎煅　明朴硝　青黛各一两　轻粉一钱

上为末，新水调或油调，湿则干贴痛处，立止如神。

圣粉散 治下注疳疮，蚀臭腐烂，疼痛不可忍者。

黄柏蜜炙　密陀僧　黄丹　高末茶　乳香各三钱　轻粉一钱半　麝少许

上为末，用葱汤洗疮后，次贴此药。兼治小儿疳疮。

下疳疮洗药

黄连　黄柏　当归　白芷　独活　防风　朴硝　荆芥

上等分，水煎，入钱五十文，乌梅五个，盐一匙，同煎，温洗，日五七次。

用下药敷：

木香　槟榔　黄连　铜青　轻粉　枯矾　蝼蛄　麝各等分两

上为极细末。洗后，至夜敷上。

妇人八十八

妇人经水过期，血少也，四物加参、术；带痰，加南星、半夏、陈皮之类。经水不及期而来者，血热也，四物加黄连。过期，紫黑有块，亦血热也，必作痛，四物加香附、黄连；过期，淡色来者，痰多也，二陈加川芎、当归。过期而来，乃是血虚，宜补血，用四物加黄芪、陈皮、升麻。未及期先来，乃是气血俱热，宜凉气血，柴胡、黄芩、当归、白芍、生苄、香附之属。经不调而血水淡色，宜补气血，参、芪、芎、归、香附、白芍。腹痛加胶珠、艾叶、玄胡索。经候过而作痛者，乃虚中有热，所以作疼。经水将来作痛者，血实也一云气滞，四物加桃仁、黄连、香附。临行时，腰疼腹痛，乃是郁滞，有瘀血，宜四物加红花、桃仁、莪术、玄胡索、香附、木香。发热加黄芩、柴胡。紫色成块者，热也，四物加黄连、柴胡之类。痰多，占住血海地位，因而下多者，目必渐昏，肥人如此，用南星、苍术、川芎、香附，作丸子服之。肥人不及日数而多者，痰多血虚有热，亦用前丸，药中更加黄连、白术丸服。血枯经闭者，四物加桃仁、红花。躯脂满经闭者，以导痰汤加黄连、川芎，不可服地黄，泥膈故也。如用，以姜汁炒。肥胖饮食过度之人，而经水不调者，乃是湿痰，宜苍术、半夏、滑石、茯苓、白术、香附、川芎、当归。临经来时肚痛者，四物汤加陈皮、玄胡索、牡丹、甘草。痛甚者，豆淋酒；痛缓者，童便煮莎，入炒条芩末为丸。经水去多不能住者，以三补丸加莎根、龟板、金毛狗脊。阴虚，经脉久不通，小便涩，身体疼痛，以四物加苍术、牛膝、陈皮、生甘草。又用苍莎丸加苍耳、酒芍药为丸，就煎前药吞下。

入方　治经水过多。

黄芩炒　白芍炒　龟板炙。各一两　黄柏炒，三钱　椿树根皮七钱半　香附子二钱半

上为末，酒糊丸。空心，温酒或白汤下五十丸。

又方　治积痰伤经不行，夜则妄语。

瓜蒌子一两　黄连半两　吴茱萸十粒　桃仁五十个　红曲二钱　砂仁三两

上为末，生姜汁化，炊饼为丸，桐子大。服百丸，空心。

又方　治一切瘀血为痛。

香附四两，醋煮　瓦楞子煅，二两，醋煮一昼夜　桃仁二两　牡丹皮　大黄熟蒸　当归各一两　川芎　红花各半两

上为末，蒸饼丸如桐子大。空心温酒下，三五十丸。

『按语』

本篇详论妇女月经病证治。丹溪强调辨证当详审月经的期、量、色、质，以及伴随月经而出现的如疼痛等其他症状，结合形、气、色、脉来诊断。其病因主要为血虚、血热、气滞、痰湿、血瘀等。治疗原则重在调经，调经之法则有调理气血、补虚、清热、凉血、行瘀、化痰、燥湿之异。丹溪尤重补血养血及调畅气机，临床善用养血调血及补气行气法，以四物汤和二陈汤为基础方化裁调治。

『原文』

〔附方〕

四物汤　治冲任虚损，月水不调，脐腹疠痛。

当归　川芎　芍药　熟苄等分

上以水煎服。加减于后：

若经候微少，渐渐不通，手足烦疼渐瘦，生潮热，脉微数，本方去地黄、芎，加泽兰叶三倍，甘草半分；经候过多，本方去熟地黄，加生苄，或只加黄芩、白术；经行身热，脉数，头昏，本方加柴胡、芩；经行微少，或胀或疼，四肢疼痛，加延胡、没药、白芷与本方等，淡醋汤调下末子。经候不调，心腹疠痛，只用芎、归二味，名君臣散。气冲经脉，故月事频并，脐下多痛，加芍药；经欲行，脐腹绞痛，加玄胡、槟榔、苦楝、炒木香减半；经水涩少，加葵花、红花；经水适来适断，或有往来寒热，先宜服小柴胡汤，后以四物和之；经候过而作痛，血气俱虚也，宜本方对四君子汤服之。

治经事过期不行。

玄胡索一钱　香附　枳壳各半钱

上为末，杜牛膝捣汁半钟，空心调服。

交加地黄丸　治经水不调，血块气痞，肚腹疼痛。

生地黄一斤　老生姜一斤　玄胡索　当归　川芎　白芍二两　没药　木香各一两　桃仁去皮尖　人参各一两半　香附子半斤

上先将地黄、生姜各捣汁，以姜汁浸地黄粗，地黄汁浸生姜粗，皆以汁尽为度。次将余药为末，共作一处，日干，同为末，醋糊丸如桐子大。空心服五十丸，姜汤下。

当归散 治经脉不通。

当归　穿山甲灰炒　蒲黄各半两，炒　辰砂一钱　麝香少许

上为末，酒调服二钱。

琥珀散 治月水不通，心膈迷闷，腹脏撮痛。

台乌二两　当归　莪术各一两

上为末，空心，温酒调二钱，以食压之。产后诸疾，炒姜酒调下。

通经丸 治妇人室女，经候不通，脐腹疼痛，或成血瘕。

川椒炒　莪术　干漆炒烟尽　当归　青皮　干姜　大黄煨　桃仁去皮尖,炒　川乌炮　桂心各等分

上为末，将一半用米醋熬成膏子，和余药成剂，臼中杵之，丸如桐子，阴干。每服三五十丸，醋汤下。《严氏方》无川乌，有红花。

红花当归散 治妇人血脏虚竭，或积瘀血，经候不行，时作痛腰胯重疼，小腹坚硬，及室女经水不行。

红花　当归尾　紫葳即凌霄花　牛膝　甘草炙　苏木各三两　白芷　桂心一两半　赤芍九两　刘寄奴五两

上为末，空心热酒调三钱服。一名凌霄花散。

导痰汤 见痰类。

三补丸 见诸虚类。

苍莎丸 见咳嗽类。

越鞠丸 见六郁类。

崩漏八十九

血崩，东垣有治法，但不言热，其主在寒，学者宜寻思之。急则治其标，用白芷汤调百草霜末，甚者用棕榈灰。后用四物汤加炒干姜调理。因劳者，用参芪带升补药；因寒者，用干姜；因热者，黄芩；崩过多者，先用五灵脂末一服，当分寒热。盖五灵脂能行能止，紫色成块者热，以四物汤加黄连之类。妇人血崩，用香附白芷丸服。气虚血虚者，皆以四物汤加参、芪。漏下乃热而虚，四物加黄连。崩中白带，用椒目末，又用白芷、石灰炒去灰为末，茜草少许，粥丸服。一方，用生狗头骨烧灰存性，或酒调服，或入药服。一方，五灵脂半生半炒为末，酒调服。经血逆行，或血腥，或吐血，或唾血，用韭菜汁服效。夫妇人崩中者，由脏腑伤损，冲任二脉，血气俱虚故也。二脉为经脉之海，血气之行，外循经络，内荣脏腑。若气血调适，经下依时。若劳动过极，脏腑俱伤，冲任之气虚，不能约制其经血，故忽然而下，谓之崩中暴下。治宜当大补气血之药，举养脾胃，微加镇坠心火之药，治其心，补阴泻阳，经自止矣。

『按语』

崩漏是指经血非时暴下不止或淋漓不尽，暴下不止者为崩，淋漓不尽者为漏，为妇科常见病，亦是疑难重症。早在《内经》便有"阴虚阳搏谓之崩"的记载，至明·方约之提出了塞流、澄源、复旧的治崩大法。丹溪认为本病"由脏腑伤损，冲任二脉，血气俱虚故也"，故"治宜当大补气血之药"，并要微加镇坠心火之药，即降心火以抑制相火妄动而灼伤脉络真阴，使血气循经而不外溢。此外，丹溪细分因劳、因热、因寒之不同，并分而治之。

『原文』

〔附方〕

小蓟汤 治崩中不止。
小蓟茎叶研取汁，一盏　生苄汁一盏　白术半两
上三件，入水一盏，煎，温服。

荆芥散 治妇人崩中，连日不止。

用荆芥穗，于灯盏多著灯心，好麻油点灯，就上烧荆芥焦色。

上为末，每服三钱，童便调下。

又方

艾叶如鸡子大　阿胶半两　干姜一钱

上为粗末。用水五盏，先煮艾姜，后入胶烊消，分作二服，空心。

如圣散 治妇人血山崩。

棕榈灰　乌梅各一两　干姜一两五分，并烧灰存性

上为末，每服二钱，乌梅酒调下，空心。

凉血地黄汤 治妇人血崩，是肾水月虚，不能镇守包络相火，故血走而崩也。

黄芩　荆芥　蔓荆子各一分　黄柏　知母　藁本　细辛　川芎各二分　黄连　羌活　柴胡　升麻　防风各三分　生艾　当归各五分　甘草一钱　红花炒，少许

上作一服，水煎，空心稍热服。

带下九十

带下，赤属血，白属气。主治燥湿为先。漏与带，俱是胃中痰积流下，渗入膀胱，无人知此。只宜升提，甚者上必用吐，以提其气，下用二陈汤加苍术、白术，仍用丸子一本作瓦垄子。又云：赤白带下，皆属血，出于大肠、小肠之分。肥人多是湿痰，海石、半夏、南星、炒柏、苍术、川芎、椿皮。一方无椿皮，有青黛。瘦人白带少，如有者多热，炒黄柏、滑石、椿皮、川芎、海石。如无海石，以蛤粉亦可。一方，有青黛作丸子服。赤白带下，炒黄荆子为末，酒调下二钱，或米汤亦可。又治心痛。罗先生法，或十枣汤，或神佑丸，或玉烛散，皆可服。实者可行，虚者不可峻攻。血虚者，加减四物汤；气虚者，参、术、陈皮间与之；湿胜者，用固肠丸；相火动者，于诸药中少加黄柏；滑者，加龙骨、赤石脂；滞者，加葵花葵花白者治白带，赤者治赤带；性燥者，加黄连；痰气带下者，苍术、香附、滑石、蛤粉、半夏、茯苓丸服。寒月少加干姜，临机应变。必须断厚味。

入方

良姜　芍药　黄柏二钱。各炒成灰　椿树根皮一两半

上为末，粥丸。每服四五十丸，空心。

又方　一妇人白带兼风痛。

半夏　茯苓　川芎　陈皮　甘草　苍术　黄柏酒炒　南星　牛膝酒洗

治妇人上有头风鼻涕，下有白带。

南星　苍术　柏皮炒　滑石　半夏　川芎　辛夷　牡蛎粉炒　酒芩

上㕮咀。水煎，去渣，食前服。

又方　治白带。

龟板炙　栀子各二两　黄柏炒,一两　白芍药七钱半　香附半两　干姜炒,二钱半　山茱萸　苦参　椿根皮各半两　贝母

上为末，酒糊丸桐子大。空心，米汤下五十丸。

又方　治赤白带下，或时腹痛。

龟板酒炙,二两　黄柏炒,一两　干姜炒,一钱　栀子二钱半

上为末，酒糊丸，如桐子大。每服七十丸，日服二次。

又方　治妇人有孕，白带。

苍术三钱　白芷二钱　黄连炒,二钱　黄芩炒,三钱　黄柏炒,一钱半　白芍二钱半　椿根皮炒,一钱半　山茱萸二钱半

上为末，糊丸。空心，温酒下五十丸。

治结痰白带，先以小胃丹，半饥半饱，津液下数丸，候郁积开，却宜服补药。

白术二两　黄芩半两　红白葵花二钱半　白芍七钱半

上为末，蒸饼丸。空心煎四物汤下，三五十丸。

固肠丸　治湿气下利，大便血，白带。去脾胃陈积之疾，用此以燥其湿，亦不可单用，须看病作汤使。

椿根白皮性凉而燥,须炒用

上为末，酒糊丸服。

又方

椿根皮四两　滑石二两

上为末，粥丸桐子大。空心白汤下，一百丸。

又方　治白带，因七情所伤而脉数者。

黄连炒　扁柏酒蒸　黄柏炒。各半两　香附醋炒　白芍　白术各一两　椿根皮炒,三两　白芷烧存性,三钱

上为末，粥丸桐子大。每服七十丸，食前米饮下。

又方　治赤白带，因湿胜而下者。

苍术盐炒　白芍　滑石炒。各一两　枳壳炒　甘草各三钱　椿根皮炒,二两　干姜炮,二钱　地榆半两

上为末，粥丸。空心米饮下一百丸。

〔附录〕赤白带者，皆因七情内伤，或下元虚惫，感非一端。叔和云：崩中日久为白带，漏下多时骨本枯。崩中者，始病血崩，久则血少，亡其阳，故白滑之物下流不止。是本经血海将枯，津液复亡，枯干不能滋养筋骨。执剂之法，须以本部行经药为引用，为使；大辛甘油腻之药，润其枯燥，而滋益津液；以大辛热之气味药，补其阳道，生其血脉；以寒苦之药，泄其肺而救上热；伤气，以人参补之，以微苦温之药为佐，而益元气。此治之大法也。

『按语』

带下量明显增多，色、质、味异常，或伴有局部症状者，称带下病，首见于《素问·骨空论》。辨证首先要辨量、色、质、气味。色深、质黏稠、气臭秽者，多属实、属热；色淡、质稀或有腥气者，多属虚、属寒。丹溪认为带下"赤属血，

白属气",并首先提出带下属痰湿,认为带下为"胃中痰积流下,渗入膀胱"所致,治疗主张燥湿化痰,并提出只宜升提,甚者用吐法提其气以止带下的新思路,对现代治疗本病仍有指导意义。

『原文』

〔附方〕

戴人玉烛散　治经候不通,腹胀或痛。

当归　芍药　川芎　熟苄　芒硝　大黄　甘草

上㕮咀。生姜三片,煎服。

十枣汤　见胁痛类。

神佑丸　见中湿类。

产前九十一

产前当清热养血。产妇因火动胎逆，上作喘急者，急用条芩、香附之类，为末调下。条芩，水中取沉者为佳。堕胎，乃气虚、血虚、血热。黄芩安胎，乃上中二焦药，能降火下行。益母草即茺蔚子，治产前产后诸病，能行血养血，难产可煎作膏。地黄膏、牛膝膏，皆可用。怀妊爱酸物，乃一脏之虚。假如肝脏之虚，肝气止能生胎，无余用也。又云血不能荣其肝，肝虚故爱酸物。产前安胎，白术、黄芩为妙药也。条芩，安胎圣药也。俗人不知，以为害而不敢用，反谓温热之药可养胎。殊不知产前宜清热，令血循经而不妄行，故能养胎。胎热将临月，以三补丸加炒香附、炒白芍，蒸饼丸服。抑热，以三补丸，用地黄膏丸。倘有孕八九个月，必用顺气，须用枳壳、紫苏梗。凡妊妇，脉细匀，易产；大浮缓，火气散，难产。生产如抱船过坝一般。

入方　固胎。

地黄半钱　归身　人参　白芍各一钱　白术一钱半　川芎五分　陈皮一钱　黄芩半钱　甘草三分　黄连少许　黄柏少许　桑上羊儿藤七叶圆者　一本无芩

上㕮咀。每二钱，入糯米二十四粒，煎服。血虚不安者，用阿胶；痛者，用砂仁止痛，安胎行气故也。

束胎丸　第八个月可服。

炒黄芩夏一两，春秋七钱半，冬半两　白术二两，不见火　茯苓七钱半，不见火　陈皮三两，忌火

上为末，粥丸服。

达生散　又名束胎散。

大腹皮三钱　人参　陈皮各半钱　白术　芍药各一钱　紫苏茎叶，半钱　甘草炙，二钱　归身尾一钱

上作一服，入青葱五叶，黄杨脑七个，此即黄杨树叶梢儿也。或加枳壳、砂仁，以水煎，食后服。于八九个月，服十数帖，甚得力。夏月加黄芩，冬不必加，春加川芎。或有别证，以意消息于后。

气虚，加参、术；气实，倍香附、陈皮；血虚，倍当归，加地黄；形实，倍紫苏；性急加黄连；有热，加黄芩；湿痰，加滑石、半夏；食积，加山楂；食后

易饥，倍黄杨脑；有痰，加半夏；腹痛，加木香、桂。

又方　第九个月服。

黄芩一两，酒炒，不宜凉药，怯弱者减半　白术一两　枳壳炒，七钱半　滑石七钱半。临月十日前，小便多者，减此一味

上为末，粥丸桐子大。每服三十丸，空心热汤下。多则恐损元气，气实人宜服。

又方　安胎

白术　黄芩　炒曲

上为末，粥丸服。一本云：用条芩一二两为末，每一钱或半钱，浓煎白术汤调下。每次用白术五七钱煎汤。

恶阻从痰治，多用二陈汤。

戴云：恶阻者，谓妇人有孕恶心，阻其饮食者是也。肥者有痰，瘦者有热，须用二陈汤。

入方

白术不拘多少

上为末，水丸。随所好，或汤或水下。

子肿，湿多。

戴云：子肿者，谓妇人手足或头面通身浮肿者是也。

入方

山栀子炒，用一合

上为末，米饮吞下；或丸服。

《三因》鲤鱼汤　治妊娠腹大，胎间有水气。

白术五两　茯苓四两　当归　芍药各三两

上细锉，以鲤鱼一头，修事如食法，煮取汁，去鱼不用。每服四钱，入鱼汁一盏半，姜七片，陈皮少许，煎至七分，去渣，空心服。

胎漏，气虚、血虚、血热，可服固孕之药。

戴云：胎漏者，谓妇人有胎而血漏下者。

参术饮　治妊娠转胞。

四物汤加人参　白术　半夏制　陈皮　甘草

上咬咀。入生姜煎，空心服。

〔附方〕

治胎动不安，已有所见。

艾叶　阿胶　当归　川芎各三两　甘草一两

上每服五钱，水煎熟，下胶令烊，温服。

胶艾汤 损动胎，去血腹痛。

艾叶　阿胶

上二味，水煎服。

难产，气血虚故也。此盖九月十月之际，不谨守者有之，亦有气血凝滞而不能转运者。临月时，服野天麻熬膏，白汤调下，油、蜜、小便和极匀，治难产。

入方

砂仁　香附醋煮　枳壳　甘草

上为末，汤调，又以香油、蜜、小便和匀各半盏，调益母草末。

催生

白芷灰　百草霜　滑石

上为末，用芎归煎汤调下，或姜汁服。

天麻丸 易产。

天麻即益母草，六月间连根采，阴干

上为末，不拘多少，炼蜜丸如圆眼大。临产时，温酒或白汤化一丸，能除产后百病。

『按语』

丹溪认为堕胎多因气虚、血虚、血热所致，一反众人温热养胎之论，首次提出安胎宜"清热养血"，如有因火劫胎逆以黄芩安胎、养胎。因"产前宜清热，令血循经而不妄行，故能养胎"。其倡用的白术、黄芩等，一直被奉为安胎圣药。

『原文』

〔附方〕

催生如圣散

黄葵花不拘多少，焙干

上为末，热汤调下二钱，神妙。或有漏血，胎脏干涩，难产痛剧者，并进三服。良久，腹中气宽胎滑，即时产下。如无花，只以蜀葵子烂研小半合，以酒调尤妙。亦治打扑伤损。如胎死不下，煎红花，温酒调下。经验方用子四十九粒或三十粒。歌曰：黄金内子三十粒，细研酒调能备急，命若悬丝在须臾，即令眷属不悲泣。

又方

蛇蜕一条，全者　蚕蜕纸一张，一方无

上入新瓮中，盐泥固济，烧存性为末。煎榆白皮调下一钱，三服，觉痛便产。

又方　治产难，兼治胞衣不下并死胎。

蓖麻子七粒，去壳，研细成膏，涂脚心，胞衣即下，速洗去。不洗肠出，却用此膏涂顶上，肠自缩入，如神之妙。

又方

腊月兔头一枚，烧灰

上为末，葱白汤调二钱，立生。

又方　治难产三日不下。

伏龙肝细研。每服一钱，酒调服之。又或吞鸡子黄三个，并少苦酒服之，立生。又或用赤小豆二升，水九升，煮取一升汁，入炙了明黄胶一两，同煎少时，一服五合。又用槐子十四枚即下。又方，当归为末，酒调方寸匕服。

胞衣不下

取皂屋黑尘，研为细末。酒调方寸匕。

产后九十二

产后无得令虚,当大补气血为先。虽有杂证,以末治之。一切病多是血虚,皆不可发表。产后不可用芍药,以其酸寒伐生发之气故也。产后血晕,因虚火载血上行,渐渐晕来,方用鹿角烧灰,出火毒,研极细末,好酒同童便灌下,一呷[①]即醒,行血极快。又方,以韭叶细切,盛于有嘴瓶中,以热醋沃之,急封其口,以嘴塞产妇鼻中,可愈眩冒。产后中风,切不可作风治,必大补气血为主,然后治痰,当以左右手之脉,分其气血多少而治。产后中风,口眼㖞斜,切不可服小续命汤。产后水肿,必用大补气血为主,少佐苍术、茯苓,使水自利。产后大发热,必用干姜,轻者用茯苓,淡渗其热,一应寒苦并发表之药,皆不可用。产后发热恶寒,皆属血虚。左手脉不足,补血药多于补气药。恶寒发热腹痛者,当去恶血,腹满者不是。产后发热,乳汁不通及膨者,无子,当消,用麦蘖二两,炒研细末,清汤调下,作四服。有子者,用木通、通草、猪蹄煎服。凡产后有病,先固正气。前条云:产后大热,必用干姜。或曰:用姜者何也?曰:此热非有余之热,乃阴虚生内热耳。故以补阴药大剂服之。且干姜能入肺和肺气,入肝分引血药生血,然不可独用,必与补阴药同用。此造化自然之妙,非天下之至神,孰能与于此乎?产后脉洪数,产前脉细小涩弱,多死。怀孕者脉主洪数,已产而洪数不改者,多主死。

『注释』

①呷(xiā虾):吸饮。

『原文』

入方　产后补虚。

人参　白术一钱　茯苓　归身尾　陈皮　川芎各半钱　甘草炙,三分　有热加黄芩一钱,生姜三片。

上以水煎服。

产后消血块方

滑石三钱　没药二钱　血竭二钱,如无,以牡丹皮代之

上为末,醋糊丸。如恶露不下,以五灵脂为末,神曲丸、白术陈皮汤下。瓦

垄子能消血块。

又方

血竭　五灵脂

上为末，消产后血块极好。

又方　治产后泄泻。

黄芩　白术　川芎　茯苓　干姜　滑石　陈皮　炒芍药　甘草炙

上㕮咀。水煎服。

又方　治产后恶露不尽，小腹作痛。

五灵脂　香附一方加蛤粉

上为末，醋糊丸。甚者入桃仁，不去尖用。

独行丸　治妇人产后血冲心动，及治男子血气心腹痛。有孕者忌服。

五灵脂去土，半炒半生

上为末，水丸，弹子大。每一丸，或酒或姜汤化下。

参术膏　治产后胞损成淋沥证。

人参二钱半　白术二钱　桃仁　陈皮各一钱　黄芪一钱半　茯苓一钱　甘草炙，半钱

上㕮咀。水煎猪羊胞，后入药，作一服。

〔附录〕产后血晕者，皆由败血流入肝经，眼见黑花，头目旋晕，不能起坐，甚至昏闷不省人事，谓之血晕。用酒调黑神散最佳，切不可作中风治之。凡血晕，皆血乘虚，逆上凑心，故昏迷不省，气闭欲绝是也。古法有云：产妇才分娩了，预烧秤锤，或江中黄石子，硬炭烧令通赤，置器中，急于床前以醋沃之，得醋气可除血晕。或以好醋久涂口鼻，乃置醋于傍，使闻其气，兼细细少饮之，此为上法也。又法，以干漆烧烟，熏产母面，即醒。无干漆，以破漆器亦可。

『按语』

丹溪认为产后多虚，对于产后诸症，提倡"大补气血为先"。再根据病情佐以祛邪之药。值得一提的是，丹溪阐释了产后大热用辛热之干姜之理，盖产后之热，非有余之热，乃阴虚生内热，干姜能入肺和肺气，入肝分引血药生血，但不可单独使用，必须与补阴药同用。

『原文』

〔附方〕

清魂散　治血迷血晕。

泽兰叶　人参各二钱半　荆芥一两　川芎半两　甘草二钱

上为末，用温酒热汤各半盏，调一钱急灌之，下咽即开眼。

黑神散

黑豆炒,半升　熟苄　当归　肉桂　干姜　甘草　白芍　蒲黄各四两　生苄别本无

上为末，每服二钱，童便酒各半调服。一名乌金散。

子嗣九十三 附断子法

若是肥盛妇人，禀受甚厚，恣于酒食之人，经水不调，不能成胎，谓之躯脂满溢，闭塞子宫。宜行湿燥痰，用星、夏、苍术、台芎、防风、羌活、滑石，或导痰汤之类。若是怯瘦性急之人，经水不调，不能成胎，谓之子宫干涩无血，不能摄受精气。宜凉血降火，或四物加香附、黄芩、柴胡，养血养阴等药可宜。东垣有六味地黄丸，以补妇人之阴血不足，无子，服之者能使胎孕。出《试效方》。

断子法，用白面曲一升，无灰酒五升作糊，煮至二升半，滤去渣，分作三服。候经至前一日晚，次早五更及天明。各吃一服，经即不—无"不"字行，终身无子矣。

『按语』

丹溪认为妇人不孕多见于肥胖及消瘦之人，均见经水不调。前者因为痰湿阻滞，不能受孕；后者因阴虚火旺，子宫干涸，亦不能受孕。治疗上，前者当燥湿化痰，如导痰汤之类；后者当滋阴降火，以四物汤如香附、黄芩、柴胡，至今在临床确有指导意义。

小儿九十四

乳下小儿,常多湿热、食积、痰热伤乳为病,大概肝与脾病多。小儿易怒,肝病最多,大人亦然。肝只是有余,肾只是不足。

小儿初生,未经食乳,急取甘草一寸,火上炙熟,细切,置地上出火毒一时许,用水一小盏,熬至三分之一,去滓,用新绵蘸滴儿口中,令咽尽。须臾,吐痰及瘀血,方与乳食。年长肌肤无病。

小儿急慢惊风,发热口噤,手心伏热,痰热,咳嗽痰喘,此类证并用涌法吐之。重剂瓜蒂散,轻剂用苦参、赤小豆末,须虾蟇汁调服之,后用通圣散为末,蜜丸服。间以桑树上牛儿,阴干焙末调服,以平其气。惊有二证,一者热痰,主急惊,当吐泻之;一者脾虚,乃为慢惊,所以多死,当养脾。急惊只用降火、下痰、养血;慢惊者,先实脾土,后散风邪,只用朱砂安神丸,更于血药中求之。

小儿蓦然无故大叫作发者,必死。是火大发,则虚其气故也。

入方

黑龙丸　治小儿急慢惊风。

牛胆南星　青礞石　焰硝等分,煅。各一两　天竺黄　青黛各半两　芦荟二钱半　辰砂三钱　僵蚕半钱　蜈蚣一钱半,烧存性

上为末,甘草煎膏丸如鸡头大。每服一二丸,急惊煎姜蜜薄荷汤下,慢惊煎桔梗白术汤下。

治惊而有热者。

人参　茯苓　白芍酒炒　白术

上咬咀。姜煎。夏月加黄连、生甘草、竹叶。

〔附方〕

神圣牛黄夺散

槟榔半两　木香三钱　大黄二两,面裹煨熟,为末　白牵牛一两,一半炒一半生用　黑牵牛粗末,一半生用一半炒

上为一处,研作细末,入轻粉少许。每服三钱,用蜜浆水调下,不拘时候,微利为度。

通圣散 见斑疹类。

朱砂安神丸 见惊悸类。

瓜蒂散 见疳类。

疳病，或肚大筋青。

胡黄连丸 治疳病腹大。

胡黄连五分，去果子积　阿魏一钱半，醋浸去肉积　曲神二钱去食积　麝香四粒　炒黄连二钱，去热积

上为末，猪胆汁丸，如黍米大。每服二三十丸，白术汤送下。又云：胡黄连丸十二粒，白术汤下。

五积丸 治小儿诸般疳积。

丑头末一两　黄连半两　陈皮一两　青皮半两　山楂半两

上炒焦黑色为末，每用巴豆霜半钱，前药末半钱，宿蒸饼丸，麻子大。小儿二岁十丸，五更姜汤下，至天明大便泄为度，温粥补之。未利，再服三五丸。

乌犀丸

丑头末三两　青皮三两　使君子肉七钱半　白芜荑一钱半　鹤虱五钱　芦荟一钱，另研烧红醋淬　苦楝根皮半两

上炒令焦黑色为末，曲丸麻子大。每三五十丸，米饮送下，食前量小儿大小加减。

黄龙丸

三棱三两　黑角莪术三两　青皮一两半　山楂肉七钱半　干姜七钱半

上用曲丸麻子大，日晒干。食后姜汤下，量儿大小加减。乌犀、黄龙间服，食前服乌犀，食后服黄龙。

肥儿丸 治小儿疳积。

芦荟另研　胡黄连三钱　炒曲四钱　黄连　白术　山楂炒，半两　芜荑炒，三钱

上为末，芦荟末和匀，猪胆汁丸粟米大。每六十丸，食前米饮下。

疳黄食积。

白术　黄连　苦参　山楂等分

上为末，曲糊丸麻子大。食后，白汤下十五丸。

食伤胃热熏蒸。

白术一两　半夏　黄连半两　平胃散二两

上用粥丸。食后白汤下二十丸。

〔附录〕小儿疳病者，小儿脏腑娇嫩，饱则易伤。乳哺饮食，一或失常，不为疳者鲜矣。疳皆因乳食不调，甘肥无节而作也。或婴幼缺乳，粥饭太早，耗伤形

气，则疳之根生。延及岁月，五疳病成，甚者胸陷喘哕，乳食直泻，肿满下利，腹胁胀疼，皮发紫疮，肌肉光紫，与夫疳劳渴泻，面槁色夭，骨露齿张，肚硬不食者，皆危笃矣。凡此等类，卢扁复生，难施其巧。

〔附方〕

集圣丸 治小儿疳通用。

芦荟 五灵脂 好夜明砂焙 砂仁 陈皮 青皮 莪术煨 木香 使君子煨。各二钱 黄连 虾蟆日干炙焦。各三分

上为末，用雄猪胆二枚，取汁和药入糕，糊丸麻子大。每服十五丸，米饮送下。

大芦荟丸 治诸疳。

芦荟 芜荑 木香 青黛 槟榔 黄连炒,二钱半 蝉壳二十四枚 黄连半两 麝香少许

上为末，猪胆汁二枚取汁，浸糕为丸麻子大。每服二十丸，米饮下。

褐丸子 治疳肿胀。

萝卜子一两,炒 陈皮 青皮 槟榔 黑丑半熟半生 五灵脂 赤茯苓 莪术煨。各半两 木香二钱半

上为末，面糊丸，绿豆大。每服十五丸，煎紫苏桑皮汤下。

子热

炒芍药 香附 滑石一两 甘草三钱 黄连二钱

上作四服，水一盏半，生姜三片煎。乳母服。

风痰。

南星一两,切,用白矾末半两,水泡一指厚浸,晒干研细入 白附子二两

上为末，飞白面糊丸，如芡实大。每服一二丸，姜蜜薄荷汤化下。

白附丸

牛胆星一两,须用黄牯牛胆,腊月粉南星,亲手修合,风干,隔一年用。牛胆须入三四次者佳 大陈半夏半两 粉白南星一两,切作片,用腊雪水浸七日,去水晒干 枯白矾二钱半

上为末，宿蒸饼丸，如梧子大。用姜汁蜜汤送下。有热，加薄荷叶。

紫金泥 治小儿哮喘不止，端午日修合。

黑椒四十九粒,浸透去皮,研如泥次入 人言一钱 鹅管石一钱

上为末，丸如黍米大，朱砂为衣。每一丸或二丸，量儿大小，空心，冷茶清下。当日忌生荤腥热物。服药病止后，更服白附丸三五帖。

小儿腹痛，多是饮食所伤，宜：

白术 陈皮 青皮 山楂 神曲 麦蘖 砂仁 甘草

受寒痛者，加藿香、吴茱萸；有热，加黄芩。

小儿腹胀。

萝卜子蒸　紫苏根　干葛　陈皮等分　甘草减半

食减者，加术煎服。

小儿好吃粽，成腹胀疼。用白酒曲末，同黄连末为丸，服之愈。

又方

茯苓皮　陈皮　赤小豆　萝卜子炒　木通各半钱　木香二分　甘草些少

上咬咀。姜一片，煎服。

〔附录〕小儿腹痛，多因邪正交争，与脏气相击而作也。挟热作痛者，以面赤或壮热、四肢烦、手足心热见之。挟冷作痛者，以面色或白或青见之。冷甚而证变，则面色黯黑，唇爪甲皆青矣。热证，宜四顺清凉饮加青皮、枳壳；冷证，指迷七气汤；冷热不调，以桔梗枳壳汤加青陈皮、木香、当归。

小儿吐泻黄疸。

三棱　莪术　青皮　陈皮　神曲炒　茯苓　麦蘖　黄连　甘草　白术

上为末，调服。伤乳食吐泻，加山楂；时气吐泻，加滑石；发热，加薄荷。

夏月小儿吐泻，用益元散，钱氏五补、五泻之药俱可用。吐泻腹痛吐乳，调脾以平胃散入熟蜜，加苏合香丸，名万安膏，用米汤化下。夏月热病，六一散最妙。

小儿痢疾。

黄连　黄芩　陈皮　甘草

上以水煎服。赤痢加红花、桃仁，白痢加滑石末。

又方　治小儿食积痢。

炒神曲　苍术　滑石　白芍　黄芩　白术　甘草炙　陈皮

上咬咀。水煎，下保和丸。一方加茯苓。

小儿赤痢壮热　用蓝青捣汁，每服半盏，与之妙。

〔附录〕凡小儿痢疾，亦作食积论。初得之时，宜用木香槟榔丸下之，后用白术、白芍药、黄芩、甘草、滑石。如里急后重，加木香、槟榔、枳壳。久不止者，用肉豆蔻、粟壳炒黄。小儿赤斑、红斑、疮痒瘾疹，并宜用防风通圣散，为末调服。

小儿口糜。

戴云：谓满口生疮者便是。

江茶　粉草

上为末，敷之。一方用黄丹。

又方

苦参　黄丹　五倍子　青黛

上等分为末。敷之。

又方

青黛　芒硝

上为末，敷口中。

又方

黄柏　细辛　青盐

上等分为末。噙之，吐出涎，不过三日愈。亦治大人。治毒口疮，五倍子、黄丹、甘草、江茶、芒硝等分为末敷之。

龟胸。

苍术　酒柏　酒芍药　陈皮　防风　威灵仙　山楂　当归　痢后加生芐。

小儿夜啼，此是邪热乘心。

黄连姜汁炒，一钱半　甘草一钱

上用竹叶一十片，煎服。又方，加人参二钱半，作二服，入姜一片，水煎。

又法　夜啼不止，潜取捕鸡窠草一握，置小儿身下。

〔附录〕夜啼，小儿脏冷也。阴盛于夜则冷动，冷动则为阴极发燥，寒盛作疼，所以夜啼而不歇。

〔附方〕

钩藤散　治小儿夜啼。

钩藤　茯苓　茯神　川芎　当归　木香各一钱　甘草炙，五分

上为末，每服一钱，姜枣略煎服。又灯草烧灰，涂傅乳上与之。

小儿脱肛。

戴云：脱肛者，大肠脱下之说。

脱囊，即外肾肿大。

戴云：脱囊者，阴囊肿大坠下不收上之说。或云溃烂，阴丸脱出。

入方

木通　甘草　黄连炒　当归　黄芩炒

上以水煎服。

又方　治脱肛，用东北方陈壁土泡汤，先熏后洗。

又方　治脱囊。

紫苏茎叶为末。干敷。如烂，用香油调，鹅翎刷。又用青荷叶包上。

小儿木舌。

戴云：木舌者，舌肿硬不和软也。又言：重舌者，亦是此类。二者皆是热病。

入方

百草霜　芒硝　滑石

上为末，酒调敷之。

重舌　用好胆矾研细敷之。

咯血。

戴云：咯红者，即唾内有血，非吐血与咳血。

入方

黑豆　甘草　陈皮

上煎服。

小儿尿血。

甘草汤调益元散，加升麻煎服尤妙。

小儿吃泥，胃气热故也。

入方

软石膏　黄芩　陈皮　茯苓　白术　甘草

上用水煎服。

又方

腻粉一钱，砂糖和丸，如麻子大。米饮下一丸，泻出土，立瘥。

小儿解颅，乃是母气虚与热多耳。

戴云：即初生小儿，头上骨未合而开者。

入方

四君子与四物，子母皆可服。有热，加酒炒黄芩、连、生甘草，煎服。外用帛束紧，用白芨末傅之。

小儿吐蛔虫。

以苦楝根为君，佐以二陈汤，煎服。

小儿冬月吐蛔，多是胃寒、胃虚所致，钱氏白术散加丁香二粒。

〔附方〕

钱氏白术散

藿香　白术　木香　白茯苓　甘草　人参各一钱　干葛二钱

上为末，每一钱，至二钱，水煎服。

小儿口噤。

治法：用搐鼻方。

郁金　藜芦　瓜蒂

上为末，水调搐之。

小儿秃头。

用白灰烧红，淬长流水令热洗之，内又服酒制通圣散，除大黄，另用酒炒，入研为末，再用酒拌干。每服一钱，水煎频服。外又用胡荽子、伏龙尾即梁上灰尘、黄连、白矾为末，油调傅。

又方

松树厚皮烧皮　黄丹水飞，一两　寒水石一两，细研　白矾枯　黄连　大黄各半两　白胶香熬，飞倾石上，三两　轻粉四蓋，或云一分

上为末，熬熟油调敷疮上，须先洗了疮痂傅之，佳。

又方　治小儿癞头，并身癞等证。

松皮烧灰　白胶香　枯矾　大黄　黄柏

上为末，用熟油调敷。

小儿头疮。

腊猪油半生半熟　雄黄　水银等分

上研和匀，洗净敷疮上。

又方

川芎　酒片芩　酒白芍　陈皮半两　酒白术　酒归一两半　酒天麻　苍术　苍耳七钱半　酒柏　酒粉草四钱　防风三钱

上为末，水荡起煎服，日四五次，服后睡片时。

又方　单治头疮。

松树皮厚者烧炭,二两　白胶香熬沸倾石上,二两　黄丹一两,火飞　白矾火飞,半两　黄芩　黄连　大黄各三钱　蛇床子　寒水石三钱　白芷　无名异炒，少许　木香少许,痛者用　轻粉

上为极细末。熬熟油调敷疮上，须洗净疮去痂，敷之佳。

又小儿疮。

猪牙皂角去皮　胡椒些少　枯矾　轻粉

上为末，樟脑、烛油搽七日。如樱桃脓窠，去椒。

小儿脐肿汁出。

用枯白矾为末，敷。或黄柏为末，敷之。又小儿脐不干，伏龙肝涂。

小儿天火丹，脐腹起者，赤溜不妨。

蚯蚓泥炒调敷。

小儿赤溜　主伤血热。

用生地黄、木通、荆芥苦药带表之类，外以芭蕉油涂患处，芒硝浓煎汁洗之。又方，鸡子清调伏龙肝傅之。

小儿耳后月蚀疮。

黄连　枯白矾

上为末傅之。

小儿鼻赤。

雄黄　黄丹

上同为末。无根水调傅之。又苍耳叶，酒蒸焙干为末，调服，最解食毒。又鼻下一道赤者，名曰䘌①，以黄连末傅之。

辛夷膏　专治小儿鼻流清涕不止。

辛夷叶一两，洗净，焙干　细辛　木通　白芷各半两　杏仁一两，去皮，研如泥　木香半两

上为细末。次用杏仁泥、羊骨髓、猪脂各一两，同诸药和匀，于瓦石器中熬成膏，赤黄色为度。于地上放冷，入脑麝各一钱，拌匀，涂囟门上。每用少许涂鼻中。

小儿变蒸，是胎毒散也。

乳儿疟疾痞块。

川芎二钱　生苄　白芍一钱半　陈皮　半夏　炒芩一钱　甘草二分

上作一服，姜三片，就煎下甲末半钱。

『注释』

①䘌（nì 逆）：虫食病。

『按语』

本篇为小儿病专论，是丹溪对小儿生理、病理特点及常见病证（惊痧痘疳）的论治总结。第一段禀承钱乙之小儿"心肝常有余""肺脾肾常不足"的生理特点，提出乳儿患病与"肝只是有余，肾只是不足"的生理特点有关，其发病主因是常多湿热、食积、痰热伤乳为病，以肝病、脾病为多。因小儿易怒，所以肝病最多；又因乳食所伤，所以常病及脾。第二段分论新生儿火（热）毒、乳儿急慢惊风、疳疾、腹痛、吐泻、痢疾、夜啼、脱肛、虫积等病证的诊治。

痘疮九十五

痘疮，分气虚、血虚，用补。气虚者，人参、白术加解毒药；血虚者，四物汤中加解毒药。凡痘疮初出之时，色白者，便用大补气血，参、术、芪、芎、升麻、干葛、甘草、木香、丁香、酒洗当归、白芍。若大便泻，加诃子、肉豆蔻、酒炒芩、连，名解毒药。但见红点，便忌葛根汤，恐发得表虚也。吐泻食少，为里虚；不吐泻，能食，为里实；里实而补，则结痈毒。陷伏倒靥为表虚，灰白者亦表虚，或用烧人屎。红活绽凸为表实，表实而更复用表药，则反溃烂不结痂。吐泻陷伏，二者俱见，为表里俱虚。黑陷甚者，亦用烧人屎，蜜水调服，出子和方。

痘疮初出时，或未见时，人有患者，宜预服此药，多者令少，重者令轻。方以丝瓜近蒂三寸，连皮子烧灰存性，为末，砂糖拌，干吃。入朱砂末尤妙。痘疮分人清浊，就形气上取勇怯。黑陷二种，因气虚而毒气不能尽出者，酒炒黄芪、酒紫草、人参。颜色正者如上治。将欲成就，却色淡者，宜助血药，用当归、川芎、酒洗芍药之类，或加红花。将成就之际，却紫色者，属热，用凉药解其毒，升麻、葛根、黄连、黄芩、桂枝、连翘之类，甚者犀角，大解痘毒。炉灰白色，静者、怯者作寒看；勇者、燥者、焮发者，作热看。痘疮，鼠粘子、连翘、山楂、甘草，此四味，始终必用之药。

全白色将靥时，如豆壳者，盖因初起时饮水多，其靥不齐，俗呼倒靥，不好。但服实表之剂，消息以大小便。如大便秘，通大便；小便秘，通小便。有初起烦躁谵语，狂渴引饮，若饮水则后来靥不齐，急以凉药解其标，如益元散之类亦可服。痒塌者，于形色脉上分虚实。实则脉有力，气壮；虚则脉无力，气怯。轻者用淡蜜水调滑石末，以羽润疮上。虚痒者，以实表之剂，加凉血药。实痒，如大便不通者，以大黄寒凉之药少许与之，下其结粪。疏则无毒，蜜则有毒，宜凉药解之，虽数十帖亦不妨。无害眼之患。疮干者宜退火，湿者用泻湿。退火止用轻剂，荆芥、升麻、葛根之类。泻湿乃肌表间湿，宜用风药白芷、防风之类。如痘疮伤眼，必用山栀、决明、赤芍、归尾、芩、连、防风、连翘、升麻、桔梗，作小剂末调服。如眼无光，过百日后，血气复自明。

痘痈多是实毒，血热成痈，分上下用药，一日不可缓。已成脓，必用凉药为主，赤芍、甘草节、连翘、桔梗。上引用升麻、葛根，下引用槟榔、牛膝，助以贝母、忍冬草、白芷、瓜蒌之类。大便燥，用大黄。发寒热，用黄芩、黄柏。痘疮，黑属血热，凉血为主；白属气虚，补气为主；中黑陷而外白起得迟者，则相兼而治。初起时自汗不妨，盖湿热熏蒸而然故也。痘风分气血虚实，以日子守之，多带气血不足。虚则黄芪，生血、活血之剂助之，略佐以风药；实则白芍为君，黄芩亦为君，佐以白芷、连翘、续断之类。若属寒，陈氏方可用。

入方　解痘疮毒。

丝瓜　升麻　酒芍药　生甘草　黑豆　山楂　赤小豆　犀角

上水煎服。

又方　治痘疮，已出未出皆可服。

朱砂

上为末，蜜水调服。多者可减，少者可无。

痘疮敷药

贝母　南星　僵蚕　天花粉　寒水石最多　白芷　草乌　大黄　猪牙皂角

上为末，醋调敷之。

〔附录〕小儿疮疹，大抵与伤寒相似，发热烦躁，脸赤唇红，身痛头疼，乍寒乍热，喷嚏呵欠，嗽喘痰涎，伤寒证候类有之。

始发之时，有因伤风寒而得者，有时气传染而得者，有因伤食呕吐而得者，有因跌扑惊恐蓄血而得者。或为窜眼禁牙惊搐如风之证，或口舌咽喉肚腹疼痛，或烦躁狂闷昏睡，或自汗，或下痢，或发热，或不发热，证候多端。卒未易辨，亦须以耳冷骫[①]冷足冷验之。盖谓疮疹属阳，肾脏无证，耳与骫足，俱属于肾，故肾之所部独冷。疑似之间，或中或否，不若视其耳后，有红脉赤缕为真，于此可以稽验[②]矣。

调护之法，首尾俱不可汗下，但温凉之剂，兼而济之，解毒和中，安表而已。如欲解肌，干葛、紫苏可也。其或小儿气实，烦躁热炽，大便秘结，则与犀角地黄汤，或人参败毒散辈。又或紫草饮，多服亦能利之。故前说大便不通者，少与大黄，尤宜仔细斟酌之，慎之可也。若小便赤少者，分利小便，则热气有所渗而出。

凡热不可骤遏，但轻解之。若无热，则疮又不能发也。凡已发未发，并与紫苏饮为当。虚者益之，实者损之，冷者温之，热者平之，是为权度[③]。借喻而言，亦如庖人笼蒸之法，但欲其松耳。如苟妄汗，则荣卫既开，转增疮烂；妄下则正气内脱，变而归肾。身体振寒，耳骫反热，眼合肚胀，其疮黑坏，十无一生。

钱氏云：黑陷青紫者，百祥丸下之；不黑者谨勿下。余知其所下者，泻膀胱之邪也。又云：下后身热气温，欲饮水者，可治。水谷不消，或寒战者，为逆。余知其脾强者，土可以治水也。百祥丸大峻，当以宣风散代之。泻后温脾，则用人参、茯苓、白术等分，厚朴、木香、甘草各半为妙。盖疮发肌肉，阳明主之，脾土一温，胃气随畅，独不可消胜已泄之肾水乎？此钱氏不刊[4]之秘旨也。

朱氏曰：疮疹已发未发，但不可疏转，此为大戒。又曰：疮疹首尾，皆不可下，辄用利药，则毒气入里杀人。以此观之，疮疹证状，虽与伤寒相似，而疮疹治法，实与伤寒不同。伤寒所传，从表入里；疮疹所发，从里出表。盖毒根于里，若下之，则内气一虚，毒不能出，而返入焉，由是土不胜水，黑陷者有之。毒发于表，若汗之，则荣卫一虚，重令开泄，转增疮烂，由是风邪乘间变证者有之。汗下二说，古人所深戒也。

调解之法，活血调气，安表和中，轻清消毒，温凉之剂，二者得兼而已。温如当归、黄芪、木香辈，凉如前胡、干葛、升麻辈，佐之以川芎、芍药、枳壳、桔梗、羌活、木通、紫草、甘草之属，则可以调适矣。

但小儿凡觉身热，证似伤寒，若未经疮痘，疑似未明，且先与惺惺散、参苏饮，或人参羌活散辈，热甚则与升麻葛根汤、人参败毒散。疮痘已出，则少与化毒汤；出不快者，加味四圣散、紫草饮子、紫草木香汤、紫草木通汤，或快斑散、丝瓜汤；出太甚者，人参败毒散、犀角地黄汤。小便赤涩者，大连翘汤、甘露饮、麦门冬五苓散；大便秘结，内烦外热者，小柴胡汤加枳壳最当，或少少四顺清凉饮。若咽喉痛者，大如圣汤、鼠粘子汤；喘满气壅者，麻黄黄芩汤；胸腹胀满者，枳壳桔梗汤、二陈加枳壳汤；烦渴者，甘草散、乌梅汤；下利呕逆者，木香理中汤、甘草干姜汤。陷入者，加味四圣散，更以胡荽酒薄傅其身，厚傅其足，喷其衣服，并以厚绵盖之。若犹未也，独圣散入麝香，老酒调剂。或不用酒，则木香煎汤。若其疮已黑，乃可用钱氏宣风散加青皮主之。

然而疮疹用药，固有权度，大小二便，不可不通。其有大便自利，所下黄黑，则毒气已减，不必多与汤剂，但少用化毒汤可也，或不用亦可。若大小二便一或闭焉，则肠胃壅塞，脉络凝滞，毒气无从而发泄，眼闭声哑，肌肉黧黑，不旋踵而告变矣。其坏疮者，一曰内虚泄泻，一曰外伤风冷，三曰变黑归肾。春夏为顺，秋冬为逆。凡痘疮初出之时，须看胸前，若稠密，急宜消毒饮加山楂、黄芩酒洗、紫草，减食加人参。

凡痘疮初欲出时，发热鼻尖冷，呵欠，咳嗽面赤，方是痘出之候，便宜服升麻葛根汤加山楂、大力子，其疮稀疏而易愈。凡痘疮发热之时，便宜恶实子为末，蜜调，贴囟门上，免有患眼之疾。近世小儿痘疮，上党陈文中木香散、异攻散。殊不知彼时立方之时，为运气在寒司天，时令又值严冬大寒，为因寒气郁遏，痘疮不红绽，故用辛热之剂发之。今人不分时令寒热，一概施治，误人多矣。时值温热，山野农家贫贱之人，其或偶中也。

『注释』

①骫（wěi委）：本指骨端弯曲，此处泛指骨。
②稽验：查验，检验。
③权度：标准，法则。
④不刊：不可改易。

『按语』

痘疹是乳儿最常见的疾病，可泛指有传染性及发热皮疹等特征的传染性疾病，所谓痘一般指天花，又名天痘、天疮、天花等。其疮形似痘，故名痘疮，已于20世纪70年代末期被消灭。疹是指麻疹，本篇详论痘疹主证、变证等的治法，并细分表里寒热虚实治之。

『原文』

〔附方〕

犀角地黄汤

犀角一两　生苄二两　赤芍三分　牡丹皮一两

上㕮咀。三岁儿，三钱水煎。

人参败毒散

人参　茯苓　甘草炙　前胡　川芎　羌活　独活　桔梗　柴胡以上并去苗芦　枳壳面炒，去瓤。各半两

上为粗末。每服二钱，水一盏，姜二片，薄荷少许煎，温服。

紫草饮子

紫草一两

上锉细，百沸汤大碗沃之，盖定勿令气出，逐旋温服。紫草能导大便，发出亦轻。

百祥丸

红牙大戟不拘多少，阴干，浆水煮极软，去骨，日中曝干。复内元①汁中煮汁尽，焙为末，水丸如粟米大。每服一二十丸，研赤脂，麻汤下，无时。

宣风散

槟榔二个　陈皮　甘草各半两　黑丑四两。半生半熟

上为末，每一钱，量大小与服，蜜汤调下。

惺惺散　治小儿风热，及伤寒时气，疮疹发热。

白茯苓　细辛　桔梗　瓜蒌根　人参　甘草炙　白术　川芎等分

上为末，每一钱水煎，入薄荷三叶，同煎服。

参苏饮

前胡　人参　苏叶　干葛　半夏汤泡七次，姜汁制　茯苓　枳壳　陈皮　甘草　桔梗

上锉。姜枣煎，微热服。

人参羌活散

羌活　独活　柴胡　人参　川芎　枳壳　茯苓各半两　前胡　北梗　天麻　地骨皮　甘草炙。各二钱半

加麻黄、薄荷、葱白煎服。汗后尚热，宜服此，去麻黄，加紫草。如已见三五点，加紫草、陈皮、赤芍，使热退，疮出亦轻。更调辰砂末半钱，以制胎毒。

升麻葛根汤

干葛　升麻　白芍　甘草炙。各四两

上粗末。每服四钱，水一盏半，煎一盏，温服。

化毒汤　疮痘已发，以此消毒。

紫草茸半两　升麻　甘草

上锉散。每服二钱，糯米五十粒，同煎服。

加味四圣散

紫草　木通　黄芪　川芎　木香等分　甘草炙，减半

上为粗末。水煎。大便秘，加枳壳；大便如常，加糯米百粒。杨氏曰：糯米能解毒发疮。

紫草木香汤

治疮出不快，大便泄痢。

紫草　木香　茯苓　白术等分　甘草炙，少许

入糯米煎服。杨氏云：紫草能利大便，白术、木香佐之。

紫草木通汤

紫草　人参　木通　茯苓　糯米等分　甘草减半

上锉。煎二钱，温服。内虚大便利者，可入南木香，去紫草。

快斑散

紫草　蝉壳　人参　白芍各一分　木通一钱　甘草炙，半钱

上锉散。煎二钱，温服。

又方

紫草茸五钱　陈皮二钱　黄芪三钱　赤芍五钱　甘草炙，三钱

上锉。加糯米百粒煎，三岁已上服三钱，已下一钱，服后疮遍匀四肢，住服。

丝瓜汤

丝瓜连皮烧存性为末，汤调。杨氏云：发痘疮最妙。或加甘草、紫草。

大连翘汤

连翘　瞿麦　荆芥　木通　车前　当归　防风　柴胡　赤芍　滑石　蝉蜕　甘草炙。各一钱　黄芩　山栀子各半钱

上锉。每服加紫草煎。

甘露饮子

生地黄　熟苄　天门冬去心　麦门冬去心　枇杷叶去毛　枳壳麸炒去穰　黄芩　石斛　山茵陈　甘草炙。各等分

上锉。每二钱，水一盏，煎八分，食后服。

五苓散　见中暑类

小柴胡汤　见疟类。

四顺清凉饮

当归　赤芍　大黄虚者煨，实者生　甘草

一方加陈皮糯米煎。

如圣饮子

桔梗　甘草生　鼠粘子炒。各二钱　麦门冬三钱

上末，竹叶煎二三钱。一方加荆芥、防风。重者竹沥同煎。

鼠粘子汤

鼠粘子炒，四钱　荆芥穗二钱　甘草一钱　防风半钱

上为细末。沸汤点服。去防风，名消毒散。

麻黄黄芩汤

麻黄三钱　赤芍　黄芩各二钱半　甘草炙　桂枝各半钱

上为粗末煎。

桔梗枳壳汤

枳壳　桔梗各二两　甘草炙，半两

上锉。姜煎。

甘草散

甘草炙　瓜蒌根等分

上为末，煎服一钱。

乌梅汤

小黑豆　绿豆各一合　乌梅二个

上㕮咀。新汲水一碗，煎取清汁，旋服。

木香理中汤　见寒类。

本方中加木香、甘草、干姜。

独圣散

牛蒡子炒，五钱　白僵蚕二钱半

上末，入紫草三茎煎。连进三服，其痘便出。

又方

穿山甲汤洗净，炒焦黄为末。每服半钱，入麝少许，木香煎汤调下。或紫草煎汤，入红酒少许调。

犀角消毒饮

恶实四两，炒　甘草炙，一两　防风半两　荆芥穗二两

上为末，煎紫草、糯米、园荽子汤调，食后临睡，日三。

『注释』

①元：通"原"。

论倒仓法九十六

倒仓法，治瘫劳蛊癞等证，推陈致新，扶虚补损，可吐可下。用黄色肥牡牛^①腿精肉二十斤或十五斤，顺取长流急水于大锅内煮，候水耗少再添汤，不可用冷水，以肉烂成相为度。滤去相，用肉汤再熬如琥珀色。隔宿不吃晚饭，大便秘者，隔宿进神芎丸，不秘者不用。五更于密室不通风处，温服一钟^②，伺膈间药行，又续续服至七八钟。病人不欲服，强再与之。必身体皮毛皆痛，方见吐下。寒月则重汤温之。病在上，欲吐多者，须紧服，又不可太紧，恐其不纳；病在下，欲利多者须疏服，又不可太疏，恐其不达，临时消息^③。大抵先见下，方可使吐，须极吐下，伺其上下积俱出尽，在大便中，见如胡桃肉状无臭气则止。吐利后或渴，不得与汤，其小便必长，取以饮病者，名曰轮回酒，与一二碗。非惟可以止渴，抑且可以涤濯^④余垢。睡一二日，觉饥甚，乃与粥淡食之，待三日后，始与少菜羹自养。半月觉精神焕发，形体轻健，沉疴^⑤悉安矣。大概中间饮至七八钟时，药力经涉经络骨节，搜逐宿垢，正邪宁不牴牾^⑥，悉有急闷，似痛非痛，自有恶况，此皆好消息。邪不胜正，将就擒耳，尤须宁耐忍受。又于欲吐未吐、欲泄未泄交作，皆有恼恬^⑦意思，皆须欢喜乐受，一以静处之，此等有大半日景象，不先说知，使方寸瞭然，鲜有不张皇^⑧者矣。未行此法前一月，不可近妇人；已行此法，半年不可近妇人。五年不可吃牛肉。性急好淫，不守禁忌者，皆不可行此法。倒仓全在初起三钟慢饮最紧要，能行经隧中去。

法曰：肠胃为市，以其无物不有，而谷为最多，故曰仓。仓，积谷之室也。倒者，倾去旧积，而涤濯使之洁净也。经曰：胃为受盛之官。故五味入口，即入于胃，留毒不散，积聚既久，致伤冲和，诸病生焉。今用黄牡牛肉，其义至矣。夫牛，坤土也，黄土之色也。以顺为德，而效法乎健以为功者，牡之用也。肉者，胃之药^⑨也，熟而为液，无形之物也。横散入肉络，由肠胃而渗透，肌肤、毛窍、爪甲无不入也。积聚久则形质成，依附肠胃，回薄曲折处，以为栖泊之窠曰^⑩，阻碍津液血，熏蒸燔灼成病。自非^⑪剖肠刮骨之神妙，孰能去之？又岂合勺铢两之丸散，所能窍犯其藩墙户牖^⑫乎？夫牛肉全重厚和顺之性，润枯泽槁，岂有损也？其方出于西域之异人，人于中年后行一二次，亦却疾养寿之一助也。

『注释』

① 牯（gǔ 谷）牛：阉割过的公牛。
② 钟：与"盅"通，古时盛酒的器皿，一酒杯。
③ 消息：斟酌。
④ 涤濯：洗涤。
⑤ 沉疴：重病或老病。
⑥ 宁不牴牾：相互冲突，相互矛盾。这里指正邪交争。
⑦ 恼恬：恼怒或安静。
⑧ 张皇：惊慌；慌张。
⑨ 药：原作"乐"，形误，据文义改。
⑩ 窠臼：形容肠道的臼形小坑。
⑪ 自非：倘若不是。
⑫ 藩（fān 翻）：墙，垣墙。户牖（yǒu 有）：门窗。

『按语』

所谓"倒仓法"，就是催吐、泻下法，"仓"指人体胃、肠，"倒"是倾倒，即催上吐、促下泻。奇特之处在于它不用常规有毒副作用的药物来"倒仓"，而是选用营养丰富的大量纯牛肉汁来达到治疗目的。具体是让患者在一定时间内空腹饮用大量久经文火煮熬的牛肉汁，使肉汁充满胃肠，脏器充盈鼓凸，凭肉汁的润滑，把屈曲回肠中郁积在皱叠间的陈垢宿秽，推逐荡漾，上吐下泻，排出体外。其作用有二：一是推陈致新，排毒除病；二是润泽枯槁，扶虚补损。主治"癖、劳、蛊、癫等证"，实为丹溪治顽症独具匠心之法。

论吐法九十七

凡药能升动其气者，皆能吐。如防风、山栀、川芎、桔梗、芽茶，以生姜汁少许，醋少许，入蘁汁①捣服，以鹅翎②勾引之。附子尖、桔梗芦、人参芦、瓜蒂、藜芦、砒不甚用、艾叶、芽茶，此皆自吐之法，不用手探，但药但汤皆可吐。吐时先以布搭膊勒腰腹，于不通风处行此法。一法，用萝卜子五合捣，入浆水滤过，入清油、白蜜少许，旋半温，用帛紧束肚皮然后服，以鹅翎探吐。其鹅翎，平时用桐油浸，皂角水洗，晒干待用。又法，用虾带壳半斤，入酱葱姜等料物煮汁，先吃虾，后饮汁，以鹅翎勾引即吐，必须紧勒肚腹。又法，苦参末、赤小豆末。各一钱，蘁汁调，重则宜用三钱。吐法取逆流水。益元散吐湿痰。白汤入盐，方可吐。人参芦煎汤，吐虚病。凡吐，先饮二碗，隔宿煎桔梗半两，陈皮二钱，甘草二钱。凡吐不止，麝香解藜芦、瓜蒂，葱白汤亦解瓜蒂，甘草总解诸药，白水总解。

充按：三法中惟涌剂为难用，有轻重卷舒③之机；汗下，则一定法也。故先生特注吐为详者，恐人不深造其理，徒仓皇颠倒，反有害于病耳。今总列诸法于此，使临病随机应变，披卷瞭然，不必搜检而便于施治也。

『注释』

①蘁汁：蒜汁。蘁，通"斋"，指蒜。
②鹅翎：鹅翎毛。
③轻重卷舒：指适当限度或分寸。

『按语』

丹溪旁及张子和，擅长应用吐法。因为汗吐下三法中吐法最难掌握，故列此吐法专篇。丹溪认为"凡药能升动其气者，皆能吐"，其遍列涌吐之药，并详述其用法，且篇末附列吐法不止的解救方法，可见丹溪为擅用吐法者。

救急诸方九十八

鱼骨鲠　用砂糖、白炭皮末、紫苏叶、滑石末和丸，含口中，津液咽下，骨自下。

蕈毒　用木香、青皮等分，作汤饮之。

众药毒　用五倍子二两重研细，用无灰酒调服。毒在上即吐，在下即泻。

解一切毒，用粉草五两重细切，微炒捣细，量病人吃得多少酒，取无灰酒，一处研，去粗温服，须臾大吐泻，毒亦随去。虽十分渴，不可饮水，饮水难救。

解九里蜂　用皂角钻孔，贴在蜂叮处，就皂荚孔上，用艾灸三五壮即安。

天蛇头　用落苏即金丝草、金银花藤、五叶紫葛、天荞麦切碎，用十分好醋浓煎，先熏后洗。

又方　用人粪杂黄泥捣之，裹在患处即安。

又方　用扑蛇烧为炭存性，地上出火毒，研为细末，用香油调傅。如洗，只用井花水。

天火带　用白鳝泥炒研细，香油傅之。

又方　雄鸡毛及鹅毛烧灰傅之，用香油调。

治蜈蚣全蝎伤　方同九里蜂灸法。

治一切蛇咬　用金线重楼，水磨少许敷咬处。又为细末，酒调饮。

又方　柏树叶、鱼胎草、皱面草、草决明，一处研细，敷咬处佳。

中牛马肉毒　方同解一切毒法。

狗咬　以紫苏口嚼碎涂之。

风狗咬　取小儿胎发，炒新香附、野菊花，研细，酒调服，尽醉。

『按语』

本篇列举了各种急救办法，但伴随医疗技术的进步及医学的发展，诸法大多已不常用。

拾遗杂论九十九

小便黄，用黄柏；涩者数者，或加泽泻。又云：小便不利，黄柏、知母为君，茯苓、泽泻为使。若湿热流注下焦，小便赤黄，兼之涩滞，用黄柏、泽泻甚当。若禀受甚壮，酒食过度，寡欲无虑之人，小便涩滞不利，茎中痛甚，却不宜用寒凉药并渗利之药，只宜升麻、柴胡、羌活、甘草梢。服后却用鹅翎探而入，呕吐数十声，其小便自通。若是下焦无血，小便涩数而赤，宜四物加黄柏、知母、牛膝、甘草梢。

凡用引经药，正药六两，引经药只可用半两。

白蜡属金，禀收敛坚凝之气，外科之要药，生肌止血，定痛接骨，续筋补虚，与合欢树皮同入长肌肉膏药，用之神效。

凡制玄明粉，朴硝一斤，萝卜一斤，同煮，萝卜熟为度。取出，用白皮纸滤在瓷器中，露一宿收之，冬月可制。

凡治上升之气，大概用香附、黄连、黄芩、山栀。

凡补中气药，必多服而效迟；劫药必速效，如汗下之法。

白芍药酒浸炒，与白术同用则补脾，与川芎同用则泻肝，与参术同用则补气，能治血虚腹痛，余腹痛皆不可用。

凡面黑人，不可多服黄芪，以其气实而又补之也。面白人不可多发散，以其气虚而又亏之也。面白人不可饮酒，以酒耗血故也。气实人因服黄芪过多喘者，用三拗汤以泄其气。

用椒叶升起胃气之后，胸中满闷，旧有痰之故，以二陈加白术、香附、炒曲。

二陈汤治浊，加升提之药，能使大便润而小便长。

腰曲不能伸者，针人中妙。

恶寒久病，亦可解郁。

中焦有食积与痰而生病者，胃气不虚，卒不便死。

人有病，面皮上忽见红点者，多死。

凡治病，必先问平日起居饮食如何。

气属阳，无寒之理，上升之气觉恶寒者，亢则害，承乃制故也。

人卧则气浮于肺。

凡治病必先固正气。

升降浮沉即顺之，此必先岁气，毋伐天和。

寒热温凉则逆之，以寒治热之法。

凡看脉，如得恶脉，当覆手取，如与正取同，乃元气绝，必难治矣。如与正取不同者，乃阴阳错综，未必死。

弦坚之脉，虽是有积，亦带阴虚，脉无水不软之意。脉紧指者，其气大虚，多死，峻补气，无水，参、术、归之类。形脱者，必补气，参、术。面白补气，肥人补气。

针法浑是泻而无补，妙在押死其血气则不痛，故下针随处皆可。

灸法有补泻火，若补火，艾炷至肉。若泻火，不要至肉，便扫除之，用口吹风主散。

点三里穴，随意依古法点，但趺阳脉不应即是穴，盖三里属阳明经也。

灸疮不收口，用黄连、甘草节、白芷、黄丹，香油煎膏贴。

一妇人十九岁，气实，多怒事不发。一日，忽大叫而欲厥，盖痰闭于上，火起于下而上冲。始用香附五钱，生甘草三钱，川芎七钱，童便、姜汁煎服。又用青黛、人中白、香附末为丸。稍愈，不除，后用大吐乃安。吐后用导痰汤，加姜炒黄连、香附、生姜煎，下龙荟丸。

狐臭用硇砂、蜜陀僧、明矾、铜青、白附子、辰砂为末，先以皂角水洗二三次，后傅上，不过三次全好。又方，加黄丹、水银，用白梅肉为丸擦之。又方，飞黄丹、密陀僧、枯矾，以蒸饼蘸药擦之。

治赤游风，用二蚕沙炒，研细，用煎刀草根自然汁调匀，先涂腹了，却涂患处，须留一面出处，患处移动为效。煎刀草根即野茨菇。

金钗石斛，每二钱洗净，生姜一片，擂细，水荡起，煎沸去柤，食前饮之，补脾清肺甚妙。

酒风多搐，用白术半两，人参二钱半，甘草三钱，陈皮、苍术、天麻细切，酒浸白芍一钱，酒浸防风、川芎一钱半。若小便多，加五味子。

上为末，作丸服。

『按语』

丹溪后人将一些不便归类的零星经验总结归纳，命名为拾遗杂论。篇中所论也能充分体现丹溪的学术思想，可谓是零金碎玉。

秘方一百

清六丸 治三焦湿，止泄泻，产后腹痛，并自利者，以补脾补血药送之。治血痢效。

六一散一料 红曲炒，半两

上为末，陈仓米饭丸。并不单用，与他丸同行。又加五灵脂一两，名灵脂丸，能行血。

参萸丸 治湿而带气者，湿热甚者，用之为向导，上可治酸，下可治自利。

六一散一料 吴茱萸一两，制

上为末，饭丸。若去茱萸加干姜半两，名温清丸，治痢效。

固肠丸 见妇人类。

补脾丸 有脾虚而恶汤药者，制此丸，用汤吞，省口苦而易于从也。

白术半斤 苍术三两 茯苓 陈皮各三两 芍药半两

上为末，粥糊丸。加润下丸，可作催生用。上热甚者，加清金丸尤妙。与此药必无产患。

白术丸

白术一两 芍药半两

冬月不用芍药，加肉豆蔻，泄者炒丸服。

上为末，粥丸。一方，枯矾、半夏各一钱半。

润肠丸 能润血燥、大便不通。

麻子仁 当归 桃仁 生芐 枳壳各一两

上为末，蜜丸。

回令丸 泻肝火，行湿为之反佐，开痞结，治肝邪，可助补脾药。

黄连六两 茱萸一两

上为末，粥丸。一方名左金丸，治肺火，茱萸或半两，水丸，白汤下。

抑青丸 泻肝火。方见胁痛类。

龙荟丸 泻肝火，治胁痛。方见胁痛类。

清金丸 泻肺火，热嗽。方见嗽类。

清化丸 治热嗽。方见嗽类。

咽酸方 方见吞酸类。

黄连清化丸

黄连一两　吴茱萸浸炒，一钱　桃仁二十四个，研　陈皮半两　半夏一两半

上为末，神曲糊丸绿豆大。每服百丸，姜汤下。

加减补阴丸

熟苄八两　菟丝子四两，盐、酒浸一宿　当归三两，酒浸　白芍三两，炒　锁阳三两，酥炙　杜仲二两，炒　牛膝四两，酒浸　破故纸　枸杞一两半　虎骨二两，酥炙　龟板一两，酥炙　黄柏二两，炒　山药　人参　黄芪各二两

冬加干姜一两。

上为末，猪骨髓入蜜丸，桐子大。空心服一百丸，盐汤下。

又方

白术　白芍　人参　莲肉　知母　黄柏等分

上为末，糊丸，朱砂为衣。服法如前。

清膈丸

黄芩半斤，酒浸，炒黄　南星四两，生用　半夏汤洗七次

上为末，姜糊丸。

宽中丸　治胸膈痞闷停滞饮食。

山楂不以多少，蒸熟晒干

上为末，作丸服。

温清丸　治翻胃，伐肝邪。

干姜一两　滑石　甘草各二两

上为末，丸服。

大安丸　脾经消导之药。

山楂二两　神曲炒　半夏　茯苓各一两　陈皮　萝卜子　连翘各半两　白术二两

上为末，粥糊丸服。

上丹溪秘撰方，已散于各类甚多，如阿魏丸、保和丸、小胃丹、越鞠丸、大补丸、参术饮、束胎丸、达生散等，及诸秘法，不及一一重录，姑举此数方，以表其用药之旨。大抵治法，以气血、痰为主。凡病血虚，四物；气虚，四君子；有痰，二陈。酌量轻重，加入主病引经之药，一循活法，不执专方。学者推此求之，则达其蹊径矣。

『**按语**』

本篇共列十八方，均出自丹溪本人，足以代表其学术思想。

通读全书，可以发现丹溪临证重视气、血、痰。"凡病血虚，四物；气虚，四君子；有痰，二陈"。根据具体病证，加入主病引经之药。在学习《丹溪心法》时，最重要的是学习体会丹溪对每种病证的认识及治疗原则，不能拘泥一方一药，只有这样才能掌握丹溪的学术思想。正如程充所言："一循活法，不执专方。学人推此求之，则达其蹊径矣。"

原书附录

故丹溪先生朱公石表辞

宋太史濂撰

丹溪先生既①卒，宗属失其所倚藉②，井邑③失其所依凭，嗜学之士失其所承事，莫不彷徨遥慕④，至于洒涕⑤！濂闻之，中心尤摧⑥，咽不自胜⑦。盖自加布于首⑧，辄相亲于几杖⑨间，订义质疑⑩，而求古人精神心术⑪之所寓，先生不以濂为不肖⑫，以忘年交遇之，必极言而无所隐，故知先生之深者，无逾⑬于濂也。方欲聚厥事行为⑭，书以传来世，而先生之子玉汝、从子⑮嗣汜，忽踌⑯濂门，以先生从弟无忌所为状⑰，请为表以勒诸墓上⑱。濂何敢辞！

『注释』

①既：已经。
②宗属：家族成员。倚藉：依赖，依靠。
③井邑：市井百姓。
④遥慕：永久思念。
⑤涕：眼泪。
⑥摧：悲伤，悲痛。
⑦咽不自胜：悲切得声音涩滞不能控制。咽：声音涩滞，多形容悲切声。
⑧自加布于首：自从成年以来。加布：意为加冠，成年的标志。
⑨相亲：相亲近。几杖：坐几和手杖，皆老者所用，借以指代老人。这里指代丹溪翁。
⑩订义：评议字义。质疑：谓心有所疑，提出以求解答。
⑪心术：内心。
⑫不肖：不成材。
⑬逾：超过，胜过。

⑭方欲聚厥事行为：正想要收集他的行为事迹。

⑮从子：指侄儿。

⑯踖（jí及）：小步行走。此处指走到。

⑰从弟：堂弟。所为状：写的平生的功绩。状，功绩和良好表现。

⑱为表：写碑文。勒：镌刻。诸：于。

『按语』

本段记述了丹溪的去世，给人们带来的巨大损失与悲痛，以及作者为先生写墓志铭的缘由。

『原文』

先生讳①震亨，字彦修，姓朱氏。其先出于汉槐里令②云之后，居平陵③，至晋永兴④中，临海太守泛⑤，始迁今婺之义乌⑥。子孙蝉联⑦，多发闻⑧于世，郡志家乘⑨载之为详。当宋之季⑩，有东堂府君⑪者，讳良，懿然君子人⑫也，盖以六经为教，以弘其宗。府君生某，某生迪功郎⑬桂，迪功生乡贡进士⑭环，先生之大父⑮也。父讳元，母某氏。先生受资爽朗⑯，读书即了大义，为声律之赋，刻烛而成⑰，长老⑱咸器之。已而弃去，尚侠气，不肯出人下，乡之右族咸陵⑲之，必风怒电激求直于有司⑳，上下摇手相戒，莫或㉑轻犯。

『注释』

①讳：称已故尊长的名。

②槐里令：槐里县令。槐里县，今陕西兴平市。

③平陵：今陕西咸阳市西北。汉昭帝刘弗之陵名平陵，建于此。

④永兴：西晋惠帝司马衷年号（公元304～306年）。

⑤泛：通"覂"（fěng讽），倾覆。

⑥婺（wù务）：婺州。治所在今浙江金华。义乌：婺州所辖县名，即今义乌市。

⑦蝉联：绵延相承。

⑧发闻：犹闻名，传扬名声。

⑨郡志：地方志的一种，记载一郡山川、物产、人文等情况的书。家乘（shèng圣）：家谱，家史。

⑩季：末，一个朝代的末期。

⑪东堂：古时对男子的尊称。府君：旧时对已故者的敬称。多用于碑版文字。
⑫懿然君子人：有美德的君子。懿，美德。
⑬迪功郎：古代官名，始于宋，亦省作"迪功"。
⑭乡贡进士：唐代不经学馆考试而由州县推荐应科举成为进士的士子。后沿用。
⑮大父：祖父。
⑯受资：指天资。爽朗：直率开朗。
⑰刻烛而成：比喻诗才敏捷。
⑱长老：老年人。
⑲右族：拥有特殊权势的豪门望族。陵：侵犯，欺侮。
⑳风怒电激：比喻言辞激烈。有司：官吏。职有专司，故称有司。
㉑莫或：没有人。

『按语』

本段简介先生的家史，以及先生聪颖豪爽的性格。

『原文』

时乡先生文懿许公①，讲道东阳八华山中，公上承考亭朱子四传之学②，授受分明，契证③真切，担簦④而从之者，亡虑⑤数百人。先生叹曰：丈夫⑥所学，不务⑦闻道，而唯侠是尚⑧，不亦惑乎？乃摳衣⑨往事焉。先生之年，盖已三十六矣。公为开明天命人心之秘，内圣外王之微，先生闻之，自悔昔之沉冥颠隳⑩，汗下如雨。由是日有所悟，心扃融廓⑪，体肤如觉增长，每宵挟册坐至四鼓⑫，潜验默察，必欲见诸实践，抑其疏豪⑬，归于粹夷⑭。理欲⑮之关，诚伪⑯之限，严辨确守，不以一毫苟且自恕。如是者数年，而其学坚定矣。岁当宾兴⑰，先生应书秋闱⑱，幸沾一命⑲，以验其所施。再往，再不利，复叹曰：不仕固无义，然得失则有命焉。苟推一家之政，以达于乡党州间⑳，宁非仕乎？

『注释』

①乡先生：在乡教学的老人。文懿许公：即许谦，元代理学家。
②考亭：在今福建建阳西南。相传五代南唐时黄子稜筑，以望父（考）墓，因名望考亭，简称考亭。南宋朱熹晚年居此，建沧州精舍。宋理宗为崇祀朱熹，于淳祐四年（公元1244年）赐名考亭书院。此后以考亭称朱熹。朱子：指朱熹，

字元晦，一字仲晦，号晦庵，徽州婺源人，宋代理学家。四传之学：四代相传的学问。

③契证：体会，领悟。

④簦（dēng 登）：古代有柄的笠，类似现在的伞。

⑤亡虑：大约。

⑥丈夫：男子的统称。

⑦务：致力于，追求。

⑧唯侠是尚：即"唯尚侠"，宾语前置。

⑨抠衣：提起衣服前襟。古人迎趋时的动作，表示恭敬。

⑩沉冥：愚昧。颠隮（jī 机）：困顿挫折。隮，原作"济"，据映旭斋本改。

⑪心扃（jiōng 炯一声）融廓：意为心胸开阔。扃，门，门户。廓，空阔。

⑫四鼓：四更。北宋颜之推《颜氏家训·书证》记载汉魏以来，谓为甲夜、乙夜、丙夜、丁夜、戊夜；又云鼓，一鼓、二鼓、三鼓、四鼓、五鼓；亦云一更、二更、三更、四更、五更：皆以五为节。鼓，古代夜间计时单位。因击鼓报时，故称。

⑬疏豪：超逸豪爽。

⑭粹夷：纯洁平和。

⑮理欲："天理人欲"的省称。宋理学家把"天理"解释为封建的伦理纲常，"人欲"解释为人的生活欲望，并认为两者不容并立。

⑯诚伪：真诚与虚伪。

⑰宾兴：乡试。元代每三年一次，中试者仅可以此应会试，不可入仕。

⑱秋闱：秋试。科举时代地方为选拔举人所进行的考试。因于秋季举行，故称。

⑲一命：周时官阶从一命到九命，一命为最低的官职。后亦用来泛指低微的官职。

⑳乡党州间：均为古代的行政区划。这里泛指乡亲。

『按语』

介绍丹溪翁从许谦学习理学而幡然醒悟，两次参加科举考试不中，遂确立了推行一家之政，恩及百姓，如同入仕的理念。

『原文』

先是府君置祭田①三十余亩，合为一区，嗣人递司稽事②，以陈时荐③。然有恒祭而无恒所，先生乃即适意亭④遗址，建祠堂若干楹⑤，以奉先世神主，岁时行事⑥。复考朱子家礼而损益其仪文⑦，少长咸在，执事有恪⑧，深衣大带，以序就列。宴私洽比⑨，不愆⑩于礼。适意亭者，府君所造，以延徐文清公⑪之地。先生弗忍其废，改创祠堂之南，俾诸子姓肄习⑫其中。

包银之不下⑬，州县承⑭之，急如星火，一里之间，不下数十姓，民莫敢与辨。先生所居里，仅上富氓二人。郡守召先生，自临之曰：此非常法，君不爱⑮头乎？先生笑曰：守为官，头固当惜，民不爱也。此害将毒子孙，必欲多及，民愿倍输吾产当⑯之。守虽怒，竟不能屈⑰。

县有暴丞⑱，好谄渎⑲鬼神，欲修岱宗祠以徼福⑳，惧先生莫己与，以言尝之曰：人之生死，岳神㉑实司之，欲治㉒其宫，孰敢干令？先生曰：吾受命于天，何庸㉓媚土偶为生死计耶？且岳神无知则已，使其有知，当此俭岁㉔，民食糠核㉕不饱，能振㉖吾民者，然后降之福耳。卒罢其事。

『注释』

①府君：此处指朱丹溪的四世祖朱良。祭田：旧时族田中用于祭祀的土地。
②嗣人：后人，后代。递：更易，替代。司穑（sè 色）事：农耕之事。
③陈：设置。时荐：犹"时祀"每年四季对祖先的祭祀。荐，祭祀，祭奠。
④适意亭：初为朱良所建。即：取，到。
⑤楹：量词，间。
⑥岁时行事：一年四季固定的时间举行祭祀活动。
⑦仪文：礼仪形式。
⑧执事有恪：主持其事恭敬谨慎。
⑨宴私：工余闲暇之时。洽比：融洽和谐。
⑩愆（qiān 千）：违背。
⑪延：请。徐文清公：徐侨（公元 1160—1237 年），字崇甫。婺州义乌（今浙江义乌）人。南宋政治家、理学家。师事朱熹。谥文清。
⑫俾：使。子姓：泛指子孙、后辈。肄习：学习。
⑬包银之不下：赋税居高不下。包银，元代对汉族民户所征收的赋税项目之一。
⑭承：接受。
⑮爱：吝惜。
⑯当：相抵。
⑰竟不能屈：即"竟不能屈之"，竟然不能使他屈服。

⑱丞：指县丞，为县令之辅佐。
⑲谄渎（chǎn dú 铲读）：原指阿谀在上的人和轻侮在下的人。此处指奉迎。
⑳徼（yāo 腰）福：祈福，求福。
㉑岳神：山神。
㉒治：修建。
㉓庸：用。
㉔俭岁：荒年。
㉕糠核：即"糠籺（hé 核）"，亦作"糠覈"，指粗劣的食物。
㉖振：救治。

『按语』

讲述丹溪翁重视家族祭礼和教育，并能为百姓利益挺身而出，免除包银和说服县丞免修岱宗祠。

『原文』

赋役无艺①，胥史高下其手②，以为民奸。先生集同里之人谓曰：有田则科徭③随之，君等入胥史饵而护相倾④，非策之上也。宜相率以义⑤，絜其力之朒赢而敷之⑥。众翕然从。每官书下，相依如父子，议事必先集。若苛敛之至，先生即以身前，辞气恳款⑦，上官多听，为之损裁。

县大夫劝耕于乡，将有要⑧于民。先生惧其临境，邪幅扉屦⑨，往迎于道左。大夫惊曰：先生何事乃尔⑩耶？先生曰：民有役于官，礼固应尔。大夫曰：劝耕善乎？先生曰：私田不烦官劝，第公田生青刍⑪耳。是时圭田⑫赋重，种户多逃亡，故先生以此为风⑬，大夫一笑而去。

乡有蜀墅塘，周围凡三千六百步，溉田至六千亩而赢⑭，堤坏而水竭，数以旱告。先生倡民兴筑，置坊庸⑮，为三窦⑯，时⑰其深浅而舒泄之，民食其利。后十年，山水暴至，堤又坏，先生命再从子⑱漳力任其事，以嗣其成⑲。

『注释』

①艺：准则，限度。
②胥史高下其手：意为由官府中的小吏决定赋税的多少。胥史：犹"胥吏"，官府中的小吏。
③科徭：依法征收徭役。科，法规，刑律。

④护：监视。相倾：相排斥。
⑤相率以义：意为用道义相继抗争。相率，相继，一个跟一个。
⑥絜（xié斜）其力之朒（nǜ衄）赢而敷之：估量自己盈亏的多少而执行。絜，估量。朒，亏缺，不足。赢，盛，余。敷，实施。
⑦辞气恳款：言语声调真诚恳切。
⑧要：要求。
⑨邪幅：捆在小腿上的布幅，即绑腿。扉屦（fēi jù飞巨）：即扉屦，草鞋，常泛指行旅用品。
⑩乃尔：竟然这样。
⑪第：只是。青刍：青草。
⑫圭田：古代天子封赐给卿、大夫、士等作为祭祀祖先宗庙的田地。此处指公田。
⑬风：古同"讽"，讽刺。
⑭嬴：古同"赢"，满，有余。
⑮坊庸：挡水的堤防，水沟。
⑯三窦：三条水沟。
⑰时：通"视"。
⑱再从子：侄孙。同曾祖的亲属关系称为再从。
⑲嗣：继承。成：成果，成就。

『原文』

县令长或问决狱得失①，先生必尽心为之开导。

东阳郭氏父子三人，虐殴小民几毙，又贯针鳅腹②，逼使吞之。事移义乌鞫问③，当④其子父皆死。先生曰：原其故杀之情，亦一人可偿尔。一子从父之令，宜从末减，若皆杀之，无乃已重乎？事上从先生议。

张甲行小径中，适李乙荷任器来⑤，几中甲目，甲怒拳其耳而死。甲乙皆贫人，甲又有九十之亲。先生曰：贳⑥甲罪则废法，徇法甲必瘐死⑦，亲无以养亦死。乙尸暴于道，孰为藏之？不若使竟其葬薶⑧，且慰其亲，徐来归狱，服中刑耳。或曰：甲或逃奈何？先生曰：若以诚待之，必不尔也。县如先生言，后会⑨赦免。

细民有斩先生丘木⑩者，先生讯⑪之，民弗服。先生闻于县，将逮之。人交让⑫民曰：汝奈何犯仁人耶？民曰：计将安出？人曰：先生，长者也。急舁木⑬还之，当尔贷。民从之，先生果置而不问。

先生客吴妙湛院，尼刻木作人形，以为厌蛊⑭。馆客陈庚得之，欲发其事，尼惧甚。先生知之，以计绐⑮陈出，碎其木刻。陈归，怒且詈⑯。先生徐曰：君乃士人，获此声于吴楚间，甚非君利。倘乏金，吾财可通用，勿忧也。尼后辇⑰金帛为谢，先生叱而去。

『注释』

①决狱：判决狱讼。得失：指是非曲直。
②贯针鳅（qiū 秋）腹：把针插入泥鳅腹内。鳅，同"鳅"。
③鞫（jū 拘）问：审问。鞫，通"鞫（jū）"，审讯。
④当：判处。
⑤适：正遇上。荷：扛，担。任器：器具。
⑥贳（shì 是）：赦免，宽恕。
⑦徇：依从。瘐死：囚犯在狱中病死。
⑧竟其葬薶（mái 埋）：完成埋葬。薶，古同"埋"，埋葬。
⑨会：遇上，恰逢。
⑩丘木：植于墓地以庇兆域的树木。
⑪讯：询问。
⑫让：责备。
⑬舁（yú 于）木：抬着木头。
⑭厌蛊：一种巫术，使人生灾祸。
⑮绐（dài 代）：欺骗，哄骗。
⑯詈（lì 立）：骂。
⑰辇（niǎn 辗）：载运，运送。

『原文』

方岳重臣及廉访使者①，闻先生名，无不愿见；既见，无不欲交章②荐之，先生皆力辞。唯民瘰吏弊③，必再三蹙额④告之，不啻亲受其病⑤者。覃怀郑公持节浙东，尤敬先生，以尊客礼礼之。众或不乐，竞短⑥其行于公。公笑曰：朱聘君⑦盛举诸公之长，而诸公顾反短之⑧，何其量之悬隔⑨耶？皆惭不能退。

『注释』

①方岳重臣及廉访使者：地方大员和廉访使者。方岳重臣，任专一方之重臣。

廉访使者，宋官名，主管上奏边警。廉，通"覝（lián 连）"，查看。

②交章：官员交互向皇帝上书奏事。

③民瘼（mò 莫）吏弊：人民的疾苦和官吏的恶行。瘼，病，疾苦。

④蹙（cù 促）额：忧愁的样子。

⑤不啻（chì 赤）：如同。病，祸害，损害。

⑥短：揭短，名词动用。

⑦聘君：对不应朝廷以礼征聘的隐士的尊称，犹徵君。

⑧顾：反而，却。反：反而。

⑨悬隔：比喻相差很远。

『按语』

本段讲述丹溪德高望重，深受官员敬重。

『原文』

初，先生壮龄①时，以母夫人②病脾，颇③习医，后益研磨之。且曰：吾既穷而在下，泽不能至远，其可远者，非医将安务乎？时方盛行陈师文、裴宗元所定大观二百九十七方④，先生独疑之⑤，曰：用药如持衡⑥，随物重轻而为前却⑦，古方新证，安能相值乎？于是寻师而订其说。渡涛江⑧，走吴⑨，又走宛陵⑩，走建业⑪，皆不能得。复回武林⑫，有以罗司徒知悌为言⑬者。知悌，字子敬，宋宝祐中寺人⑭，精于医，得金士刘完素之学，而旁⑮参于李杲、张从正二家，然性倨⑯甚，先生谒焉⑰，十往返不能通。先生志益坚，日拱立于其门，大风雨不易。或告罗曰：此朱彦修也，君居江南而失此士，人将议君后矣。罗遽修容⑱见之，一见如故交。为言学医之要，必本于《素问》《难经》，而湿热相火为病最多，人罕有知其秘者。兼之长沙之书，详于外感；东垣之书，详于内伤；必两尽之，治疾方无所憾。区区⑲陈、裴之学，泥⑳之且杀人。先生闻之，夙疑为之释然。

『注释』

①壮龄：壮年。

②母夫人：母亲。

③颇：稍微。

④陈师文、裴宗元所定大观二百九十七方：指《校正太平惠民和剂局方》，简

称《局方》。北宋徽宗大观年间,由太医陈师文、裴宗元等将当时太医局熟药所的处方校正补充而成。

⑤先生独疑之:先生暗自怀疑它。独,暗自。

⑥持衡:拿秤称物。衡,秤杆。

⑦前却:进退,引申为操纵、摆布。

⑧涛江:古无此名。清代陈梦雷《古今图书集成·医部全录·医术名流列传》中载此文"涛江"作"浙江",当是。浙江即今浙江省钱塘江。

⑨吴:今江苏吴县。春秋时为吴首都,故称。

⑩宛陵:西汉置,治所在今安徽宣城市。

⑪建业:今江苏省南京市。

⑫武林:杭州别称。因杭州市西灵隐、天竺诸山古称武林山,故以武林为杭州别称。

⑬罗司徒知悌:即元代医学家罗知悌。曾任宫廷内侍,学精于医。司徒:为古代三公之一,相当于丞相,元废。此处指罗知悌曾入宫。为言:与之说话,与之交谈。

⑭宝祐:宋理宗赵昀年号,1253~1258年。寺人:古代宫中的近侍小臣,多以阉人充任。

⑮旁:广泛。

⑯倨(jù句):傲慢。

⑰谒(yè叶)焉:拜见他。

⑱遽(jù句):副词,就。修容:修饰整理仪表。

⑲区区:局限的。

⑳泥:拘泥。

『按语』

介绍先生学医的缘由及拜罗知悌为师的曲折经历。在老师的启发下,丹溪明确了以医经为本,取仲景、东垣各家之长的学术思路,为其后来创制新的学说奠定了坚实的基础。

『原文』

学成而归,乡之诸医,始皆大惊,中而笑且排,卒乃大服,相推尊愿为弟子。四方以疾迎候者无虚日,先生无不即往,虽雨雪载途,亦不为止。仆夫告痡①,先生谕之曰：疾者度刻如岁②，而欲自逸耶？窭人③求药，无不与，不求其偿。其困厄④无告者，不待其招，注药往起之，虽百里之远弗惮⑤也。

江浙省臣往讨闽寇，深入瘴地，遂以病还钱塘，将北归。先生脉之⑥曰：二十日死。使道经三衢⑦时召吾，可使还燕⑧，然亦不能生之也。如期卒于姑苏驿。

权贵人以微疾来召，危坐⑨中庭，列三品仪卫⑩于左右。先生脉已，不言而出。或追问之，先生曰：三月后当为鬼，犹有骄气耶。及死，其家神先生之医⑪，载粟为寿，先生辞之。

一少年病热，两颧火赤，不能自禁，躁走于庭，将蹈河。先生曰：此阴证也，制附子汤饮之⑫。众为之吐舌。饮已，其疾如失。先生治疗，其神中若此其多，门人类证有书，兹不详载。

『注释』

①痡（pū 扑）：疲困。
②度刻如岁：度过一刻时间如同一年。刻，时间单位。古代用漏壶计时，一昼夜共 100 刻。今用钟表计时，一刻合十五分钟。
③窭（jù 句）人：贫苦人。窭，穷得无法备礼，泛指穷人。
④困厄：困苦，穷困。
⑤惮：畏惧。
⑥脉之：为他诊脉，为动用法。
⑦三衢：今浙江衢县。
⑧燕（yān 烟）：指今河北北部和辽宁南部，周时诸侯国燕所在地。
⑨危坐：高坐。
⑩仪卫：仪仗和卫士的统称。文的称仪，武的称卫。列队仪卫以显示其身份地位。
⑪神先生之医：认为先生的医术神奇。神，意动用法。
⑫制附子汤饮之：配制附子汤给他喝。饮，使动用法。

『按语』

介绍先生全心全意为患者服务的高尚品德，以及高超的医技。

『原文』

先生孤高如鹤，挺然不群，双目有小大轮①，日出明，虽毅然之色不可凌犯。

而清明坦夷②，不事表襮③，精神充满，接物和粹，人皆乐亲炙④之。语言有精魄，金锵铁铿⑤，使人侧耳耸听，有蹶然⑥兴起之意。而于天人感应殃庆类至之说⑦，尤竭力戒，反复不厌。故其教人也，人既易知昏明强弱，皆获其心。老者则爱慈祥，幼者则乐恭顺，莫不皆知忠信之为美。固未能一变至道，去泰去甚⑧，有足⑨观者。或有小过，深掩密覆，唯恐先生之知⑩。凡先生杖屦所临⑪，人随而化。浦阳郑太和，十世同居，先生为之喜动颜面，其家所讲冠婚丧祭之礼，每咨于先生而后定。

　　盖先生之学，稽诸载籍⑫，一以躬行⑬为本，以一心同天地之大，以耳目为礼乐之原，积养之久，内外一致，夜寐即平昼之为，暗室即康衢⑭之见。汲汲孜孜⑮，耄而弥笃⑯。每见夸多斗靡⑰之士，辄语之曰：圣贤一言，终身行之弗尽矣，奚以多为？至于拈英摘艳⑱之辞，尤不乐顾，且以吾道蟊贼目之⑲。及自为文，率以理为宗，非有关于纲常治化，不轻论也。

『注释』

①双目有小大轮：指眼睛大，且为双眼皮。

②清明坦夷：指为人品质高洁，坦率平易。

③表襮（bó 泊）：自我炫耀。

④亲炙：亲受教育熏陶。

⑤金锵铁（tiě 铁）铿：声音响亮动听。锵与铿，均指金属撞击后发出的悦耳动听的声音。铁，同"铁"。

⑥蹶然：受惊而疾起的样子。

⑦天人感应殃庆类至之说：人与自然界相关，善恶有报一类的说法。

⑧去泰去甚：谓事宜适中。泰、甚：过分。

⑨足：值得。

⑩唯恐先生之知：即"唯恐先生知之"。宾语前置。

⑪杖屦（jù 句）所临：指先生所到之处。

⑫稽诸载籍：指记载在书籍中。稽，储存。诸，于。

⑬躬行：亲身实行。

⑭康衢：四通八达的大路。

⑮汲汲孜孜：谓勤奋不懈。

⑯耄（mào 冒）而弥笃：年老更加坚定。耄，又作"眊"，年老。

⑰夸多斗靡：指以篇幅多、辞藻美夸耀争胜。

⑱拈英摘艳：指刻意雕琢的华丽辞藻。
⑲蟊（máo 毛）贼：吃禾苗的两种害虫。比喻危害人民或国家的人。目之：看待他。

『按语』

本段赞扬丹溪品德高尚，表里如一，不但从道德上教化百姓，还用实际行动感化百姓。

『原文』

居室垣墉①，敦尚俭朴，服御②唯大布宽衣，仅取蔽体；藜羹糗饭③，安之如八珍④。或在豪大姓家，当其肆筵⑤设席，水陆之羞⑥，交错于前，先生正襟默坐，未尝下箸。其清修苦节，能为人之所不能为，而于世上所悦者，澹然无所嗜。惟欲闻人之善，如恐失之，随闻随录，用为世劝。遇有不顺轨则⑦者，必诲其改；事有难处者，又导之以其方。

晚年识见尤卓。尝自括苍⑧还，道过永康⑨，谓人曰：青田之民嚚悍⑩，值此法弛令乖⑪之时，必依险阻啸聚为乱。已而果然。又尝告亲友曰：吾足迹所及广矣，风俗浇漓⑫甚，垂髫⑬之童，亦能操狡谋罔上⑭，天怒已极，必假手⑮歼之，盍力善以延其胤⑯乎？时方承平⑰，闻者咸笑先生之迂。言未几⑱，天下大乱，空村无烟，火动百余里。

『注释』

①垣墉：此处指围墙。垣，矮墙。墉，高墙。
②服御：衣服车马之类。此处指服饰。
③藜羹糗（qiǔ）饭：指粗劣饭菜。藜，野菜，俗称灰菜。糗，干粮。
④安之如八珍：认为吃它安逸如同享用珍馐美食。八珍，俗以龙肝、凤髓、豹胎、鲤尾、鸮炙、猩唇、熊掌、酥酪蝉为八珍。泛指珍馐美味。
⑤肆筵：摆设宴席。肆，陈列。
⑥水陆之羞：指山珍海味。羞，"馐"的古字，美味佳肴。
⑦轨则：规则。
⑧括苍：括苍县，故治在今浙江省丽水市莲都区。
⑨永康：永康县，故治在今浙江省永康市。

⑩青田：青田县，故治在今浙江省丽水市青田县。嚚悍：犹强悍。
⑪法弛令乖：废弃或违反法律制度。弛，毁坏，废弃。乖，违反。
⑫浇漓：社会风气不纯朴敦厚。
⑬垂髫（tiáo 条）：指童年或儿童。髫，古代小孩头上扎起来的下垂头发。
⑭操狡谋罔（wǎng 网）上：使用狡诈的计谋来欺骗上级。
⑮假手：借他人之手来达到自己的目的。
⑯胤：子孙。
⑰承平：太平。
⑱未几：不久。

『按语』

讲述丹溪生活简朴，勤于劝善，乐于助人。晚年见识深远。

『原文』

先生所著书，有《宋论》一卷、《格致余论》若干卷、《局方发挥》若干卷，《伤寒论辨》若干卷，《外科精要发挥》若干卷，《本草衍义补遗》若干卷，《风水问答》若干卷，凡七种，微文①奥义，多发前人之所未明。先生尝曰：义理精微，礼乐制度，吾门师友论著已悉②，吾可以无言矣。故其所述，独志③于医为多。

『注释』

①微文：泛指礼节、法令条文之细小者。此处指丹溪著作议论事理精细。
②悉：尽，全。
③独：特别，专门。志：叙述，记载。

『按语』

简单介绍了丹溪先生的著述情况，以及其著述以医学著作为主的原因。

『原文』

先生生于至元辛巳①十一月二十八日，卒于至正戊戌②六月二十四日。濒③卒无他言，独呼嗣汜④，谓曰：医学亦难矣，汝谨识⑤之。言讫⑥，端坐而逝。享年七十有八。娶戚氏，道一书院山长象祖之女，先三十五年而卒。子男二：嗣衍、玉汝。嗣衍亦先三年卒。女四，适傅似翁、蒋长源、吕文忠、张思忠。孙男一，文椐。女二，一适丁榆，一尚幼。其年十一月日，始葬先生于某山之原⑦，卒后之五月也。先生所居曰丹溪，学者尊之而不敢字⑧，故因其地称之曰丹溪先生云⑨。夫⑩自学术不明于天下，凡圣贤防范⑪人心，维持世道⑫之书，往往割裂摭拾⑬，组织成章⑭，流为哗世取宠⑮之具。间有注意遗经⑯，似若可尚⑰，又胶于训诂⑱之间，异同纷拏⑲，有如聚讼⑳。其视身心㉑，皆藐然若不相关㉒，此其知识反出于不学庸人㉓之下。于戏㉔！秦汉以来，则或然矣㉕。然而灵豸㉖不鸣，孽狐之妖㉗弗息；黄钟不奏㉘，瓦缶之音日甚㉙。天开文运㉚，濂洛奋兴㉛，远明凡圣之绪㉜，流者遏而止之㉝，胶者释而通之㉞，一期阊廓其昏翳㉟，挽回其精明而后已㊱。至其相传，唯考亭集厥大成㊲；而考亭之传，又唯金华之四贤㊳，续其世胤之正㊴，如印印泥，不差毫末㊵。此所以辉连景接而芳猷允著也㊶。

『注释』

①至元辛巳：公元1281年。至元，元世祖忽必烈年号。

②至正戊戌：公元1358年。至正，元惠宗（亦称元顺帝）孛儿只斤，妥欢贴睦尔年号。

③濒（bīn宾）：接近，将，临。

④嗣汜：丹溪的侄子。

⑤谨识：牢记于心。

⑥讫：完结，终了。

⑦原：宽广平坦的地方。

⑧字：称呼某人的字。字，名词动用。

⑨云：文言助词，句首、句中和句末皆可用。

⑩夫：句首语气助词，表示要发议论，有引起下文的作用。

⑪防范：戒备，防备。此意为教化。

⑫维持：维系，保持。世道：社会道德风尚。

⑬摭（zhí值）拾：收取，采集。

⑭章：文章。

⑮流：向坏的方面转变。哗世取宠，犹言哗众取宠，指用浮夸的言行博取世人的好感、夸奖或拥护。

⑯间：偶尔。注意：重视。遗经：古代流传下来的经书。

⑰可：值得。尚：尊崇。
⑱胶：拘泥。训诂：古人对古书字句所作的解释。
⑲异同纷拏：相同和相异之处混乱错杂。纷拏，混乱貌，错杂貌，亦作"纷挐"或"纷挈"。
⑳聚讼：众说纷纭，久无定论。
㉑其：第三人称代词，此处指前一句提到的"注意遗经"的学者。视：治理，处理。身心：人的品德修养。
㉒藐然：遥远貌。相：指代性副词，这里指古代流传下来的经书。
㉓知识：辨识事物的能力。庸人：平常的人。
㉔于戏：亦作"於熙""於戲"，犹於乎、呜呼，感叹词。
㉕秦汉以来，则或然矣：秦汉以后，（正统的儒学）就迷失了。或，通"惑"，迷惑，迷失。
㉖灵豸（zhì至）：即獬（xiè谢）豸。传说中的神兽，相传能辨曲直。此处喻指精通圣贤之道，并能以此判明事情是非的人。
㉗孽狐之妖：喻指不笃信儒家学说的邪恶之人。之，助词。
㉘黄钟不奏：比喻正统儒学没有得以发扬光大。黄钟，古代金属制的打击乐器，多为庙堂所用，此处喻指正统儒学。
㉙瓦缶（fǒu否）之音日甚：比喻歪理邪说的影响一天比一天严重。瓦缶，古代陶土制的打击乐器。甚，加深，胜似。
㉚天开文运：上天开启了儒学兴盛的气运。文运，文学的气运，此处指儒学的气运。
㉛濂洛奋兴：周敦颐和程颐、程颢努力振兴（儒学）。濂指周敦颐，为宋代理学之祖，程颐、程颢的老师。原居道州营道濂溪，被尊称为濂溪先生，世称其学为濂学。洛指程颐、程颢兄弟，家居洛阳，世称其学为洛学。
㉜远明凡圣之绪：光大古代圣贤未竟的事业。明，光大。凡圣，佛教语，谓凡夫与圣者，此处指圣贤。绪，前人遗留下来的未竟的事业。
㉝流者遏而止之：沦落成为歪理邪说的言论就禁止它（传播）。遏，阻止，禁绝。
㉞胶者释而通之：拘泥于古人训诂的言论就解释明白以彻底弄懂它。通，懂得，彻底明了。
㉟一期：犹一时。闓（kǎi开）廓：清除。昏翳（yì异）：犹蒙昧；愚昧。
㊱精明：明洁至诚。已：停止。
㊲考亭：指朱熹。详见本文第三段注②。厥：代词，此处指正统儒学。大成：特指某类事物的各个方面相当完备。

㊳金华之四贤：指宋末元初金华的何基、王柏、金履祥、许谦四位名儒。朱丹溪为许谦的高徒。

㊴续其世胤之正：延续朱熹思想继承者们的学术传统的纯正。

㊵如印印泥，不差毫末：像印章印在封缄用的紫色胶泥上一样，一点不走样。如印印泥，比喻模仿或学习事物十分准确。语出唐代褚遂良《论书》，"用笔当如锥画沙，如印印泥"。印泥，古代一种类似今天火漆的紫色胶泥，用于封缄信件或物件，封好后需加盖印章以防私拆。盛行于秦汉。

㊶此所以辉连景接而芳猷（yóu 油）允著也：这是正统儒学得以传承，美好品德令人信服地得以发扬的原因。景辉，光辉。此处喻指正统儒学。芳猷，犹美德。允，使人信服，受人敬重。著，显现；显扬。

『按语』

本段介绍朱丹溪去世时情形及其家族后人情况，感慨秦汉以来，儒学迷失，盛赞宋代周敦颐、二程、朱熹和金华四贤等理学家承扬正统儒学的伟大功绩。

『原文』

先生少负任侠之气①，不少屈挠，及闻道德性命之说②，遽③变之而为刚毅，所以局量④弘而载任重，寤寐先哲⑤，唯日不足⑥，民吾同胞之念⑦，须臾莫忘。虽其力或弗支，苟遇惠利少足以濡物⑧，必委蛇周旋⑨，求尽其心。应接⑩之际，又因人心感发之机，而施仁义之训⑪，触类而长⑫，开物成化⑬。所谓风雨霜露无非君子之教⑭者，要亦不可诬⑮也。致思⑯于医，亦能搜隐抉秘⑰，倡期南方之绝学⑱。婴疢之家⑲，倚以为命。先生一布衣耳，其泽物⑳有如此者，使其得位㉑于朝，以行其道，则夫明效大验㉒，又将何如哉？呜呼！先生已矣㉓！其山峙渊澄㉔之色，井洁石贞㉕之操，与其不可传者㉖，弗能即㉗矣。徒因其遗行而诵言㉘之，见闻不博，恶能得十一于千百之间哉㉙！虽然，舍是又无足以求㉚先生者，敢摭状㉛之概，叙而为之铭曰：

濂洛有作，性学复明。考亭承之，集厥大成。化覃荆扬，以及闽粤㉜。时雨方行，区萌毕达㉝。世胤之正，实归金华。绵延四叶，益烨其葩㉞。辟诸上尊，置彼逵路㉟。随其志分，不爽其度㊱。有美君子，欲振其奇㊲。血气方刚，畴㊳能侮予。七尺之躯，忍令颠越㊴。壮龄已逾，亟更其辙㊵。更之伊何，我笈有书㊶。负而东游，以祛所疑㊷。非刻非厉，曷图曷究㊸。岂止惜阴，夜亦为昼。昔离其置，今廓其蒙㊹。孚惠家邦，庶享厥志㊺。勤我祠事，以帅其宗㊻。况有诗书，以陶以奋㊼。

以畅其施，期寿夫物⁴⁸。苟躬可捐，我岂遑恤⁴⁹。仁义之言，绳绳⁵⁰勿休。昭郎道真⁵¹，释除欲仇。上帝有赫⁵²，日注吾目。天人之交，间不容粟⁵³。听者耸然，如闻巨镛⁵⁴。有声铿鍧，无耳不聪⁵⁵。旁溢于医，亦绍绝躅⁵⁶。开阐玄微⁵⁷，功利尤博。敛其豪英，变为毅弘⁵⁸。所以百为，度越于人⁵⁹。咕咕世儒，出入口耳⁶⁰。竞藻斗华，枘门殊轨⁶¹。以经为戏，此孰甚焉⁶²。不有躬行，其失曷镌⁶³。世涂方冥，正资扬燎⁶⁴。梦梦者天，使埋其耀⁶⁵。精神上征，定为长庚⁶⁶。与造化游，白光焞焞⁶⁷。表里幽虚⁶⁸，遵古之义。金曰允⁶⁹哉，是词无愧。

『注释』

①负：具有，享有。任侠之气：以侠义自任的性格。

②道德性命之说：指理学，即宋代儒家周敦颐、邵雍、张载、程颢、程颐、朱熹、陆九渊等的哲学思想，明代王守仁等又有发展，后称"宋明理学"。

③遽（jù巨）：立刻，马上。

④局量：气度，气量。

⑤寤寐先哲：日夜学习前代圣贤。寤寐，日夜，此处活用作动词，日夜学习。寤，醒时。寐，睡时。

⑥唯日不足：只觉时日不够。语出《尚书·泰誓中》，"我闻吉人为善惟日不足，凶人为不善亦惟日不足"。

⑦民吾同胞之念：人人和我都是兄弟的观念。语出北宋理学家张载《西铭篇》，"民，吾同胞；物，吾与也"。

⑧惠利：恩惠利益。少：稍微。濡物：滋润万物，喻指救助他人。

⑨委（wēi危）蛇（yí姨）：亦作"逶迤"或"逶蛇"，随顺、顺应貌。周旋：照顾，周济。

⑩应接：应酬，接待。

⑪训：教导，教诲。

⑫触类而长（cháng）：意指掌握一类事物知识或规律，就能据此而增长同类事物知识。

⑬开物：通晓万物的道理。成化：完成教化。

⑭风雨霜露无非君子之教：自然万物的运行规律都是才德出众之人信奉的宗教。《礼记·孔子闲居第二十九》云："天有四时，春秋冬夏，风雨霜露，无非教也。地载神气，风霆流形，庶物露生，无非教也。"

⑮要：应该。诬：欺骗。

⑯致思：谓集中心思于某一方面。
⑰搜隐抉秘：搜求和发现深奥的医学道理。抉，亦作"刔"，发现。
⑱倡期：提倡和鼓励。南方之绝学：指张仲景的学说。
⑲婴疢（chèn 趁）之家：患者。婴，遭受。疢，热病，亦泛指病。
⑳泽物：施恩于人，做好事。
㉑得位：谓居要职。
㉒明效：明显的效果。大验：非同凡响的效果。
㉓已矣：去世了。
㉔山峙渊澄：似山那样高耸，似水那样宁静。比喻端庄凝重的风度。
㉕井洁石贞：似井水那样干净。似玉石那样坚贞。比喻品德高尚有节操。
㉖与其不可传者：指朱丹溪高明的医术。
㉗即：接近。
㉘遗行：指死者生前的品行。诵言：称颂之言。
㉙恶能得十一于千百之间哉：哪里能够从先生众多事迹中写出一小部分来呢。恶，古同"乌"，疑问词，哪，何。
㉚求：通"逑"，匹配。
㉛敢：谦辞，"不敢"的简称，冒昧的意思。摭（zhí 值）：拾取，摘取。状：功绩和良好表现。
㉜化覃（qín 秦）：德化广布。荆：荆州，中国古代"九州"之一，春秋时楚国别称。明为荆州府，故治即今湖北江陵县。扬：扬州，中国古代"九州"之一，明清为扬州府，治江都，今江苏江都县。闽粤：指明代福建、广东两省。
㉝时雨：应时的雨水。区萌毕达：谓草木萌芽都勾曲生长出来。区（gōu 勾）萌，亦作"句芒""勾萌"，谓草木萌芽勾曲生出。《礼记·月令》季春之月所谓"句者毕出，萌者尽达"。《礼记·乐记》谓："草木茂，区萌达。"此句比喻朱熹对理学的贡献如及时雨润泽草木一样对人民影响深远。
㉞烨（yè 叶）：火盛，明亮，引申为光辉灿烂，此处用作动词。葩（pā 趴）：花，喻指理学。全句意为金华四贤（宋末元初金华的何基、王柏、金履祥、许谦四位名儒）继承并发扬了宋代的理学。
㉟辟（bì 避）诸上尊，置彼逵路：征召各位圣贤（指周敦颐、二程、朱熹和金华四贤等理学家）为官，让他们来处理难以抉择的事情。辟，征召来授予官职。上尊，指圣贤。逵路，四通八达的大道。此处化用战国杨朱临歧路而哭泣之事，比喻难以抉择的事情。典出《淮南子·说林训》，"杨子见逵路而哭之，为其可以南，可以北"。

㊱随其志分，不爽其度：按照他们的志向和才分，不会让自己有难以抉择的痛苦。志分，志向和才分。不爽，指身体、心情不爽快。度，心意，考虑。

㊲振其奇：指弘扬理学。

㊳畴：谁。

㊴颠越：陨落，坠落。引申为堕落、颓废。

㊵壮龄：壮岁，壮年。亟更其辙：急忙改变行车路线。喻指朱丹溪三十六岁时改变了人生道路，学习和信奉理学。亟（jí及）：急切。辙：车轮轧过的痕迹。

㊶伊何：如何，怎样。笈（jí及）：书箱。

㊷祛（qū区）：除去。全句指朱丹溪携带儒家经典游学以释疑。

㊸非刻非厉，曷（hé何）图曷究：不刻苦自励，怎么能从事研究和探求呢。刻厉，刻苦自励，谋取。曷，副词，怎么。究，研究；探求。图，谋划。《诗经·棠棣》曰："是究是图，亶其然乎。"

㊹昔离其罿（chōng冲），今廓其蒙：意为朱丹溪早年尚侠气，不受迂腐学说束缚；现在又通过学习理学，祛除了认识上的愚昧之处。罿：捕鸟网，喻指迂腐学说。《诗经·王风》谓："有兔爰爰，雉离于罿。"蒙：没有知识，愚昧。唐代吕温《凌烟阁勋臣颂（并序）》谓："夷屯廓蒙，定高祖功。"

㊺孚惠家邦，庶享厥志：（朱丹溪）对国家有诚信、施仁爱，希望贡献出他的才能。孚惠，有诚信、施仁爱。《易经·益》曰："九五，有孚惠心，勿问元吉。有孚惠我德。"家邦，本指家与国，亦泛指国家，此处为泛指。庶，副词，表示希望。享，贡献。志，志气，意愿，此处指才能。

㊻勤我祠事，以帅其宗：尽心尽力操办祭祀之事，来引导同族亲属。帅，引导；带头。祠事，祭礼，祭祀之事。宗，同族。

㊼况有诗书，以陶以砻（lóng龙）：况且有圣贤的著作陶冶情操和磨砺性情。况，况且。诗书，《诗经》和《尚书》，此处意指圣贤的著作。以，助词，加在句中，表示语气的舒缓或调整节奏。陶，陶冶。砻，磨，喻指磨砺性情。

㊽以畅其施，期寿夫物：目的在于无阻碍地施行恩惠，希望使别人长寿。畅，没有阻碍地。施，恩惠，仁慈。寿，此处为使动用法，使之长寿。物，指自己以外的人。

㊾苛躬可捐，我岂遑（huáng皇）恤：患病的身体可以捐弃，我难道还有什么可以珍爱不舍的呢？苛，病，通"疴"。躬，身。遑，何，怎能。恤，爱惜。《诗经·小雅》曰："我躬不阅，遑恤我后。"

㊿绳绳：形容接连不断。

5⃣1⃣昭郎：郎通朗，昭朗犹明朗，此处动用为通晓意。道真：谓道德、学问的真谛。

㊾有：附着在动词、名词、形容词前，相当于词缀，无实际意义。赫：光明。"上帝有赫"句化自《诗经·大雅》"皇矣上帝，临下有赫"。

㊿间（jiān 坚）不容粟：比喻空间距离的狭小。粟，一年生草本植物，子实为圆形或椭圆小粒。北方通称"谷子"，去皮后称"小米"。

㊾耸然：敬畏貌。耸，通"竦"。镛：大钟。

㊿有声：声音。有，见注㊾。铿（kēng 坑）鍧（hōng 烘）：形容声音洪亮。聪：明察，指耳闻声音而心能辨别其是真假。

㊾旁溢：水向四面八方流去，此处喻指涉及。绍：继承。绝躅（zhuó 卓）：独一无二的功绩，此处指极高明的医理和医术。躅，功绩。

㊾开阐：发挥阐述。玄微：此处指深远微妙的义理。

㊾毅弘：抱负远大，意志坚定。

㊾百为：多种作为。度越：超越，胜过。

㊿呫（tiè）呫：多言貌，絮语貌。世儒：指经师。汉代王充《论衡·书解》曰："著作者为文儒，说经者为世儒。"出入口耳：谓只是耳听口说的学习，后用以指道听途说的肤浅之学，语本《荀子·劝学》，"小人之学也，入乎耳，出乎口"。

㊿竞藻斗华，柝（tuò 拓）门殊轨：（经师们）用华而不实的迂腐议论来争强斗胜，（朱丹溪信奉和躬行理学，又精通医学，行医救人）和他们比就像日食时"大夫击门。士击柝"那样有天壤之别。柝门殊轨，喻指差距甚大，典出《谷梁传·庄公二十五年》"天子救日，置五麾，陈五兵五鼓。诸侯置三麾，陈三鼓三兵。大夫击门。士击柝。言充其阳也"。范宁注："柝，两木相击。"殊轨，不同的轨道。

㊿此孰甚焉：这种情况，指"呫呫世儒，出入口耳"。

㊿曷（hé 何）镌：多么深刻。曷，何，多么。《说文解字》曰："曷，何也。"镌，凿，刻，喻为深刻。

㊿世涂方冥，正资扬燎：世道黑暗，恰好（需要）借助（朱丹溪）来救助。扬燎，此处喻指救助。扬，振作。燎，照明。

㊿梦梦：昏乱，不明。使：致使。

㊿上征：上升。长庚：古时因金星晨见于东方谓"启明"，夕位于西方曰"太白"或"长庚"。庚，《说文解字》曰："位西方，象秋时万物庚庚有实也。"

㊿焞（tūn 吞）焞：盛大貌，此处意为明亮。

㊿表里：外表和内心。幽虚：沉静而安闲且不自满。

㊿佥（qiān 千）曰允：公允。曰：句中助词，无实义。

『按语』

前段写丹溪努力学习理学和医学，救助人民，修养极高，贡献极大。后段作者以四字铭体文对丹溪的理学成就予以高度评价。

丹 溪 翁 传

戴九灵良撰

丹溪翁①者，婺之义乌人也，姓朱氏，讳震亨，字彦修，学者尊之曰丹溪翁。翁自幼好学，日记千言。稍②长，从乡先生治③经，为举子业④。后闻许文懿公得朱子四传之学，讲道八华山，复往拜焉。益闻道德性命之说⑤，宏深粹密，遂为专门。一日，文懿谓曰：吾卧病久，非精于医者不能以起之⑥。子聪明异常人，其⑦肯游艺于医乎？翁以母病脾，于医亦粗习，及闻文懿之言，即慨然曰：士⑧苟精一艺，以推及物之仁⑨，虽不仕⑩于时，犹仕也。乃悉焚弃向⑪所习举子业，一于医致力焉⑫。

『注释』

①翁：对年长者的敬称。

②稍：稍微。

③治：学习。

④为举子业：学习科举考试的学业。

⑤益：逐渐。道德性命之说：我国古代哲学的一种学说，即认为人与物之性都是天生的，人性是天道在人身上的体现。

⑥起：使动用法，使……痊愈。之：代词，我。

⑦其：副词，表示推测语气，大概，或许。

⑧士：士人，读书人。

⑨以推及物之仁：用来推广恩及万物的仁爱。及物：恩及万物。

⑩仕：名词活用作动词，作官。

⑪向：过去，以前。

⑫一：专一。致力：努力。焉：语气助词。

『按语』

本段记述了丹溪弃儒学医的原因：一是母亲患脾病；二是老师许文懿卧病，希望他学医；三是学儒、学医都可以推行仁爱。

『原文』

时方盛行陈师文、裴宗元所定大观二百九十七方①，翁穷昼夜是习②，既而③悟曰：操古方以治今病，其势不能以尽合。苟将起度量，立规矩，称权衡④，必也《素》《难》诸经乎。然吾乡诸医鲜克⑤知之者。遂治装出游⑥，求他师而叩⑦之。乃渡浙河，走吴中，出宛陵，抵南徐，达建业⑧，皆无所遇。及还武林⑨，忽有以其郡罗氏告者。罗名知悌，字子敬，世称太无先生，宋理宗朝寺人⑩，学精于医，得金刘完素之再传⑪，而旁⑫通张从正、李杲二家之说。然性褊⑬甚，恃能厌事⑭，难得意⑮。翁往谒焉⑯，凡数⑰往返，不与接。已而求见愈笃⑱，罗乃进之，曰：子非朱彦修乎？时翁已有医名，罗故知之。翁既得见，遂北面再拜以谒⑲，受其所教。罗遇翁亦甚欢，即授以刘、张、李诸书，为之敷扬⑳三家之旨，而一㉑断于经，且曰：尽去而旧学，非是也㉒。翁闻其言，涣焉无少凝滞㉓于胸臆。居无何㉔，尽得其学以归。

『注释』

①时：当时。方：正，正在。大观二百九十七方：指《校正太平惠民和剂局方》，简称《局方》。北宋徽宗大观年间，由太医陈师文、裴宗元等将当时太医局熟药所的处方校正补充而成。
②穷：穷尽。是习：即"习是"，宾语前置。是：代词，代《局方》。
③既而：时间副词，不久。
④起、立、称：确立，设置。互文同义。度量、规矩、权衡：均指标准，法度。
⑤鲜（xiǎn 显）：少。克：能，能够。
⑥治装：整理行装。出游：出外游学。
⑦他：旁指代词，其他的。叩：叩问，请教。
⑧浙河：今钱塘江。吴中：今江苏吴县。春秋时为吴国都城，故称吴中。宛陵：今安徽宣城。南徐：今江苏镇江。建业：今南京。
⑨武林：后多指杭州。
⑩宋理宗：即赵昀，公元1224～1264年在位。寺人：宫廷内侍。

⑪再传：从某人的弟子受业，称某人的再传。罗知悌从师于荆山浮屠，荆山浮屠从师于刘完素，故称再传。

⑫旁：广泛。

⑬褊（biǎn 扁）：原指衣服狭小，引申为心胸狭隘。

⑭恃能厌事：凭仗有才能厌恶人事往来。恃：凭仗。

⑮难得意：难以称心如意。得意：称心，满意。

⑯谒焉：拜见他。

⑰凡：一共。数（shuò 硕）：副词，屡次，多次。

⑱已而：后来。笃：诚恳。

⑲遂北面再拜以谒：于是面向北拜了两拜来拜见他。

⑳敷扬：传播宣扬。

㉑一：完全。

㉒尽去……非是也：完全抛弃你以前所学的东西，（因为它们）不正确。

㉓涣焉：形容疑虑、积郁等消除的样子。少：少量，一点儿。凝滞：此处指疑难。

㉔无何：不久。

『按语』

本段介绍了丹溪翁反对《局方》的理由，以及拜罗知悌为师受学的经过。

『原文』

乡之诸医泥陈、裴之学者①，闻翁言，即大惊而笑且排，独文懿喜曰：吾疾其遂瘳②矣乎！文懿得末疾③，医不能疗者余十年。翁以其法治之，良验。于是诸医之笑且排者④，始皆心服口誉，数年之间，声闻顿⑤著。翁不自满足，益⑥以三家之说推广之。谓刘、张之学，其论脏腑气化有六，而于湿热相火三气致病为最多，遂以推陈致新⑦，泻火之法疗之，此固高出前代矣。然有阴虚火动⑧，或阴阳两虚，湿热自盛者，又当消息⑨而用之。谓李之论饮食劳倦，内伤脾胃，则胃脘之阳不能以升举，并及心肺之气，陷入中焦，而用补中益气之剂治之，此亦前人之所无也。然天不足于西北，地不满于东南⑩。天，阳也；地，阴也。西北之人，阳气易于降；东南之人，阴火易于升。苟不知此，而徒⑪守其法，则气之降者固可愈，而于其升者亦从而用之，吾恐反增其病矣。乃以三家之论，去其短而用其长，又复参之以太极⑫之理，《易》《礼记》《通书》《正蒙》⑬诸书之义，贯穿《内经》之言，以寻其指归⑭。而谓《内经》之言火,盖与太极动而生阳,五性感动⑮之说有合;其言阴道虚⑯,则又与《礼记》之养阴意同。因作相火及阳有余阴不足二论以发挥之。

『注释』

①乡之诸医泥陈、裴之学者:即"乡之泥陈、裴之学之诸医",定语后置。
②其:大概。瘳(chōu 抽):痊愈。
③末疾:四肢的疾病。
④诸医之笑且排者:即"笑且排之诸医",定语后置。
⑤声闻(wèn 问):名声。顿:副词,马上,顿时。
⑥益:副词,进一步。
⑦推陈致新:指在治法上改革旧法,倡导新法,即用寒凉泻火法。
⑧阴虚火动:指阴液不足,相火妄动。
⑨消息:斟酌。
⑩天不足……东南:古人以天为阳,地为阴,西北地区气候寒冷,阴盛而阳不足;东南地区气候湿热,阳盛而阴不足。人体与自然环境气候相应,故人体阴阳亦如此。语见《素问·阴阳应象大论》。
⑪徒:副词,只,仅仅。
⑫太极:中国古代哲学用语,指衍生万物的本原。
⑬《通书》:即《周子通书》,北宋周敦颐著。《正蒙》:北宋张载著。
⑭寻:探求。指归:主旨。
⑮五性感动:五行属性中火性恒动。
⑯阴道虚:指人体的精血阴气最易损耗。

『按语』

本段介绍了丹溪对刘、张、李三家之论,"去其短而用其长""复参之以太极之理""贯穿《内经》之言",而形成"相火易动"和"阳有余阴不足"二论的过程。

『原文』

其论相火有曰:阳动而变,阴静而合,而生水火木金土。然火有二焉,曰君火,曰相火。君火者,人火也;相火者,天火也。火内阴而外阳,主乎动者也。

故凡动皆属火。以名而言，形质相生，配于五行，故谓之君；以位而言，生于虚无，守位禀命，故谓之相。天生物恒于动，人有此生，亦恒于动。然其所以恒于动者，皆相火助之也。见于天者，出于龙雷则木之气，出于海则水之气也；具于人者，寄于肝肾二部，肝属木而肾属水也。胆者肝之府，膀胱者肾之府，心胞络者肾之配，三焦以焦言，而下焦司肝肾之分，皆阴而下也。天非此火不能生，人非此火不能以有生。天之火虽出于木，而皆本乎地，故雷非伏，龙非蛰，海非附于地，则不能鸣，不能飞，不能波也。鸣也，飞也，波也，动而为相火者也。肝肾之阴，悉具相火，人而同乎天也。

或曰：相火天人所同，东垣何以指为元气之贼？又谓火与元气不两立，一胜则一负，然则如之何而可使之无胜负乎？曰：周子①曰：神发知矣。五性感动而万事出，五者之性，为物所感，不能不动。谓之动者，即《内经》五火②也。相火易动，五性厥阳之火，又从而扇之，则妄动矣。火既妄动，则煎熬真阴，阴虚则病，阴绝则死。君火之气，《经》以暑与热言之；而相火之气，则以火言。盖表其暴悍酷烈，有甚于君火也。故曰相火元气之贼。周子曰：圣人定之以中正仁义而主静。朱子亦曰：必使道心常为之主，而人心每听命焉，此善处乎火者也。人心听命于道心，而又能主之以静，彼五火将寂然不动。而相火者，惟有扶助造化，而为生生不息之运用尔。夫何元气之贼哉！

或曰：《内经》相火注，言少阴少阳矣，未尝言及厥阴太阳，而吾子言之，何也？曰：足太阳少阴，东垣尝言之，治以炒柏，取其味辛，能泻水中之火。戴人亦言胆与三焦，肝与胞络，皆从火治，此历指龙雷之火也。余以天人之火皆生于地，如上文所云者，实广二公之意耳。

或曰：《内经》言火者非一，往往于六气中见之，而言脏腑者未之有也。二公岂他有所据耶？曰：《经》以百病皆生于风寒暑湿燥火之动而为变者。岐伯历指病机一十九条，而属火者五，此非相火为病之出于脏腑者乎？考之《内经》，诸热瞀瘈，则属之火；诸狂燥越，则属之火；诸病胕肿，痛酸惊骇，则属之火。又《原病式》曰：诸风掉眩，属于肝火之动也；诸风膹郁病痿，属于肺火之升也；诸湿肿满，属于脾火之胜也；诸痛痒疮疡，属于心火之用也。是皆火之为病，出于脏腑者然也。噫！以陈无择之通达，犹以暖识论君火，日用之火论相火，是宜后人之聋聩哉！

『注释』

①周子：指周敦颐，北宋哲学家，宋明理学的创始人之一。本句意引自著《太极图说》。

②《内经》五火：指心火、肝火、脾火、肺火和肾火。

『按语』

本段是丹溪的明论之一，他在前人有关相火论的基础上，又参照理学的观点，对相火的天人正邪做了系统的论述，确定了相火恒动、无欲而静、相火妄动为贼邪等重要的学说，为后世所遵循。

『原文』

其论阳有余阴不足，有曰：人受天地之气以生，天之阳气为气，地之阴气为血。然气常有余，而血常不足，何为其然也？天，大也，为阳，而运于地之外；地，居天之中，为阴，而天之大气举之。日，实也，属阳，而运于月之外；月，缺也，属阴，而禀日之光以为明者也。则是地之阴已不胜夫天之阳，月之阴亦不敌于日之阳。天地日月尚然，而况于人乎！

故人之生，男子十六岁而精通，女子十四岁而经行。是有形之后，犹有待于乳哺水谷之养，而后阴可与阳配成乎人，而为人之父母。古人必近三十、二十而后嫁娶者，可见阴气之难于成，而古人之善于保养也。钱仲阳①于肾有补而无泻，其知此意者乎！

又按《礼记》注曰：人惟五十，然后养阴者有以加②。《内经》年至四十，阴气自半，而起居衰矣。男子六十四岁而精绝，女子四十九岁而经断。夫以阴气之成，止为三十年之运用，而竟已先亏，可不知所保养也。《经》曰：阳者，天也，主外；阴者，地也，主内。故阳道实，阴道虚。斯言岂欺我哉！

或曰：远取诸天地日月，近取诸男子之身，曰有余，曰不足，吾已知之矣。人在气交之中，今欲顺阴阳之理，而为摄养之法，如之何则可？曰：主闭藏者，肾也；司疏泄者，肝也。二脏皆有相火，而其系上属于心。心，君火也。为物所感，则易于动，心动则相火翕然③而随。圣贤教人收心养心，其旨深矣。

天地以五行更迭衰旺而成四时，人之五脏六腑，亦应之而衰旺。四月属巳，五月属午，为火不旺。火为肺金之夫，火旺则金衰。六月属未，为土大旺，土为水之夫，土旺则水衰。况肾水尝藉④肺金为母，以补助其不足。古人于夏月必独宿而淡味，兢兢业业，保养金水二脏，正嫌⑤火土之旺尔。《内经》又曰：冬藏精者，春不病温。十月属亥，十一月属子，正元气潜伏闭藏，以养其本然之真，而为来春升动发生之本。若于此时，不恣欲以自戕⑥，至春升之际，根本壮实，气不轻浮，尚何病之可言哉！

『注释』

①钱仲阳：即钱乙，宋代著名儿科学家，字仲阳。首创脏腑辨证，对后世中医理论的发展影响巨大。著有《小儿药证直诀》。
②有以：能够。加：超过。
③翕然：一致的样子。
④藉：凭借，依靠。
⑤嫌：憎恶。
⑥自戕：自我残害。

『按语』

本段亦为丹溪的明论之一，与相火论相辅相成。本段从天地日月类比来论证日为阳有余，月为阴不足；又从人体的生长壮老生命过程及人受各种情欲影响，扰动相火，加重阴血不足来论证人体阴气难成易亏，阳气常有余，故得出人体阴血常不足，阳气常有余的学术观点。

『原文』

于是翁之医益闻，四方以病来迎者，遂辐辏①于道，翁咸往赴之。其所治病凡几，病之状何如，施何良方，饮何药而愈，自前至今，验者何人，何县里、主名，得诸②见闻，班班可纪③。

浦江郑义士病滞下④，一夕忽昏仆，目上视，溲注⑤而汗泻。翁诊之，脉大无伦⑥，即告曰：此阴虚阳暴绝也。盖得之病后酒且内⑦，然吾能愈之。急命治人参膏，而且促灸其气海⑧。顷之手动，又顷而唇动。及参膏成，三饮之苏矣⑨。其后服参膏尽数斤，病已。

天台周进士病恶寒，虽暑亦必以绵蒙其首，服附子数百⑩，增剧。翁诊之，脉滑而数，即告曰：此热甚而反寒也。乃以辛凉之剂，吐痰一升许⑪，而蒙首之绵减半。仍用防风通圣饮⑫之，愈。周固喜甚。翁曰：病愈后，须淡食以养胃，内观⑬以养神，则水可生，火可降，否则附毒⑭必发，殆不可救。彼不能然，后告疽发背死。

『注释』

①辐辏：车辐集中于轴心。喻指聚集。

②诸：兼词，之于。
③班班：亦作"斑斑"，明显的样子。纪：通"记"，记载。
④滞下：痢疾。
⑤溲注：小便失禁。
⑥伦：次序。
⑦内：行房事。讳饰修辞格。
⑧气海：任脉穴，位于前正中线上，脐下一寸半。
⑨三饮之苏矣：三次让他服药才苏醒。饮：使动用法，让……饮服。
⑩百："日"的讹字。《格致余论》作"日"，可证。
⑪吐痰一升许：即"吐一升许痰"，定语后置。许：表示约数，左右。
⑫饮：使动用法，使……饮服。
⑬内观：即内视，道家的修养方法之一。谓不观外物，绝念无想。
⑭附毒：附子的毒性。

『原文』

浙省平章，南征闽粤还，病反胃，医以为可治。翁诊其脉，告曰：公之病不可言也。即出，独告其左右①曰：此病得之惊后而使内，火木之邪相挟，气伤液亡，肠胃枯损，食虽入而不化，食既不化，五脏皆无所禀，去此十日，死。果如言。

郑义士家一少年，秋初病热，口渴而妄语，两颧火赤，医作大热治。翁诊之，脉弱而迟，告曰："此作劳后病温，惟当服补剂自已。今六脉皆搏手，必凉药所致。"竟以附子汤啜②之，应手而瘥③。

浙东宪幕傅氏子，病妄语，时若有所见，其家妖之。翁切其脉，告曰：此病痰也，然脉虚弦而沉数，盖得之当暑饮酸，又大惊。傅曰：然！尝夏因劳而甚渴，恣饮梅水一二升，又连得惊数次，遂病。翁以治痰补虚之剂处之，旬浃④愈。

里人陈时叔病胀，腹如斗，医用利药转加。翁诊之，脉数而涩，告曰：此得之嗜酒。嗜酒则血伤，血伤则脾土之阴亦伤，胃虽受谷，不能以转输，故阳升阴降而否矣。陈曰：某以嗜酒，前后溲⑤见血者有年。翁用补血之剂投之，验。

权贵人以微疾来召，见翁至，坐中堂⑥自如。翁诊其脉，不与言而出。使诘之，则曰：公病在死法中，不出三月，且入鬼录，顾⑦犹有骄气耶！后果如期死。

一老人病目无见，使来求治。翁诊其脉微甚，为制人参膏饮之，目明如常时。后数日，翁复至，忽见一医在庭炼礞石，问之，则已服之矣。翁愕然曰：此病得之气大虚，今不救其虚，而反用礞石，不出此夜必死。至夜参半，气奄奄不相属⑧

而死。

一男子病小便不通，医治以利药⑨，益甚。翁诊之，右寸颇弦滑，曰：此积痰病也，积痰在肺。肺为上焦，而膀胱为下焦，上焦闭则下焦塞，辟如滴水之器⑩，必上窍通，而后下窍之水出焉。乃以法大吐之，吐已，病如失。

一妇人病不知，稍苏，即号叫数四而复昏。翁诊之，肝脉弦数而且滑，曰：此怒心所为，盖得之怒而强酒也。诘之，则不得于夫，每遇夜，引满自酌解其怀。翁治以流痰降火之剂，而加香附以散肝分之郁，立愈。

一女子病不食，面北卧者且半载，医告术穷。翁诊之，肝脉弦出左口，曰：此思男子不得，气结于脾故耳。叩之，则许嫁，夫入广且五年。翁谓其父曰：是病惟怒可解，盖怒之气击而属木，故能冲其土之结。今第触之使怒耳。父以为不然。翁入而掌其面者三，责以不当有外思，女子号泣大怒，怒已进食。翁复潜⑪谓其父曰：思气虽解，然必得喜，则庶不再结。乃诈以夫有书，且夕且归。后三月，夫果归而病不作。

一妇人产后，有物不上如衣裾⑫，医不能喻。翁曰：此子宫也，气血虚，故随子而下。即与黄芪当归之剂，而加升麻举之，仍用皮工⑬之法，以五倍子作汤洗濯⑭，皴其皮⑮。少选⑯，子宫上。翁慰之曰：三年后可再生儿，无忧也。如之。

一贫妇寡居病癞⑰，翁见之恻然⑱，乃曰：是疾世号难治者，不守禁忌耳。是妇贫而无厚味，寡而无欲，庶几⑲可疗也。即自具⑳药疗之，病愈后复投四物汤数百，遂不发动。

『注释』

①左右：周围的人，身边的人。

②啜（chuò 辍）之：使之饮。

③瘥（chài）：病愈。

④旬浃（jiā 夹）：亦作"浃旬"，满十天。

⑤前后溲：指大小便。

⑥中堂：正室。

⑦顾：副词，不过。

⑧属：连续。

⑨利药：通利小便的药物。

⑩辟如：譬如，比如。辟：通"譬"。滴水之器：古代的计时器，名漏壶，刻漏。

⑪潜：暗中。

⑫裾（jū 居）：衣服的大襟。
⑬皮工：制皮革的人。
⑭洗濯（zhuó 卓）：此处指浸洗。濯：洗。
⑮皴：皱缩。皮：指子宫的表面。
⑯少选：一会儿。
⑰癞：此处指麻风病。
⑱恻然：同情，怜悯。
⑲庶几：或许。
⑳具：准备。

『按语』

作者引用了大量的病案来说明丹溪翁诊治疾病的神奇效验，其中气、血、痰、郁四字为其治病的总纲。

『原文』

　　翁之为医，皆此类也。盖①其遇病施治，不胶②于古方，而所疗皆中。然于诸家方论，则靡③所不通。他人靳靳④守古，翁则操纵取舍⑤，而卒与古合。一时学者咸声随影附，翁教之亹亹⑥忘疲。一日，门人赵良仁问太极之旨，翁以阴阳造化⑦之精微与医道相出入者论之，且曰：吾于诸生中，未尝论至于此。今以吾子⑧所问，故偶及之，是盖以道相告，非徒以医言也。赵出，语人曰：翁之医其始橐籥⑨于此乎！

　　罗成之自金陵来见，自以为精仲景学。翁曰：仲景之书，收拾⑩于残篇断简之余，然其间或文有不备，或意有未尽，或编次之脱落，或义例之乖舛⑪，吾每观之，不能以无疑。因略摘疑义数条以示。罗尚未悟。及遇治一疾，翁以阴虚发热，而用益阴补血之剂疗之，不三日而愈。罗乃叹曰：以某之所见，未免作伤寒治。今翁治此，犹以芎归之性辛温，而非阴虚者所宜服，又况汗下之误乎！

　　翁春秋⑫既高，乃徇⑬张翼等所请，而著《格致余论》《局方发挥》《伤寒辨疑》《本草衍义补遗》《外科精要新论》诸书，学者多诵习而取则焉⑭。

『注释』

①盖：连词，表原因，因为。

②胶：拘泥。
③靡（mǐ 米）：无指代词，没有什么内容。
④靳靳（jìn 进）：固执、坚持的样子。
⑤操纵取舍：意为治疗时灵活变通，运用自如。操纵：本谓收与放，引申为掌握。
⑥亹亹（wěi 伟）：勤勉不倦的样子。
⑦造化：天地自然界创作化育万物。
⑧吾子：你。
⑨橐籥（tuó yuè 驼月）：古代冶炼时用以鼓风吹火的装置，犹今之风箱。比喻本源。
⑩收拾：收集。
⑪乖舛：错乱。
⑫春秋：年纪，年数。
⑬狥：同"徇"，依从。
⑭取则焉：从中取法。焉：兼词，于之，从书中。

『按语』

本段总括上文，认为丹溪翁治病的神奇之处在于灵活应用古方又符合古法，同时还介绍了其著述情况。

『原文』

翁简悫贞良①，刚严介特②，执心以正③，立身以诚④，而孝友之行，实本乎天质。奉时祀也⑤，订其礼文⑥而敬泣之；事母夫人⑦也，时其节宣⑧以忠养之。宁歉于己，而必致丰于兄弟；宁薄于己子，而必施厚于兄弟之子。非其友不友，非其道不道⑨。好论古今得失，慨然有天下之忧。世之名公卿⑩，多折节下之⑪，翁谓直陈⑫治道，无所顾忌。然但语及荣利事，则拂衣⑬而起。与人交，一以三纲五纪为去就⑭。尝曰：天下有道，则行有枝叶；天下无道，则辞有枝叶⑮。夫行，本也；辞，从而生者也。苟见枝叶之辞，去本而末是务⑯，辄怒溢颜面，若将浼⑰焉。翁之卓卓⑱如是，则医又特⑲一事而已。然翁讲学行事之大方⑳，已具吾友宋太史濂所为翁墓志㉑，兹故不录。而窃录其医之可传者为翁传㉒，庶㉓使后之君子得以互考焉。

『注释』

①简悫（què 确）贞良：品行简朴、恭谨朴实、坚贞、善良。
②刚严：刚毅严肃。介特：孤高，不随流俗。
③执心以正：意为把正直当作做人的标准。执心：秉性。
④立身以诚：把真诚当作处世为人的准则。立身：处世，为人。
⑤时祀：四时的祭祀。
⑥礼文：指礼乐仪制。
⑦事：侍奉，奉养。母夫人：对母亲的尊称。
⑧时其节宣：使母亲的饮食起居按时。节宣：指养生之道。
⑨非其……不道：不是那种志同道合的友人不去结交，不是正当的道理不去谈论。"不友"的"友"：活用作动词，结交。"不道"的"道"：用作动词，谈论。
⑩公卿：三公九卿。此处指高官。
⑪折节下之：降低身份向他请教。
⑫直陈：直率地陈述。
⑬拂衣：犹"拂袖"，形容激愤的样子。
⑭三纲五纪：即三纲五常，封建社会的伦理道德准则。君臣、父子、夫妻为三纲，仁、义、礼、智、信为五常。去就：犹"取舍"。
⑮行：行动。辞：言辞，此处指浮夸空谈。二句为借喻修辞格。
⑯末是务：即"务末"，追求末节。宾语前置。
⑰浼（měi 每）：被玷污。
⑱卓卓：超群不凡的样子。
⑲特：只是。
⑳大方：大略，大概。
㉑具：记载，收录。宋太史濂：即明初文学家宋濂，因他主修《元史》，故称太史。
㉒窃：私下。谦辞。医之可传者：即"可传之医"，可以传扬的医学事迹。
㉓庶：副词，希望。

『按语』

本段赞扬他在孝、友、为人处世等方面的高尚品德。

『原文』

论①曰：昔汉严君平②，博学无不通，卖卜③成都。人有邪恶非正之问，则依蓍龟为陈其利害④。与人子言，依于孝；与人弟言，依于顺；与人臣言，依于忠。史称其风声气节⑤，足以激贪而厉俗⑥。翁在婺得道学之源委⑦，而混迹⑧于医。或以医来见者，未尝不以葆精毓神⑨开其心。至于一语一默，一出一处⑩，凡有关于伦理者，尤谆谆训诲，使人奋迅感慨激厉之不暇⑪。左丘明有云：仁人之言，其利溥⑫哉！信⑬矣。若翁者，殆古所谓直谅多闻之益友⑭，又可以医师少⑮之哉？

『注释』

①论：评论。史传后所附的评论、赞誉。
②严君平：原姓庄，名遵，字君平，西汉蜀郡（今成都）人。后人避汉明帝讳改庄为严，于是将其称为严君平。
③卖卜：以占卜为业。严君平卖卜于成都街头，以忠孝仁义教人，终身不仕。
④蓍（shī 师）龟：蓍草和龟甲，古代占卜用物。这里指占卜的结果。利害：偏义复词，义偏于"害"，危害。
⑤风声：声望、声誉。气节：志气节操。
⑥激贪而厉俗：抑制贪婪之风，劝勉良好的世俗。厉："励"的古字。下文"激厉"的"厉"同此。
⑦源委：指水的发源和支流。引申为事情的本末。
⑧混迹：亦作"混跡"。谓使行踪混杂在大众间，有隐身不露的意思。此处指隐身医林。
⑨葆精毓（yù 欲）神：保养真精，养育神气。葆：通"保"。毓：养育。
⑩一：或。出：做官。处：隐居。
⑪奋迅：精神振奋，行动迅速。感慨：此处指情绪高涨昂扬。不暇：来不及。
⑫溥（pǔ 普）：广大。
⑬信：确实。
⑭直：正直。谅：诚实可信。
⑮少：轻视。

『按语』

本段以"论"作结，对丹溪虽以医为业，却像西汉隐士严君平那样关心世道风化人伦，给予高度评价。文终以"又可以医师少之哉"反诘结尾，发人深省。

『原文』

上杨楚玉类集《心法》，中间水肿、虚肿、痛风、肢节痛、麻木、妇人小便不通等证，文多重出，又取别论附于其间。虽能补其缺略，不免混淆难别致丹溪主病之旨不明。王季㺹因正论及附论中方未备载，又作附录。如梦遗椿树根丸、淋证六味地黄丸、妇人三补丸等，不录丹溪原方，却于他书取方名相同增入，药味与病悬隔。充恐用者不察，反致有误，今以丹溪原论，考订遗误，录于症首，次附戴元礼辨证，次录正方，以见正法不杂，其附论不去，题曰附录，用存编者之意也。复尽载附论中方，题曰附方，恐人妄去取也，庶几明白。又增入外科倒仓等法，以翼其未备，观者详焉。

成化庚子花朝日[①]程充识

『注释』

①花朝日：旧俗以农历二月十五日为"百花生日"，故称此日为花朝节、花朝日。

『按语』

本段补叙杨楚玉类、王季㺹集《心法》之不足，详述本书著述体例。

附 录

一、原 书 目 录

十二经见证
不治已病治未病
亢则害承乃制
审察病机无失气宜
能合色脉可以万全
治病必求于本
卷一
  中风一
    肥人中风口㖞方
    妇人左瘫方
    瘫左方
    体肥中风方
    二陈汤
    稀涎散
    通顶散
    八味顺气散
    乌药顺气散
    星香汤
    省风汤
    小省风汤
    小续命汤
    家宝丹
    如神救苦散
    大秦艽汤

    三化汤
    愈风汤
    四白丹
    二丹丸
    泻青丸
    天麻丸
    藿香正气散
    地仙丹
    活络丹
    不卧散
    子和搜风丸
    润肠丸
  中寒二 附伤寒、伤风
    理中汤
    桂枝汤
    四逆汤
    三建汤
    霹雳散
    姜附汤
    消风百解散
  中暑三 附暑风、注夏
    暑渴方
    生脉汤
    黄龙丸

却暑散
香薷饮
黄连香薷饮
大顺散
十味香薷饮
清暑益气汤
天水散
五苓散
人参白虎汤
桂苓甘露饮
缩脾饮
冷香饮子
黄连解毒汤

中湿四
羌活胜湿汤
防己黄芪汤
三花神佑丸
舟车丸

瘟疫五　附大头天行病
入方
又方
又方时病
治大头方
作人中黄法
漏芦汤
消毒丸
洁古雄黄丸

火六
左金丸
东垣泻阴火升阳汤
升阳散火汤
地骨皮散

卷二

斑疹七
调中汤
消毒犀角饮子
通圣散
玄参升麻汤
化斑汤
大建中汤

疟八
入方
又方
截疟常山饮
治疟母方
治疟寒热头痛方
治疟病发渴方
截疟青蒿丸
截疟方
疟疾后方
清脾汤
七枣汤
驱疟饮
山甲汤
四兽饮
六和汤
秘方清脾丸
红丸子
草果饮子
人参养胃汤
参苏饮
柴胡桂姜汤
小柴胡汤
白虎加桂枝汤
小柴胡加桂汤

桂枝加黄芪知母石膏汤
大柴胡汤
白芷石膏三物汤

痢九
　入方
　又二方
　治白痢
　治赤痢
　又五方
　胃风汤
　噤口痢
　戴人木香槟榔丸
　调胃承气汤
　大承气汤
　小承气汤
　防风芍药汤
　神术散
　苍术防风汤
　败毒散
　神芎导水丸
　和中丸
　圣饼子
　苏感丸
　《宣明》玄青膏
　《保命集》四物汤
　　浆水散
　　升阳益胃汤
　　曲芎丸
　《机要》白术芍药汤
　　钱氏白术散
　　黄连阿胶丸
泄泻十
　老人脾泄方

治痛泄方
止泄方姜曲丸
又二方
清六丸
大已寒丸
八味汤
香连丸
升阳除湿汤
戊己丸
胃苓汤
术附汤
感应丸
酒蒸黄连丸
五味子散
椒附丸
二神丸

燥结十一
　入方
　导滞通幽汤
　润燥汤
　活血润燥丸
　半硫丸
　麻仁丸
　脾约丸

霍乱十二
　加味二陈汤
　又方
　六和汤
　通脉四逆汤
　木瓜汤

痰十三
　青礞石丸
　又方

润下丸 劫喘药
又三方 分气紫苏饮
中和丸 神秘汤
又方 四磨汤
导痰汤 三拗汤
千缗汤 小青龙汤
小胃丹 华盖散
治酒痰 九宝汤
治郁痰 《活人书》五味子汤
导痰丸 咳嗽十六　附肺痿、肺痈
茯苓丸 入方
又二方 清化丸
久吐痰喘 又四方
黄连化痰丸 治妇人方
白玉丸 治风热痰嗽方
黄瓜蒌丸 治劳嗽吐红
又二方 嗽血方
抑痰丸 嗽烟筒
清膈化痰丸 定嗽劫药
搜风化痰丸 又方
坠痰丸 青金丸
治湿痰二方 清金丸
祛风痰行浊气 清化丸
上焦风痰 又二方
痰气方 苍莎丸
利膈化痰丸 人参清肺散
清痰丸 海藏紫菀散
哮喘十四 知母茯苓汤
入方 桔梗汤
治哮治积方 团参饮子
紫金丹 劳瘵十七
喘十五 入方
　痰喘二方 莲心散

乐令建中汤
黄芪鳖甲散
清骨散
葛可久治劳法
十灰散
又方
独参汤
保和汤
保真汤
太平丸
消化丸
润肺膏

吐血十八
　二黄补血汤
　又二方
　四生丸
　大阿胶丸
　犀角地黄汤
　桃仁承气汤
　荆芥散
　小建中汤

咳血十九
　入方
　黄芪散
　茯苓补心汤

呕血二十
　呕血二方
　保命生地黄散

咯血二十一　附痰涎血
　痰中血四方
　治咯血四方
　天门冬丸

衄血二十二

河间生地黄散
又方
茜根散
黄芪芍药汤
止衄散
芎附饮
又法

溺血二十三
　小蓟饮子
　许令公方
　当归承气汤
　胶艾汤
　鹿茸丸
　辰砂妙香散
　瑞竹堂蒲黄散

下血二十四
　入方
　又二方
　槐花散
　又六方
　乌梅丸
　黄连丸
　黑神散

肠风脏毒二十五
　七方
　蒜连丸
　又方
　不换金正气散
　芎归汤
　枳壳散
　小乌沉汤

痔疮二十六
　入方

熏洗方
治诸痔
清心丸
清凉饮
槐角丸
猬皮丸
猪甲散
芎归丸
干葛汤
橘皮汤
熏洗方四方
地黄丸
熏痔三方
翻花痔

漏疮二十七
黄连散
猪肾丸
乳香丸
生地黄膏
蛇蜕散
熏漏疮方
洗漏疮方
久瘘方
漏疮
又方

卷三

脱肛二十八
香荆散
又二方

呕吐二十九
理中加丁香汤
《活人》生姜橘皮汤
《济生》竹茹汤

加味二陈汤
吐虫呕方

恶心三十
大半夏汤
小半夏茯苓汤

咳逆三十一
橘皮干姜汤
生姜半夏汤
阴证咳逆
人参白术汤
羌活附子汤
橘皮竹茹汤
小半夏茯苓汤
木香调气散

翻胃三十二
四方
烧针丸
枣肉平胃散

吞酸三十三　附嗳气
入方
曲术丸
加味平胃散
治嗳气方

痞三十四
入方
玉液方
加味补中益气汤
枳实消痞丸
橘皮枳术丸
枳术丸

嘈杂三十五

伤食三十六
治气抑痰倦不思食

治心腹膨
治吃面伤
补脾丸
加味二陈汤
红丸子

疸三十七
　小温中丸
　大温中丸
　茵陈蒿汤
　栀子大黄汤
　硝石矾石散
　瓜蒂散
　茵陈五苓散
　《济生》茵陈汤
　《济生》谷疸丸
　《三因》白术汤
　《三因》当归白术汤
　《济生》五苓散
　《济生》葛根汤
　《济生》黄芪散

水肿三十八
　加味五皮散
　疏凿饮子
　大橘皮汤
　十枣丸
　又方
　严氏实脾散
　禹功散
　加味枳术汤

鼓胀三十九
　中满分消丸
　广茂溃坚汤
　紫苏子汤

人参芎归汤
禹馀粮丸
抵挡丸
绀珠木香槟榔丸

小便不通四十
　草密汤
　蒲黄汤
　又七方

小便不禁四十一
　秘元丹
　暖肾丸
　《三因》家韭丸

关格四十二

淋四十三
　入方
　地髓汤
　又方
　二神散
　五淋散
　车前子散
　又方
　茯苓调血汤
　沙石淋方
　木香汤
　又四方
　博济方
　又方
　通秘散
　白微散
　发灰散
　沉香散
　又方
　生附汤

八正散　　　　　　　　治手心发热
　　清心莲子饮　　　　　治烦不得眠
　　又三方　　　　　　　治大病后虚热
　　参茯琥珀汤　　　　　湿痰发热
　　灸法　　　　　　　　退劳热
赤白浊四十四　　　　　　火郁汤
　　二方　　　　　　　　神芎丸
　　定志丸　　　　　　恶寒四十八　附面热、面寒
　　半夏丸　　　　　　　升麻加黄连汤
　　萆薢分清饮　　　　　升麻附子汤
　　茯菟丸　　　　　　自汗四十九
　　瑞莲丸　　　　　　　玉屏风散
　　又二方　　　　　　　大补黄芪汤
　　珍珠粉丸　　　　　　调卫汤
　　玄兔丹　　　　　　　温粉
梦遗四十五　附精滑　　　又方
　　入方　　　　　　　　黄芪建中汤
　　妙香散　　　　　　　凉膈散
　　感喜丸　　　　　　盗汗五十
　　温胆汤　　　　　　　当归六黄汤
消渴四十六　　　　　　　黄芪六一汤
　　入方　　　　　　　　又方
　　茯菟丸　　　　　　　正气汤
　　麦门冬饮子　　　　　麦煎散
　　加味钱氏白术散　　　又方
　　地黄饮子　　　　　补损五十一
　　加减八味丸　　　　　大补丸
　　清心莲子饮　　　　　龙虎丸
　　川黄连丸　　　　　　补肾丸
　　玉泉丸　　　　　　　补天丸
　　三黄丸　　　　　　　虎潜丸
发热四十七　附胸中烦热、虚热、虚烦不眠　　补虚丸
　　入方　　　　　　　　汤药

补阴丸七方
三补丸又四方
五补丸
琐阳丸
补心丸
又方
大补丸
济阴丸
十全大补汤
茯神汤
金匮肾气丸
三才封髓丹
八物汤
八味丸
无比山药丸
还少丹
补益肾肝丸
巴戟丸
八味定志丸
海藏大五补丸
补肾丸
小菟丝子丸
十四味建中汤
人参养荣汤
价宝丹
延寿丹
添精补髓丹
滋血百补丸
固精丸
巨胜子丸
如意丸
沉香百补丸
滋肾百补丸

明目益肾丸
固真丸
地芝丸
黄连茯苓丸
延生护宝丹
柏子仁丸
八物肾气丸
延龄丹
肉苁蓉丸
益寿地仙丹
秘真丸

六郁五十二
六郁方
越鞠丸

内伤五十三
补中益气汤
枳术丸

积聚痞块五十四
消块丸
三圣膏
琥珀膏
又三方
治血块丸三方
保和丸二方
阿魏丸
小阿魏丸①
又阿魏丸②
佐脾丸
小温中丸二方
枳实丸
大温中丸
乌梅丸
备急丸

治吐虫积方
大七气汤
散聚汤
香棱丸
龙荟丸

脚气五十五　附足跟痛
防己饮
又方
健步丸
又方
湿热脚气方
脚软筋痛
应痛丸
又二方
六物附子汤
当归拈痛汤
除湿丹
东垣开结导饮丸
麻黄左经汤
五积散
大黄左经汤
东垣羌活导滞汤

卷四

痿五十六
健步丸
清燥汤

厥五十七　附手足十指麻木
调气散
平胃散
四七汤

痉五十八
葛根汤
桂枝加葛根汤

痫五十九
续命汤
古方三痫丸
《本事》人参散
宁神丹
东垣安神丸

癫狂六十
二方

惊悸怔忡六十一
入方
养心汤
宁志丸
朱雀丸
加味四七汤
朱砂安神丸

健忘六十二
归脾汤
定志丸

痛风六十三　附肢节痛
入方
白浊痛风方
臂痛方
二妙散
趁痛散
八珍丸
四妙散
又方
治骨节痛方
又方
治食积肩腿痛
控涎丹
龙虎丹
乳香丸

疠风六十四 附身上虚痒
　醉仙散
　再造散
　黄精丸
　又方
　治麻风脉大而虚
　治麻风二方
　凌霄花散
　东坡四神丹
　浮萍散
　《局方》升麻汤
　身上虚痒方
　又方

缠喉风喉痹六十五 附咽痛、咽疮
　雄黄解毒丸
　润喉散
　又方

头风六十六
　入方四方
　瘦人搐药
　头痒风屑发黄方
　一粒金搐鼻方
　治头风
　头风鼻塞方
　消风散
　茶调散
　三五七散

头眩六十七
　头晕方
　香橘饮
　白附子丸
　人参前胡汤
　芎术除眩散
　茯苓桂枝白术甘草汤
　正元散
　黑锡丹

头痛六十八
　清空膏
　安神汤
　彻清膏
　顺气和中汤
　不卧散
　半夏白术天麻汤
　治头痛
　治头痛连眼痛
　治头痛如破

眉框痛六十九
　入方二方
　选奇方
　生熟地黄丸
　芎辛汤
　四神散

心脾痛七十
　入方八方
　脉涩心脾常痛方
　死血痛方
　痰饮痛方
　草豆蔻丸
　丁香止痛散
　失笑散
　二姜丸
　扶阳助胃汤
　乌梅丸

胁痛七十一
　小龙荟丸
　当归龙荟丸

抑青丸

推气散

枳芎散

十枣汤

腹痛七十二　附腹中窄狭、绞肠沙

　入方

　小建中汤

腰痛七十三　附肾著

　入方四方

　摩腰膏

　青娥丸

　独活寄生汤

　治腰疼方

　肾著汤

　渗湿汤

疝痛七十四　附木肾、肾囊湿疮

　入方

　守效丸

　又二方

　橘核散

　又二方

　肾气方

　积疝方

　又三方

　疝痛块痛方

　治木肾二方

　治小肠气又木肾偏坠

　肾囊湿疮三方

耳聋七十五

　入方三方

　《和剂》流气饮

　桂星散

　地黄丸

益智散

芎芷散

耳鸣方

耳鸣暴聋方

蔓荆子散

又二方

盯耳方

耳烂方

桃花散

滚痰丸③

鼻病七十六

　入方二方

　治鼻中息肉

　治鼻渊

　白龙丸

　又三方

　铅红散

　轻黄散

眼目七十七

　神效七宝膏

　烂眶眼方

　生熟地黄丸

　病眼方

　泻热黄连汤

　上清散

　东垣熟干地黄丸

口齿七十八

　入方

　治满口白烂

　黑参丸

　柳花散

　增损如圣汤

　甘桔散

治牙痛六方
固齿方
刷牙药
破滞气七十九　附气刺痛、诸气
《和剂》七气汤
《三因》七气汤
《指迷》七气汤
加减七气汤
流气饮子
《和剂》流气饮
大七气汤
分心气饮二方
分心气饮真方
苏子降气汤
三和散
蟠葱散
治气六合汤
分气紫苏饮
木香化滞散
聚香饮子
沉香降气汤
乌药平气散
复元通气散
手拈散
枳壳煮散
盐煎散
东垣升阳顺气汤
分气紫苏饮
鸡舌香散
大玄胡汤
化气散
东垣木香顺气散
匀气散

顺气木香散
快气散
异香散
化气汤
降气汤
木香化滞汤
脾胃八十　附胃风
调中益气汤
四君子汤
六君子汤
胃苓汤
参苓白术散
治中汤
丁沉透膈汤
五膈宽中散
枳缩二陈汤
八珍汤
凝神散
瘿气八十一　附结核
入方
结核三方
跌扑损伤八十二
撷扑二方
接骨散
又方
破伤风八十三
入方
天麻丸
元戎破伤风方
诸疮痛八十四　附天泡疮、冻疮
入方四方
一上散
郭氏升麻牛蒡子散

升麻和气饮
当归饮子
天疱疮方
冻疮方

卷五

痈疽八十五
乳痈七方
附骨痈方
环跳穴痈方
铁围散
围药
围药铁井栏
隔皮取脓法
骑马痈方二方
敷疽疖方
肛门生疖方
取朽骨方
便毒三方
消毒饮
内托复煎散
内疏黄连汤

疔疬八十六
入方
保生挺子
神圣膏
千金托里散
破棺丹
太乙膏
克效散
东垣升阳调经汤

金汤疳癣诸疮八十七
金疮四方
火烧三方

臁疮五方
杖疮三方
癣疮四方
下疳疮二方
冰霜散
圣粉方
下疳疮洗药

妇人八十八
入方三方
四物汤
经事过期方
交加地黄丸
当归散
琥珀散
通经丸
红花当归散

崩漏八十九
小蓟汤
荆芥散
又方
如圣散
凉血地黄汤

带下九十
入方六方
结瘀白带方
固肠丸
又三方
戴人玉烛散

产前九十一
入方固胎
束胎丸
达生散
又方

安胎方
恶阻方
子肿方
《三因》鲤鱼汤
参术饮
胎动方
胶艾汤
难产方
催生方
天麻丸
催生如圣散
又四方
胞衣不下方

产后九十二
产后补虚方
产后消血块方
又三方
独行丸
参术膏
清魂散
黑神散

子嗣九十三　附断子法
小儿九十四
黑龙丸
惊热方
牛黄夺命散
胡黄连丸
五积丸
乌犀丸
黄龙丸
肥儿丸
食积方二方
集圣丸

大芦荟丸
褐丸子
子热方
风痰方
白附丸
紫金泥
腹痛方
腹胀方二方
吐泻黄疸方
痢疾方二方
斑疹方
口糜方四方
龟胸方
夜啼方二方
钩藤散
脱肛脱囊方二方
木舌方
咯血方
尿血方
吃泥方
又方
解颅方
吐蛔方
钱氏白术散
口噤方
秃头方三方
头疮方四方
脐肿方
天火丹方
赤溜方
月蚀疮方
鼻赤方
辛夷膏

疟疾痞块方
痘疮九十五
　解痘疮毒方二方
　痘疮敷药方
　犀角地黄汤
　人参败毒散
　紫草饮子
　百祥丸
　宣风散
　惺惺散
　参苏饮
　人参羌活散
　升麻葛根汤
　化毒汤
　加味四圣散
　紫草木香汤
　紫草木通汤
　快斑散二方
　丝瓜汤
　大连翘汤
　甘露饮子
　四顺清凉饮
　如圣饮子
　鼠粘子汤
　麻黄黄芩汤
　桔梗枳壳汤
　甘草散
　乌梅汤
　木香理中汤
　独圣散
　又方
　犀角消毒饮
论倒仓法九十六
论吐法九十七
救急诸方九十八
拾遗杂论九十九
秘方一百
附录
　故丹溪先生朱公石表辞
　丹溪翁传

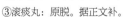

①小阿魏丸：原脱。据正文补。
②又阿魏丸：原脱。据正文补。
③滚痰丸：原脱。据正文补。

二、朱丹溪及其《丹溪心法》理论特色研究

（一）朱丹溪的生平及著作

朱丹溪（公元1281—1358年），名震亨，字彦修，元代婺州义乌（今浙江省义乌市）赤岸人，因其家乡有溪流名丹溪，故被称为"丹溪翁"。金元四大家之一，为"滋阴派"创始人。提出"阳有余而阴不足论"与"相火论"等，倡导滋阴降火之法。此外，对于杂病的治疗亦颇有建树，故王纶在《明医杂著·仲景东垣河间丹溪诸书孰优》中有"杂病用丹溪"之说。

丹溪自幼聪颖好学，日记千言。少年时期，父亲、伯父、叔父均为庸医误治而故去，全家靠母亲戚氏支撑。家境贫寒、家教严格使其形成胸怀正义、敢作敢为之豪迈性格。20岁被推举为里正，处处为民着想，免除官府的苛捐杂税，说服县丞免修岱宗祠。30岁时，因母亲患"脾疼"，"众工束手"，遂刻苦钻研《素问》，历经五载，将母治愈。36岁时，丹溪听闻许文懿（许谦）在八华山所授程朱理学，反思自己，认为"丈夫所学，不务闻道，而唯侠是尚，不亦惑乎？"（宋濂《故丹溪先生朱公石表辞》），遂拜别母亲与妻儿，师从许谦。丹溪学习刻苦，"潜验默察"，深受震动，自觉惭愧，"汗下如雨"。经过四载光阴，逐渐"日有所悟"，心胸开阔，性情温和，学得格物以致知之法，为其日后学习中医打下了方法学基础。受儒家思想的影响及科举制度的恢复（1314年），丹溪参加了两次科举考试，但均以失败告终。适逢妻子因病去世，加之其师许文懿的鼓励："子聪明异常人，其肯游艺于医乎？"（戴良《丹溪翁传》），遂弃儒学医。两年后，治愈许文懿之顽疾，从而声名鹊起。45岁时，闻及刘完素再传弟子罗知悌医术高明、学问精湛，且旁参张从正、李东垣二家之说，故前往求教，"日拱立于其门"，风雨无阻，"蒙叱骂者五七次"，历经三个月，终于用诚心和毅力感动罗知悌，成为其唯一嫡传弟子，被授以刘完素、张从正、李东垣三家之书及医学要旨。学成后回到义乌老家济世救人，不但医术高明而且医德高尚，深受乡民之推崇与爱戴。

丹溪治学严谨，应弟子张翼再三请求，著《格致余论》，共收录医论43篇，被公认为反映丹溪医学思想的代表著。又著《局方发挥》《金匮钩玄》《本草衍义补遗》《伤寒辨疑》《外科精要发挥》等书。另有其门徒及私淑者根据丹溪之学术思想与临证经验进行整理、概括、纂辑而成的论著，如《丹溪心法》《脉因证治》《丹溪治法心要》《丹溪心法附余》《丹溪手镜》《丹溪纂要》《丹溪摘玄》等。

其中,《丹溪心法》流传之广、影响之大,是研究丹溪学术成就的重要依据之一,亦为临床医家必读之书。虽然丹溪儒学造诣深厚,但并无儒学著作,曾言:"义理精微,礼乐制度,吾门师友论著已悉,吾可以无言矣。"(宋濂《故丹溪先生朱公石表辞》)。因此,宋濂明确指出其"故其所述,独志于医为多"。丹溪另著有《宋论》《风水问答》等非医学著作,《宋论》为史学著作,《风水问答》为环境学著作,被收于明代龙山童氏乐志堂编辑刊刻的杂纂类实用小型丛书《奚囊广要》中。

(二)朱丹溪学术思想产生的背景及渊源

1. 时代背景

元朝初期极少举办科举,多采用世袭、恩荫及推举制度,后期下诏恢复科举,主要以程朱理学为考试内容,但是为了保障蒙古人与色目人的利益,汉人的科举考试录取比例非常低,因此许多儒生转而攻医,如张元素、李东垣、王好古、罗天益等均为儒医结合的典范。《新元史》中记载,元代更有"为医师者……亦须通《四书》。务要精通,不精通者禁治,不得行医"的规定。丹溪曾两次参加科举考试,均以落榜而告终。由于理学的盛行,丹溪深受程朱理学清心寡欲、节制声色嗜好、格物致知思想的影响,开启了思考中医的特殊角度。

《局方》是第一部由政府下令编成的成药处方专著,由陈师文、裴宗元等医官参与校正。该书中有很多名方,是一部流传较广、影响较大的临床方书,官府民间皆形成了一种应用《局方》的时俗。由于元代始建之初,行医无任何条件限制,官府徒有考核医生的规定但罕有落实,导致庸医泛滥。加之《局方》"无病源议论,止于各方条述证候,继以药石之分量,修制药迹之法度"(《局方发挥》),当时大多数医家皆盲目、片面地根据临床症状而选用相应方剂,缺乏理论分析,不知辨证施治,而且《局方》中有不少不宜"多服、常服、久服的"香、温、燥药物,因此众多患者被庸医误治乃至失去性命,丹溪的亲人也饱受其害。另外,元代时回回医药传入我国并得以发展,宫廷及民间都十分盛行,然其用药亦多香燥之品,时人滥用导致体内阴液匮乏,而有助火之弊。同时,元朝统治者赋予蒙古人与色目人极大的权利,却让汉族人负担较大的赋税和劳役,故民族压迫和阶级压迫十分沉重,致使百姓生活困苦不堪,忧思郁结,体内化火伤阴实属必然,这也是丹溪滋阴思想产生的重要原因之一。

2. 学术思想的渊源

丹溪认为"《素问》,载道之书也"(《格致余论》序),是医家立论之本。"仲景诸方,实万世医门之规矩准绳也,后之欲为方圆平直者,必于是而取则焉"(《格致余论》)。故在学医之初,即研读了《内经》《难经》《伤寒论》《金匮要略》等经典理论之书，并以此治愈了母亲之病。而当时《局方》盛行，丹溪也曾夜以继日地学习《局方》，继而认识到"操古方以治今病，其势不能尽合，苟将起度量，立规矩，称权衡，必也《素》《难》诸经乎"（戴良《丹溪翁传》）！故《内经》《伤寒论》等经典理论是丹溪学术思想的渊源。

丹溪的老师罗知悌为刘完素之再传弟子，又旁通张从正、李杲二家学说。他对丹溪说："学医之要，必本于《素问》《难经》，而湿热相火，为病最多，人罕有知其秘者。兼之长沙之书，详于外感；东垣之书，详于内伤；必两尽之，治疾方无所憾。区区陈、裴之学，泥之且杀人。"丹溪闻之，坚定了以经典理论为基础的观点，并且对《局方》的疑问烟消云散。罗氏并以刘、张、李诸书传之，"因见河间、戴人、东垣、海藏诸书，始悟湿热相火，为病甚多"（《格致余论》序）。可见丹溪学术观点的形成与罗氏集三家之大成有极大的关系。

戴良《丹溪翁传》言：丹溪"以三家之论，去其短而用其长，又复参之以太极之理，《易》《礼记》《通书》《正蒙》诸书之义，贯穿《内经》之言，以寻其指归"，正是对丹溪学术思想渊源的最好总结。

（三）《丹溪心法》学术思想特点及对后世的影响

1.《丹溪心法》学术思想特点

（1）贯穿《内经》之言，参以儒家之理，而成"阳有余阴不足论"和"相火论"

"阳有余阴不足论"和"相火论"是《内经》医理与儒家思想融会贯通的代表性论述，朱氏除引《周易》外，还引理学家之易学思想用以阐述医学知识。《格致余论》设专篇阐述此学术观点。《丹溪心法》在附录中收载戴良撰写的《丹溪翁传》中基本上将《格致余论》的主要内容收录其中。"阳有余阴不足论"全文以"天人相应"理论为依据，指出"人受天地之气以生，天之阳气为气，地之阴气为血。然气常有余，而血常不足"。即从天地日月类比来论证日为阳有余，月为阴不足；又从人体的生长壮老生命过程及人受各种情欲影响，扰动相火，加重阴血不足来论证人体阴气难成易亏，阳气常有余。故得出人体"阴血常不足，阳气常有余"的学术观点。在前人有关"相火论"的基础上，又参照理学的观点，对相火的天人正邪做了系统的论述，确定了相火恒动、无欲而静、相火妄动为贼邪等重要的学说，为后世所遵循。相火为元气之贼，动则煎熬真阴伤精，在临床治疗方面，丹溪主张补阴精，抑相火，被后人称为"滋阴派"之创始人。在养生方面，提倡收心养心节欲，以防相火妄动，从而达到保养阴精之目的。

（2）临证以"气、血、痰、郁"为纲，不泥专方

丹溪临证重视气、血、痰。"凡病血虚，四物；气虚，四君子；有痰，二陈"。

根据具体病证，加入主病引经之药。对每种病证的认识及治疗原则，不拘泥于一方一药，正如程充所言其师"审察血气实虚，探究真邪强弱""一循活法，不执专方。学人推此求之，则达其蹊径矣"。例如，对于中风，丹溪提出"治痰为先，次养血行血"的治疗大法，"治风之法，初得之即当顺气，及日久即当活血"，重视顺气化痰，尤其善于使用吐法，同时兼顾活血、益气、养血。对于疝气，朱氏认为其根本原因在于气血运行受阻，迫使腹腔内的游离脏器突出于孔窍。

丹溪认为诸病多因痰而生，"痰之为物，随气升降，无处不到"。这里所说的痰，不单指有形之痰，更主要的是指无形之痰。根据其生成原因及临床表现不同，丹溪将痰分为湿痰、热痰、食积痰、风痰、老痰、寒痰等，并详述了各种痰的治则、治法及遣方用药。针对痰之不同特点而有针对性选择药物，如白芥子专治胁下之痰，姜汁、竹沥能祛皮里膜外之痰，黄芩治热痰，海浮石能消顽痰、老痰等宝贵经验，对现代临床仍有重要指导意义。丹溪认为，嘈杂的病机在于痰因火动，当以治痰为先；痫证的病机在于舍空痰聚，迷闷孔窍，治以祛痰为要；眩晕主张"无痰不作眩"，亦以治痰为主；头痛病机仍多主于痰，且明确提出头痛的分经用药；瘿病乃痰湿聚集而成，提出"先须断厚味"以防其助湿生痰；首次提出带下属痰湿，为"胃中痰积流下，渗入膀胱"所致，治疗主张燥湿化痰。

丹溪认为"人身诸病，多生于郁"。情志所伤，失其常度，则气机郁滞，气郁日久，由气及血，变生诸端，引发多种病证，故有气郁、湿郁、痰郁、热郁、血郁、食郁"六郁"之说。六郁之中，又以气郁为先，故治郁以"疏通气机"为总则。创立治郁名方"越鞠丸"，其中苍术燥湿郁，香附理气郁，川芎调血郁，神曲消食郁，栀子清热郁。越鞠丸解诸郁，独无祛痰之药，盖气机流畅，五郁得除，痰郁可随之而解，故方中不另加药。

（3）倡导滋阴降火之法，兼以调养脾胃

受刘完素火热论的影响，丹溪临证主张滋阴降火之法。例如，治疗咳嗽、劳瘵、各种血证、五脏虚损等疾病时，朱丹溪确立了滋阴降火的治疗法则。但受《内经》中"治病必求于本"的影响，丹溪认为"病之有本，变化无穷"，故提出"将以施其疗疾之法，当以穷其受病之源"（见于《丹溪心法·治病必求于本》）之观点，针对各种血证，丹溪主张以滋阴降火、凉血止血法治之，而对于便血则强调"其法不可纯用寒凉药，必于寒凉药中，加辛味为佐"。对于病程较长者则主张用温药，缘于便血多由脾胃虚寒使然。丹溪书并无补损专条，诸补阴药，兼见于各症之下。程充言："丹溪之补，乃滋阴益血之药，与燥烈壮阳之剂，其意天壤悬隔"（《丹溪心法·补损》）。从所列滋阴益血之药可以看出，丹溪治疗虚损重视肝肾，主张滋阴降火。

受李东垣学术思想的影响,《丹溪心法》尤其重视调养脾胃。有学者采用数据挖掘技术探讨《丹溪心法》中的用药规律,发现使用频率较高的中药依次为茯苓、生姜、炙甘草、甘草、陈皮、人参、半夏、白术、当归、川芎。另一学者亦采用方剂计量学发现丹溪临证处方用药使用最多的依次为清热、补气、化痰、理气类药物,且归脾经、胃经药物使用较多。《丹溪心法》中重视脾胃论治的理论阐述不胜枚举。例如,丹溪主张治痰亦特别重视保护胃气,提出"大凡治痰,用利药过多,致脾气虚,则痰易生而多",主张在用吐、下之法治痰时,要时时注意顾护胃气。对于痿证,丹溪认为其病机在于脾虚四肢失养,故当以补脾为要;对于臌胀,则在于"脾虚之甚",强调"理宜补脾",治则当"大补中气行湿";对于水肿,因其"脾虚不能制水",故主张健脾以运水,慎用攻下利药;对于口疮,因脾胃虚弱,不能固守,导致相火上炎于口而生口疮,治当温补脾胃。

(4)增补十二经见证,体现辨经以施治

《丹溪心法》卷首即载"十二经见证",丰富了经脉所病的证候。首次提出了"手足阴阳经合生见证",即同一症状可能与几条经脉有关。其中,循行通过同一部位而出现的合生见证有20条,与脏腑功能失调有关的合生见证有8条,既为经脉循行所过,又与脏腑功能失调密切相关的合生见证有5条。此举深刻体现了丹溪辨经施治的学术思想,完善了经络诊断学内容,对临床治疗具有重要意义。

受"经脉者,所以能决死生,处百病,调虚实"(《灵枢·经脉》)的影响,丹溪继承了张从正"出血者,乃所以养血也"的观点,提出"针法浑是泻而无补,妙在押死其血气则不痛,故下针随处皆可。灸法有补泻火,若补火,艾炷至肉。若泻火,不要至肉,便扫除之"(《丹溪心法·拾遗杂论》)。丹溪认为,针法浑是泻而不补,灸法则可补可泻。例如,"脏寒虚夺者,治以灸焫;脉病挛痹者,治以针刺;血实蓄结肿热者,治以砭石"(《丹溪心法·治病必求于本》),"卒狂言鬼语,针大拇指甲下即止"(《丹溪心法·癫狂》),"腰曲不能伸者,针人中"(《丹溪心法·腰痛》)。

(5)明摄生之理,倡未病而先防

丹溪作为养生专家,以医学与哲学元素探索养生奥秘,创立一套摄生延寿良法。该法重视身心健康,讲究修身养性、动静相宜、节欲保精、食养茹淡。在《丹溪心法》中发挥了《素问·四气调神大论》"不治已病治未病"预防为主的思想,提出顺应自然四时气候的变化,注意食饮有节,起居有常,就可以预防疾病的发生,保持身体健康。如"既以法于阴阳,而继之以调于四气;既曰食饮有节,而又继之以起居有常。谆谆然以养生为急务者,意欲治未然之病,无使至于已病难图也"(《丹溪心法·不治已病治未病》)。此外,丹溪用滋阴益血之药创制延寿丹以补虚延寿，并首创愈风汤，认为"此药与天麻丸相为表里，治未病之圣药也"（《丹溪心法·中风》）。

2. 对后世医家的影响

署名丹溪的古代医籍有20余种，大多为其门人、私淑者整理编撰或是后人伪托丹溪之作，从内容上大多是对丹溪学术思想与临证经验的总结。尤其是明代，丹溪的学术理论一直占统治地位，众多医家尊崇其学术思想且深受影响。薛己、赵献可、张景岳、孙一奎诸家论述命门之火的依据即为相火论；清代叶天士、薛生白、吴鞠通、王孟英等温病学家，论治温热、湿热的养阴、救液、填精诸法，亦受其影响乃成。丹溪辨治杂病之经验，一直为后世医家所取法，其影响还远及海外日本、朝鲜等国。如日本的"丹溪书社"，为汉医或皇汉医学同仁的常设机构，有聚会及学术活动。丹溪所倡"阴常不足"，并以四物来补血养阴，被后人奉为养阴之圭臬。近代学者之养阴、救津、填精诸法，正是受他的启迪而发展起来的。可见，丹溪学术对后世医家的影响之大。其弟子众多亦对丹溪学派的继承与传播起到推波助澜的作用。如《丹溪心法》即是丹溪著述，由他的学生赵以得、刘叔渊、戴元礼根据其学术经验和平素所述纂辑，后经程充删订校正并刊行。

丹溪滋阴的思想，为其再传弟子王纶所推崇。王纶师从戴思恭，旁参李杲，其在《明医杂著·补阴丸论》中载："人之一身，阴常不足，阳常有余，况节欲者少，过欲者多。精血既亏，相火必旺，火旺则阴愈消，而劳瘵、咳嗽、咯血、吐血等症作矣。故宜常补其阴，使阴与阳齐，则水能制火而水升火降，斯无病矣。故丹溪先生发明补阴之说，谓专补左尺肾水也。"并指出："世之人火旺致病者十居八九，火衰成疾者百无二三，且少年肾水正旺，似不必补，然欲心正炽，妄用太过，至于中年，欲心虽减，然少年所丧既多，焉得复实？及至老年，天真渐绝，只有孤阳，故补阴之药，自少至老，不可缺也。丹溪先生发明先圣之旨，以正千载之讹，其功盛哉！"

明末医家赵献可虽遵从李东垣、薛己，属温补学派，亦赞成"阴常不足，阳常有余"的学术观点，指出"补阴之功，一日不可缺"（见于《医贯·阴阳论》）。并提出自己的观点"此阴字指阴精而言，不是泛言阴血"。故治法上并不赞同以四物汤治之。《医贯》中多次引用王纶观点，如《医贯·滋降火论》整段收载王纶关于"阳常有余，阴常不足"的学术见解，但其认为补阴丸以黄柏、知母为君，会伤及脾胃，不仅不能补水，而且有损于肾，故赵氏主张："若左尺脉虚弱而细数者，左肾之真阴不足也，用六味丸；右尺脉迟软，或沉细而数欲绝者，是命门之相火不足也，用八味丸；至于两尺微弱，是阴阳俱虚，用十补丸。此皆滋其先天之化源，实万世无穷之利。"可见，赵氏重视肾水命火，对命门学说犹有贡献，使易水学派的学术思想由研究后天脾胃转向先天肾命。

张景岳年轻时亦推崇丹溪之学,然其在多年临床实践中发现时医偏执一说,保守成方,动辄言火,滥用寒凉,认为"此诚大倍经旨,大伐生机之谬谈"(《景岳全书·辩丹溪》)。故逐渐摒弃丹溪学说,私淑温补学派薛己而力主温补。特别针对丹溪之"阳常有余,阴常不足",提出"阳常不足,阴常有余"(《景岳全书·阳不足再辩》),认为"阳不足而更用阴方,则阴愈盛而阳斯灭矣"(《景岳全书·阴阳篇》),并言之"孰谓阳常有余,而欲以苦寒之物,伐此阳气,欲保生者,可如是乎"(《类经图翼·大宝论》)。其实,两者之争源于观点有别,丹溪从相火煎熬真阴角度立论,病机核心在于阳胜则阴病;而张氏从阴虚火动立论,病机核心在于肾命真阴之虚,两论之争主要为"名"之异,而非"实"之别[5]。故日本丹波元胤所著《中国医籍考·方论》载:"各明一义而忘其各执一偏,其病实相等也。故介宾之说,不可不知;而震亨是编,亦竟不可废焉。"

(四)《丹溪心法》独特的治疗理论与特色治疗方法

1. 独特的治疗理论

(1) 从痰论治

丹溪治病,以痰为重,是医学界论痰最多的医家,如"凡人身上中下有块者,多是痰""喉中有物咯不出,嚥不下,此是老痰""痰在膈间,使人颠狂或健忘""半身不遂,大率多痰""哮喘……专主于痰""嘈杂,是痰因火动,治痰为先""痫症……非无痰涎壅塞,迷闷孔窍""头眩,痰挟气虚并火……无痰则不作眩,痰因火动""头痛多主于痰,痛甚者火多""瘿气(即瘿病)……多是湿痰流注,作核不散"。而"漏与带,俱是胃中痰积流下,渗入膀胱,无人知此。只宜升提,甚者上必用吐,以提其气"的论述,表明丹溪首先提出带下属痰湿,并且提出"肥人多是湿痰",故胖人不孕多责之于痰湿阻滞而使经水不调。

丹溪将痰分为湿痰、热痰、食积痰、风痰、老痰、寒痰等,并详述了各种痰的治则、治法及遣方用药。主张"善治痰者,不治痰而治气,气顺则一身之津液,亦随气而顺矣"。痰在膈上,必用吐法;在经络中,非吐不可。例如,人身上中下有块者,吐下后方可用药;喉中有物咯不出者,重者吐之;"痰壅盛者、口眼㖞斜者、不能言者,皆当用吐法";哮喘主于痰者,宜大吐。脾虚者,宜清中气,以运痰降下。痰在肠胃间者,可下而愈。如中风所致的痿易,治疗当采用下法,祛除壅塞之痰食。特别强调:"大凡治痰,用利药过多,致脾气虚,则痰易生而多。"故在采用吐、下之法治痰时,特别要重视保护胃气。"湿痰,用苍术、白术;热痰,用青黛、黄连、芩;食积痰,用神曲、麦芽、山楂;风痰,用南星;

老痰，用海石、半夏、瓜蒌、香附、五倍子作丸服。"

(2) 从郁论治

《丹溪心法》指出"人身诸病，多生于郁"，因为"气血冲和，万病不生，一有怫郁，诸病生焉"。其病机在于"结聚而不得发越也。当升者不得升，当降者不得降，当变化者不得变化也，此为传化失常"。其将郁证分为6种，并分别阐述其临床表现，如"气郁者，胸胁痛，脉沉涩；湿郁者，周身走痛，或关节痛，遇阴寒则发，脉沉细；痰郁者，动则喘，寸口脉沉滑；热郁者，瞀闷，小便赤，脉沉数；血郁者，四肢无力，能食便红，脉沉；食郁者，嗳酸，腹饱不能食，人迎脉平和，气口脉紧盛者是也"。用越鞠丸以解诸郁，其中苍术燥湿郁，香附理气郁，川芎调血郁，神曲消食郁，栀子清热郁，且无祛痰之药。

气郁日久，由气及血，变生诸端，会引发多种病证，如"郁结不行，阻气不运"故见痛证；若水火不交，心肾气郁可致淋证；郁热在中焦，致使瘦人患心下痞；"阳明内郁，而阴行于外"而致痉证；寒郁致使体内"痰饮食积并死血"，湿热痰积流下而作疝痛；气血郁积可致疮发为肿，蒸肉为脓；"食郁有热，火气上动"可致噫气吞酸及嘈杂；痰郁化火乃成火郁之证，症见干咳嗽且难治。治疗上以"疏通气机"为总则，气郁者，加香附、苍术、抚芎；湿郁者，加白芷、苍术、川芎、茯苓；痰郁者，加浮海石、香附、南星、瓜蒌；热郁者，加山栀、青黛、香附、苍术、抚芎；血郁者，加桃仁、红花、青黛、川芎、香附；食郁者，加苍术、香附、山楂、神曲、针砂。春季郁者，加川芎；夏季郁者，加苦参；秋季郁者，加吴茱萸。对于火郁者，主张"火郁当发，看何经，轻者可降，重者则从其性而升之。实火可泻，黄连解毒之类；虚火可补，小便降火极速。凡气有余便是火，不足者是气虚。火急甚重者，必缓之，以生甘草，兼泻兼缓，参术亦可"。

(3) 各种血证论治

《丹溪心法》中述及的各种血证有吐血、咳血、呕血、咯血、衄血、溺血和下血。戴元礼对其进行解释："咳血者，嗽出，痰内有血者是；呕血者，呕全血者是；咯血者，每咳出皆是血疙瘩；衄血者，鼻中出血也；溺血，小便出血也；下血者，大便出血也。"其中，吐血多属阳盛阴虚，使血不得下行，因火炎上之势而上出，症见脉大而芤，大者发热，芤者血滞与失血也。治则为"补阴抑火，使复其位"。治以四物汤为主，加痰药、火药以断出血之源。另强调吐血重者，当酌加温药以从治，以防大热格寒。而虚者，又当在温健中焦之时，少佐寒凉，以除虚浮之热。这些见解，对后世对血证的认识与治疗均有重要指导意义。呕血则因"火载血上，错经妄行"所致，但从治疗方药看，主要是由于气虚生热，五志化火，阴虚火旺，气火逆上，血失统摄所致。古代将吐血之有声者称为呕血，无声者称为吐血,然而临床上通常难以区分,《医碥》说:"吐血即呕血,旧分无声曰吐,有声曰呕,不必。"咯血乃"痰带血丝出者",丹溪提出"咳唾,血出于肾""痰涎,血出于脾",并根据病位不同,有针对性选择药物,此法在临床上有一定的指导意义。衄血,多由火热迫血妄行所致,以肺热、胃热、肝火常见,治则以凉血行血为主。溺血,多属热,并有虚实之分,若兼痛者为淋,不痛者为溺血。下血即便血,当别其色,色鲜红为热,内蕴热毒,毒气入肠胃;血色瘀者为寒,血逐气走,冷寒入客肠胃。下血治法"不可纯用寒凉药,必于寒凉药中,加辛味为佐;久不愈者,后用温剂,必兼升举,药中加酒浸炒凉药,和酒煮黄连丸之类,寒因热用故也"。

(4)巧立滋阴降火之法

丹溪在《格致余论·阳有余阴不足论》中提到:"人受天地之气以生,天之阳气为气,地之阴气为血。故气常有余,血常不足。"并且通过"相火易起,五性厥阳之火相扇,则妄动矣。火起于妄,变化莫测,无时不有,煎熬真阴,阴虚则病,阴绝则死。君火之气,经以暑与湿言之;相火之气,经以火言之,盖表其暴悍酷烈,有甚于君火者也"(《格致余论·相火论》)之论述,故提出"相火为元气之贼",以及"相火惟有裨补造化"之说。故治疗上主张滋阴降火、补阴降火或清泻相火之法,用药多以滋阴益血之药为主。如丹溪首先提出了"劳瘵主乎阴虚"之说,药用"四物汤加炒柏、竹沥、人尿、姜汁,大补为上"。并且指出虚损本以滋阴降火居多,又因后人增补,将温阳方药混于其中。有阴虚挟痰而致喘者,予四物汤加枳壳、半夏以补阴降火;吐血挟痰积,且量大者,亦只能行补阴降火之法,用四物加火剂之类;相火所动而致梦遗、精滑者,"专主湿热",治疗常用黄柏、知母等清泻相火。

2. 特色治疗方法

(1)提壶揭盖法

提壶揭盖法为丹溪首创,即运用探吐法来治疗小便不通(即癃闭)。其将探吐一法譬之滴水之器,闭其上窍,则下窍不通,开其上窍则下窍必利。即用宣肺或升提的方法通利小便的一种借喻。因为肺主气,为水之上源,若肺气闭阻,肃降失职,则使水道不通,水液不得下输膀胱,发为癃闭。《素问·五常政大论》首载"癃闭",病机为"邪伤肾也"。丹溪认为,"小便不通,有气虚、血虚、有痰、风闭、实热",气虚者,先服参、芪、升麻等而后吐;血虚者,先服四物汤而后吐或服芎归汤后探吐;痰多者,先服二陈汤而后吐,皆用探吐。若痰气闭塞,则以二陈汤加木通(一作木香)、香附探吐之,以提其气。旨在"气升则水自降下,盖气承载其水也"。有实热者当利之;有热、湿、气结于下者,宜清、宜燥、宜升；孕妇小便不通者，多为胞被胎压下；妇人脾疼后患大小便不通，则是痰隔中焦，气滞于下焦所致。

《侣山堂类辩》记载，清代名医张志聪治疗一个患水肿而癃闭的患者，医生用八正散等利水剂不效，后张氏以防风、苏叶、杏仁各等分为剂，水煎温服，患者出汗后，小便即通，水肿全消。防风、苏叶、杏仁乃宣通肺气之药，肺气宣畅，水道通调，小便自然畅通，水肿亦消。

（2）倒仓法

所谓"倒仓法"，就是催吐、泻下之法，"仓"指人体胃、肠，"倒"是倾倒，即催上吐、促下泻。奇特之处在于它不用常规有毒副作用的药物来"倒仓"，而是选用营养丰富的大量纯牛肉汁来达到治疗目的。具体是让患者在一定时间内空腹饮用大量久经文火煮熬的牛肉汁，使肉汁充满胃肠，脏器充盈鼓凸，凭肉汁的润滑，把曲屈回肠中郁积在皱叠间的陈垢宿秽，推逐荡漾，上吐下泻，排出体外。其作用有二：一是推陈致新，排毒除病；二是润泽枯槁，扶虚补损。主治"瘫、劳、蛊、癞等证"。《丹溪心法·论倒仓法》载："其方出于西域之异人，人于中年后行一二次，亦却疾养寿之一助也。"丹溪首次将此法用以治疗顽症，可谓独具匠心之举。老师许文懿始患心痛，后足挛痛甚、卧床不起，丹溪用此法将其治愈。后又用此法治疗"便浊而精不禁""久嗽吐红，发热消瘦""久年脚气"等症，均获显著疗效。

参 考 文 献

姜德. 2008. 运用方剂计量学探讨朱丹溪学术流派特点[D]. 乌鲁木齐：新疆医科大学.

李建东. 1992. "阳有余阴不足"论与"阳非有余真阴不足"论之异同[J]. 江苏中医,（6）: 30-32.

宋亚南, 邓艳芳, 屈乐, 等. 2015. 《丹溪心法》用药规律数据挖掘分析[J]. 中医杂志, 56（9）: 796-800.

王明强, 张稚鲲, 高果. 2015. 中国中医文化传播史[M]. 北京：中国中医药出版社：238.

袁宜勤. 2000. 朱丹溪对经络学说的贡献[J]. 江西中医药, 31（6）: 40-41.